国家药物政策与基本药物制度

——管理与实践

U0209694

主　编　史录文

编　者（以姓氏笔画为序）

马　卓	马元元	马旭锋	王　晶	王华光	王壮飞
方晴霞	申　远	史录文	丘振文	冯时茵	刘丽宏
刘跃华	闫　雪	孙路路	杜书章	李国辉	李得堂
杨　辉	杨龙频	肖　月	邱英鹏	何国栋	张　翕
张　韬	张庆业	张爱民	陆建成	陈　辰	陈　敬
陈　慧	邵　蓉	罗震旻	周　颖	周颖玉	赵　琨
赵　锐	赵华婷	荣　宁	柏　林	姚　雯	姚　媛
耿晓雅	聂小燕	倪冰玉	徐子悦	高田田	郭　澄
郭代红	郭武栋	唐洪梅	曹伟灵	曹俊岭	章　迟
隋宾艳	彭春燕	葛卫红	傅孟元	谢靳希	满春霞
蔡庆群	蔡洪宁	裴　婕	管晓东	熊　芬	颜建周

人民卫生出版社

图书在版编目（CIP）数据

国家药物政策与基本药物制度：管理与实践 / 史录文主编. —北京：人民卫生出版社，2020

ISBN 978-7-117-29453-9

Ⅰ. ①国… Ⅱ. ①史… Ⅲ. ①药品管理－政策－中国－教材 Ⅳ. ①R954

中国版本图书馆 CIP 数据核字（2020）第 005904 号

| 人卫智网 | www.ipmph.com | 医学教育、学术、考试、健康，购书智慧智能综合服务平台 |
| 人卫官网 | www.pmph.com | 人卫官方资讯发布平台 |

版权所有，侵权必究！

国家药物政策与基本药物制度
——管理与实践

主　　编：史录文

出版发行：人民卫生出版社（中继线 010-59780011）

地　　址：北京市朝阳区潘家园南里 19 号

邮　　编：100021

E - mail：pmph @ pmph.com

购书热线：010-59787592　010-59787584　010-65264830

印　　刷：三河市博文印刷有限公司

经　　销：新华书店

开　　本：710×1000　1/16　印张：18

字　　数：304 千字

版　　次：2020 年 1 月第 1 版　2020 年 1 月第 1 版第 1 次印刷

标准书号：ISBN 978-7-117-29453-9

定　　价：66.00 元

打击盗版举报电话：010-59787491　E-mail：WQ @ pmph.com

质量问题联系电话：010-59787234　E-mail：zhiliang @ pmph.com

国家药物政策是指国家制定和实施的有关药品管理的战略目标、法律法规体系、规章制度、指南措施等，是与药品相关各领域的纲领性制度体系，其主要目标是保证药品的可获得、质量和合理使用。国家基本药物制度是国家药物政策的核心，也是药品供应保障体系的基础，完善国家基本药物制度有利于提高我国药品的可及性、安全性和有效性。我国的国家药物政策和基本药物制度关系到医药产业健康发展、人民群众用药安全以及健康中国战略的推进实施。

2009年，中共中央、国务院启动新一轮深化医药卫生体制改革，推动了我国药物政策、相关体制机制的改革发展。当前，医改进入深水区，落实国家药物政策和基本药物制度的重要性愈发突出。但我们在实际工作中发现，部分卫生健康管理人员和医务工作者对国家药物政策还不够了解，对相关的概念和认识还不够清晰。为此，我们编写《国家药物政策与基本药物制度——管理与实践》一书，本书系统全面地介绍了国家药物政策的总体架构和基本内容，可帮助卫生健康工作者更好地推进国家药物政策的落实与开展。

本书在国家卫生健康委员会药政司的指导下，由高等院校、医疗卫生机构和卫生管理领域的专家学者编写，主要用于卫生健康管理部门及医疗卫生机构工作者在药政管理工作中学习参考使用。本书收集整理了截至2019年11月的有关深化医改、药品供应保障制度、国家基本药物制度、安全用药与合理用药管理、短缺药品监测预警与应对、药品使用监测和临床综合评价、医疗机构药事管理、药学服务与人才队伍建设等政策文件和措施，力求阐述内容简明扼要，文字图表清晰明了，案例列举实用易懂。在创新出版形式和内容展示方面，增加二维码方式链接政策源文件及其他资料，不定期更新，补充拓展知识内容，提升阅读体验。

希望本书能够对各级卫生健康管理人员、医疗机构管理者以及药学部门负责同志提供理论和实践参考帮助，并为本书进一步完善提供建议。在编写过程中，有关单位和专家给予了大力支持和帮助，在此谨表示由衷敬意和衷心感谢！由于能力有限，编写内容难以概括全面，难免出现纰漏和错误，敬请读者批评指正。

编写组

2019 年 10 月

第一章

健康中国与深化医药卫生体制改革

第一节　健　康　中　国

健康是促进人的全面发展的必然要求,是经济社会发展的基础条件,是国家富强、民族振兴的重要标志,也是全国各族人民的共同愿望。党和国家历来高度重视人民健康。2015 年,党的十八届五中全会作出了"推进健康中国建设"的战略决策;2016 年 8 月,全国卫生与健康大会上,习近平总书记强调"要把人民健康放在优先发展的战略地位,以普及健康生活、优化健康服务、完善健康保障、建设健康环境、发展健康产业为重点,加快推进健康中国建设";2016 年 10 月,中共中央、国务院发布了《"健康中国 2030"规划纲要》;2017 年,十九大报告进一步提出"实施健康中国战略"。2019 年,为加快推动从以治病为中心转变为以人民健康为中心,动员全社会落实预防为主方针,实施健康中国行动,提高全民健康水平,国务院发布《关于实施健康中国行动的意见》(国发〔2019〕13 号)(详见图 1-1-1)。

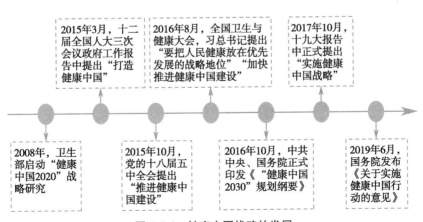

图 1-1-1　健康中国战略的发展

一、健康中国战略意义

2016年8月19日，习近平总书记在全国卫生与健康大会上指出："人民健康是社会文明进步的基础。拥有健康的人民意味着拥有更强大的综合国力和可持续发展能力。"习近平总书记强调："加快推进健康中国建设，努力全方位、全周期保障人民健康，为实现'两个一百年'奋斗目标、实现中华民族伟大复兴的中国梦打下坚实健康基础。"

健康中国战略是新时代经济社会协调发展的必然要求，是满足人民对美好生活需要的重要支撑。推进健康中国建设，是全面建成小康社会、基本实现社会主义现代化的重要基础，是全面提升中华民族健康素质、实现人民健康与经济社会协调发展的国家战略，是积极参与全球健康治理、履行2030年可持续发展议程国际承诺的重大举措。

二、《"健康中国2030"规划纲要》

《"健康中国2030"规划纲要》是新中国成立以来首次在国家层面提出的健康领域中长期战略规划，是推进健康中国建设的宏伟蓝图和行动纲领。

（一）战略主题："共建共享、全民健康"

健康中国战略以提高人民健康水平为核心，以体制机构改革创新为动力，将健康融入所有政策，加快改变健康领域发展方式，全方位、全周期维护和保障人民健康（见图1-1-2）。

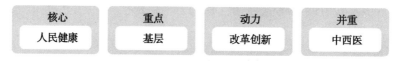

核心	重点	动力	并重
人民健康	基层	改革创新	中西医

图1-1-2　"共建共享、全民健康"

（二）战略目标："三步走"

《"健康中国2030"规划纲要》提出了"三步走"目标，力争到2030年人人享有全方位、全生命周期的健康服务，人均预期寿命达到79岁，主要健康指标进入高收入国家行列（详见图1-1-3）。

（三）战略任务：五项重点任务

《"健康中国2030"规划纲要》坚持以人民健康为中心，站在大健康、大卫生的高度，提出普及健康生活、优化健康服务、完善健康保障、建设健康环境、发展健康产业五个方面的战略任务（见图1-1-4）。

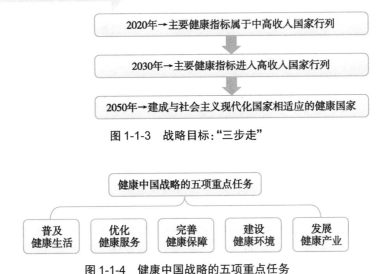

图 1-1-3　战略目标："三步走"

图 1-1-4　健康中国战略的五项重点任务

1. 普及健康生活　从健康促进的源头入手,强调个人健康责任,通过加强健康教育、提高全民健康素养、广泛开展全民健身运动、塑造自主自律的健康行为,引导群众形成合理膳食、适量运动、控烟限酒、心理平衡的健康生活方式(详见图 1-1-5)。

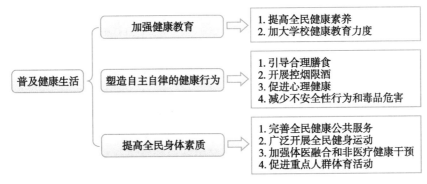

图 1-1-5　普及健康生活

2. 优化健康服务　以妇女、儿童、老年人、贫困人口、残疾人等人群为重点,从疾病的预防和治疗两个层面采取措施,强化覆盖全民的公共卫生服务,加大慢性病和重大传染病防控力度,实施健康扶贫工程,创新医疗卫生服务供给模式,发挥中医治未病的独特优势,为群众提供更优质的健康服务(详见图 1-1-6)。

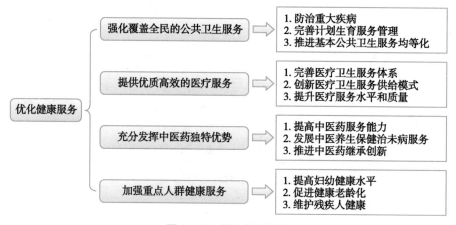

图 1-1-6　优化健康服务

3. 完善健康保障　通过健全全民医疗保障体系，深化公立医院、药品、医疗器械流通体制改革，降低虚高价格，切实减轻群众看病负担，改善就医感受。加强各类医保制度整合衔接，改进医保管理服务体系，实现保障能力长期可持续（详见图 1-1-7）。

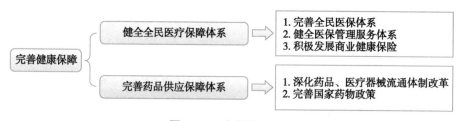

图 1-1-7　完善健康保障

4. 建设健康环境　针对影响健康的环境问题，开展大气、水、土壤等污染防治工作，加强食品药品安全监管，强化安全生产和职业病防治，促进道路交通安全，深入开展爱国卫生运动，建设健康城市和健康村镇，提高突发事件应急能力，最大程度减少外界因素对健康的影响（详见图 1-1-8）。

5. 发展健康产业　优化政策环境，优先支持社会力量举办非营利性医疗机构。优化市场环境，引导社会力量参与健身休闲设施建设运营。积极促进健康与养老、旅游、互联网、健身休闲、食品融合，催生健康新产业、新业态、新模式。完善政产学研用协同创新体系，推动医药创新和转型升级，不断满足群众日益增长的多层次多样化健康需求（详见图 1-1-9）。

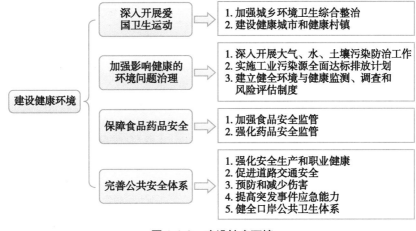

图 1-1-8　建设健康环境

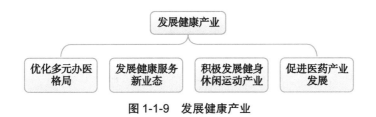

图 1-1-9　发展健康产业

三、健康中国战略与药物政策

《"健康中国 2030"规划纲要》中的五项重点任务，每一项都与药品息息相关。强化公众用药教育、保障药品安全、健全药品供应保障、发挥中医药优势、发展药学服务和促进医药产业发展等药物政策是健康中国战略重点任务的重要组成部分（详见图 1-1-10）。

1. 普及健康生活与强化公众用药教育　普及健康生活必须提高全民健康素养，强化健康教育工作，建立预防为主的理念。开展公众用药教育，加强合理用药宣教工作，倡导合理用药理念，普及合理用药知识，引导群众树立科学的用药观念，促进公众建立预防为主的理念是普及健康生活、不断推进健康中国战略、保障公众身体健康的民生之计。

2. 优化健康服务与发展中医药　健康中国战略要求充分发挥中医药"在治未病中的主导作用、在重大疾病治疗中的协同作用、在疾病康复中的核心作用"。中医药中的"治未病"就是未病先防、既病防变、病后防复的一个养生

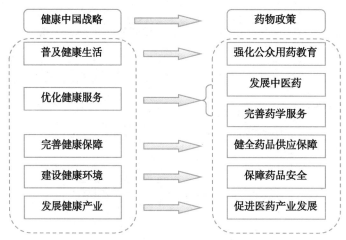

图 1-1-10　健康中国战略与药物政策的关系

保健过程。"协同作用"是指中西并重的基本国策,即中西医两种医疗体系应该优势互补,在重大疾病、疑难病中协同发挥作用;"核心作用"是指要发挥中医药在疾病康复中具有的独到优势。要发掘中医药全方位全周期保障人民健康的优势,切实把中医药这一祖先留给我们的宝贵财富继承好、发展好、利用好(图 1-1-11)。

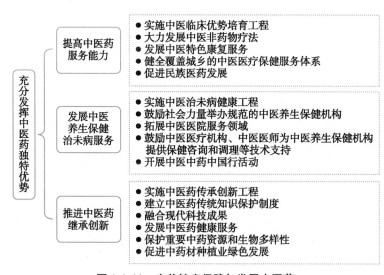

图 1-1-11　完善健康保障与发展中医药

3. 优化健康服务与完善药学服务　药学服务是医疗活动的重要内容;是指药师运用药学专业知识和技能,向公众提供与药物使用有关的服务,以提高药物治疗的安全性、有效性、经济性与适当性,改善与提高公众生活质量。药学服务与人民群众的健康密切相关,对保障和改善民生具有积极意义,是健康服务的重要组成部分(图1-1-12)。

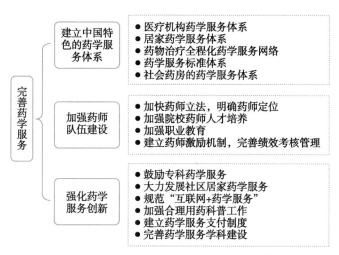

图 1-1-12　优化健康服务与完善药学服务

4. 完善健康保障与健全药品供应保障　完善药品供应保障体系是健康中国战略的重点任务之一,是推进健康中国建设的重要基础。药品供应保障体系与人民身体健康密切相关。要进一步完善药品供应保障体系,推动药品研发、生产、流通、使用、再评价全链条改革,在提高药品的可获得性、可负担性和安全有效性等多方面争取更大的突破(图1-1-13)。

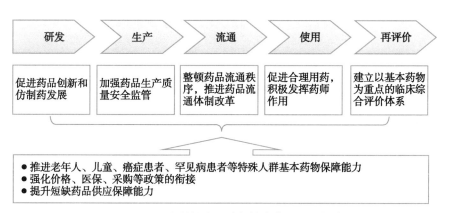

图 1-1-13　完善健康保障与健全药品供应保障

5. 建设健康环境与保障药品安全　药品是治病救人的特殊商品,关系到人身健康和生命安全。随着经济社会的持续发展,人民的美好生活需求日益增长,在单纯的"量"的有限性需求满足之后,对安全、健康等"质"的需求越发深入人心。药品安全是公众健康环境的重要组成部分,要不断织密药品安全网、不断抬升药品安全刻度,增强人民群众的安全感、获得感与幸福感(图 1-1-14)。

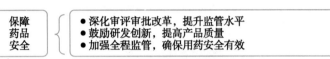

图 1-1-14　建设健康环境与保障药品安全

6. 发展健康产业与促进医药产业发展　医药产业是支撑发展医疗卫生事业和健康服务业的重要基础,是具有较强成长性、关联性和带动性的朝阳产业,在惠民生、稳增长方面有积极作用。改革开放以来,中国医药产业取得长足发展,产业规模快速增长,供给能力显著增强。大力发展医药产业,对于深化医药卫生体制改革和推进健康中国建设具有重要意义(图 1-1-15)。

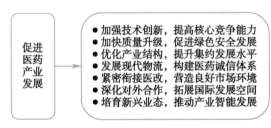

图 1-1-15　发展健康产业与促进医药产业发展

第二节　深化医药卫生体制改革

随着经济的发展和人民生活水平的提高,群众对改善医药卫生服务有着更高的要求。工业化、城镇化、人口老龄化、疾病谱变化和生态环境变化等,都给医药卫生工作带来一系列新的严峻挑战。深化医药卫生体制改革,加快医药卫生事业发展,适应人民群众日益增长的医药卫生需求,不断提高人民群众健康素质,是促进经济社会全面协调可持续发展的必然要求,是维护社会公平正义、提高人民生活质量的重要举措。为建立中国特色医药卫生体制，逐步实现人人享有基本医疗卫生服务的目标，提高全民健康水平，中共中央、国务院于 2009 年 3 月发布《中共中央 国务院关于深化医药卫生体制改革的意见》，中国新一轮医药卫生体制改革正式启动（图 1-2-1）。

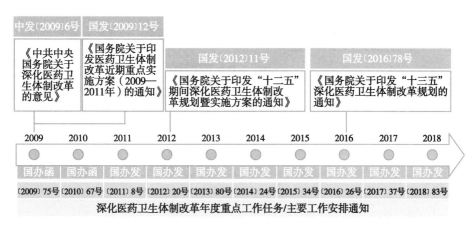

图 1-2-1　深化医药卫生体制改革年度重点工作任务与主要工作安排通知

一、深化医药卫生体制改革概述

1. 深化医药卫生体制改革的背景　改革开放以来，我国医药卫生事业取得了显著成就，但同时，我国医药卫生事业发展水平与人民群众健康需求及经济社会协调发展要求不适应的矛盾还比较突出：城乡和区域医疗卫生事业发展不平衡，资源配置不合理，公共卫生和农村、社区医疗卫生工作比较薄弱，医疗保障制度不健全，药品生产流通秩序不规范，医院管理体制和运行机制不完善，政府卫生投入不足，医药费用上涨过快，个人负担过重（图 1-2-2）。为了切实缓解看病难、看病贵的问题，2009 年中国新一轮医药卫生体制改革正式启动。

我国人口多，人均收入水平低，城乡、区域差距大，长期处于社会主义初级阶段的基本国情，决定了深化医药卫生体制改革是一项十分复杂而艰巨的任务，是一个艰难的过程。

2. 深化医药卫生体制改革的原则　医药卫生体制改革必须立足国情，一切从实际出发，坚持正确的改革原则（图 1-2-3）。

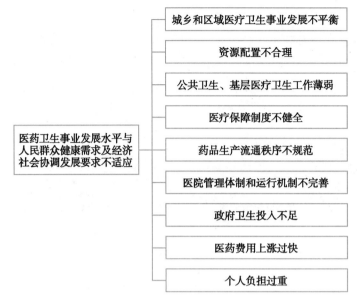

图 1-2-2 深化医药卫生体制改革的背景

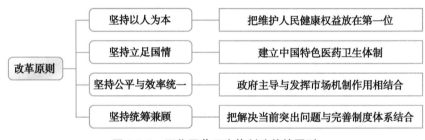

图 1-2-3 深化医药卫生体制改革的原则

3. 深化医药卫生体制改革的目标 深化医药卫生体制改革的总体目标是建立健全覆盖城乡居民的基本医疗卫生制度，为群众提供安全、有效、方便、价廉的医疗卫生服务（图 1-2-4）。

4. 深化医药卫生体制改革的内容 深化医药卫生体制改革的核心内容是建立中国特色基本医疗卫生制度，分为"四大体系、八项支撑"。

"四大体系"就是建设公共卫生服务体系、医疗服务体系、医疗保障体系和药品供应保障体系，构建我国的基本医疗卫生制度。

"八项支撑"就是完善医药卫生管理、运行、投入、价格、监管、科技与人才体制机制、信息、法制的建设，保障四大体系有效规范运转。

2011年：缓解"看病难、看病贵"问题

- 基本医疗保障制度全面覆盖
- 基本药物制度初步建立
- 城乡基层医疗卫生服务体系进一步健全
- 基本公共卫生服务得到普及
- 公立医院改革试点取得突破

2020年：人人享有基本医疗卫生服务
人民群众健康水平进一步提高

- 比较完善的公共卫生服务体系和医疗服务体系
- 比较健全的医疗保障体系
- 比较规范的药品供应保障体系
- 比较科学的医疗卫生机构管理体制和运行机制

图 1-2-4 深化医药卫生体制改革的目标

5. 深化医药卫生体制改革的成效 新一轮医改启动以来特别是党的十八大以来，深化医改取得重大进展和明显成效：全民医保制度基本建立，城乡居民大病保险全面推开，公立医院综合改革持续拓展深化，基层医疗卫生服务体系不断健全，基层医疗卫生服务可及性明显提升，基本公共卫生服务均等化程度大幅提升，分级诊疗制度建设加快推进，个人卫生支出占卫生总费用比重持续下降，药品供应保障体系进一步健全，人民群众健康水平显著提升。

实践证明，深化医药卫生体制改革广泛惠及人民群众，在解决看病就医问题、提高人民群众健康素质、维护社会公平正义、促进经济社会发展等方面发挥了重要作用。

二、药品供应保障体系是基本医疗卫生制度的四大体系之一

建立中国特色基本医疗卫生制度是医药卫生体制改革的核心内容，药品供应保障体系是基本医疗卫生制度的四大体系之一（图 1-2-5）。

建立健全药品供应保障体系对于完善国家药物政策，健全药品供应保障体系，保障群众基本用药、安全用药，维护人民健康权益具有重要意义。有利于促进医疗、医保、医药联动改革，深化医药行业供给侧结构性改革，促进医药产业健康发展，为全面深化医药卫生体制改革、推进健康中国建设提供有力支撑。

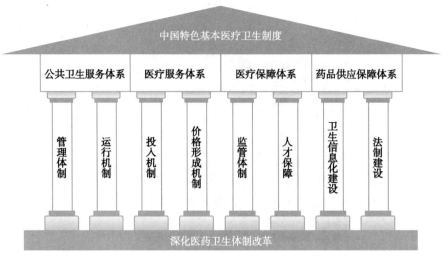

图 1-2-5　中国特色基本医疗卫生制度

三、加强药品供应保障体系建设是推动三医联动改革的关键一环

2016 年 11 月，国务院发布《国务院深化医药卫生体制改革领导小组关于进一步推广深化医药卫生体制改革经验的若干意见》，强调要坚持医疗、医保、医药联动改革，统筹推进管理、价格、支付、薪酬等制度建设，提高政策衔接和系统集成能力。李克强总理多次强调要坚持"保基本、强基层、建机制"，持续加大医疗、医保、医药联动改革力度。实行三医联动是深化医改的基本路径，其中，医保是基础、医疗是核心、医药是关键（图 1-2-6）。

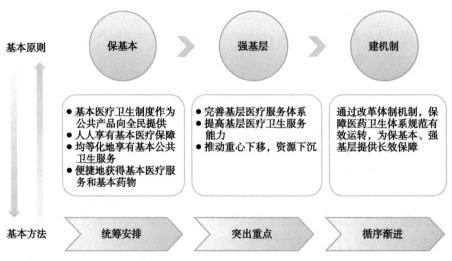

图 1-2-6　新医改基本原则和方法

四、健全药品供应保障制度是新医改重点任务之一

2009 年 3 月,中共中央、国务院印发了《中共中央 国务院关于深化医药卫生体制改革的意见》,明确了 2009—2011 年五项重点改革任务,初步建立国家基本药物制度是其中之一。医改启动前三年着眼于保基本,从基层入手推进改革,提出要用三年时间建成比较完善的基层医疗卫生服务体系,为之后的改革打好基础、形成框架、进行试点探索(图 1-2-7)。

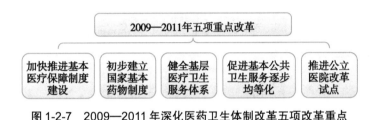

图 1-2-7　2009—2011 年深化医药卫生体制改革五项改革重点

2012 年 3 月,中共中央、国务院印发了《"十二五"期间深化医药卫生体制改革规划暨实施方案》,提出要在上一阶段工作成果的基础上逐步深入各项改革,巩固完善基本药物制度,推进药品生产流通领域改革(图 1-2-8)。

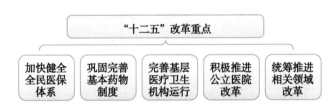

图 1-2-8　"十二五"期间深化医药卫生体制改革重点

2016 年 12 月,国务院印发《"十三五"深化医药卫生体制改革规划》,要求"十三五"期间,要在分级诊疗、现代医院管理、全民医保、药品供应保障、综合监管等五项制度建设上取得新突破,同时统筹推进相关领域改革(图 1-2-9)。

五、"十三五"药品供应保障体系重点改革

1. 深化药品供应领域改革　深化药品供应领域改革的关键是鼓励研制创新,全面提升质量,增加有效供给,促进产业结构调整(图 1-2-10)。

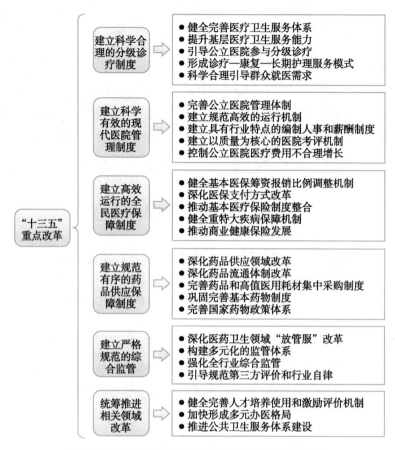

图 1-2-9　"十三五"期间深化医药卫生体制改革重点

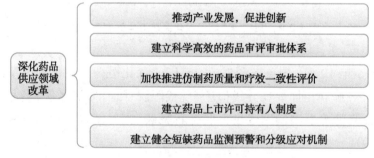

图 1-2-10　深化药品供应领域改革

2. 深化药品流通体制改革　深化药品流通体制改革的重点是推动药品流通企业转型升级，推广应用现代物流管理与技术（图 1-2-11）。

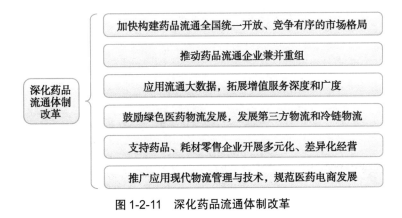

图 1-2-11　深化药品流通体制改革

3. 完善药品和高值医用耗材集中采购制度　完善集中采购制度的目标在于规范药品流通秩序，降低药品价格，减轻患者用药负担（图 1-2-12）。

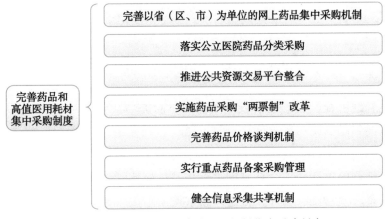

图 1-2-12　完善药品和高值医用耗材集中采购制度

4. 巩固完善基本药物制度　基本药物制度是药品供应保障体系的基础，巩固完善基本药物制度对保障群众基本用药、减轻患者用药负担具有重要作用（图 1-2-13）。

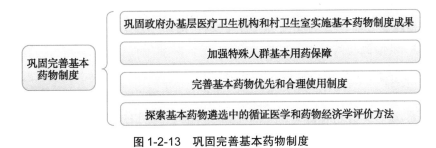

图 1-2-13　巩固完善基本药物制度

5. 完善国家药物政策体系 国家药物政策体系主要通过多维度政策使药品价格更加合理、药品供应更有保障、药品使用更加规范（图1-2-14）。

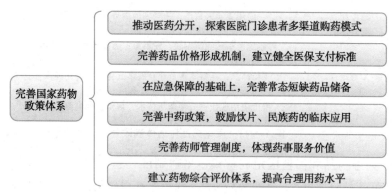

图 1-2-14 完善国家药物政策体系配套政策

第三节 新时期完善药品供应保障制度的新思路

随着经济社会发展和公众健康需求不断提高，药品供应保障已从生产、配送拓展到以实现药品的可及、质量可靠、合理使用为基本目标，涵盖药品生产、流通、使用、支付、监测等各环节的完整体系，是实现人人享有基本医疗卫生服务目标的迫切任务。新时期完善药品供应保障制度，当务之急是处理好四个关系，把握好四个方向，推进六项重点工作。

一、处理好四个关系

1. 市场与政府 在药品市场上，供求与质量信息不对称、市场竞争不充分、委托代理关系复杂等因素带来了市场机制扭曲的风险。药品供应保障过程中，市场机制不能完全发挥作用的问题依然存在。在药品的市场准入管理和价格规制方面，"有效市场"和"有为政府"的结合方式有待探索。

2. 供给侧与需求侧 在供给侧，上市药品质量存在隐患，药品供给流通效率偏低。在需求侧，部分医生、患者存在盲目选择高价药的倾向，给大批疗效不确切、经营不合规的产品留下了可观的市场空间。

3. 重点人群与普遍人群 部分恶性肿瘤患者、罕见病患者、儿童、孕妇、哺乳期妇女和老年人用药供给不足的问题依然存在。由于不同患者群体对药物的需求和药品的费用负担差异巨大,遭受因病致贫和因病返贫的风险也各有不同。

4. 中药与西药　中医药和西医药互相补充、协调发展,是我国医药卫生事业的重要特征和显著优势。我国坚持预防为主、防治结合、中西医并重的方针,提升健康服务水平。

二、把握好四个方向

1. 巩固完善基本药物制度,夯实药品供应保障体系建设基础　基本药物制度是为保障人民群众安全用药、维护人民群众健康、保障公众基本用药权益而确立的一项重大国家医药卫生政策,是国家药物政策的核心和药品供应保障体系的基础。基本药物制度要求对基本药物生产供应、采购配送、合理使用、价格、支付报销、质量监管、监测评价等多个环节实施有效管理。基本药物制度的功能定位及政策目标如图 1-3-1 所示。

功能定位	突出基本、防治必需、保障供应、优先使用、保证质量、降低负担
政策目标	提高药品的可获得性、安全和有效性、合理性,促进社会公平

图 1-3-1　基本药物制度的功能定位及政策目标

2. 深化"放管服"改革,探索药品采购新机制　目前我国持续深化"放管服"改革,推动政府职能深刻转变,优化发展环境,取得了一定成效。国家有关部门正不断推进国家组织药品集中采购和使用试点,建立全国性或区域性药品交易平台,发挥市场调节作用,让医疗机构和企业回归药品采购的主体地位。同时国家有关部门推行"带量采购"模式,量价挂钩、以量换价,增强在采购工作中谈判的话语权,形成药品集中采购价格。

3. 优化药学服务,充分发挥药师作用　药师是提供药学服务的重要医疗工作者,以安全合理用药为核心的药学服务是医疗活动的重要内容。药师要充分保障药物使用的安全、有效、经济、适当。目前我国正在努力建设一支合格的药师队伍,规范药师管理,强化药师在诊疗团队中的作用,优化药学服务,保障患者用药安全,提升合理用药水平。

4. 强化政府主导,建立多元化综合监管体系　药品供应保障涉及研发、审批、生产、流通、使用、价格、税收、保障、监管等多个环节,需要卫生健康、中医药、医疗保障、药品监督管理、工业和信息化、商务、发展改革等多个部门协调参与。在政府监管主导的前提下，建立第三方广泛参与、医疗卫生机构自我管理和社会监督为补充的多元化综合监管体系。

三、新时期完善药品供应保障重点工作

1. 鼓励扶持药品创新，加快审批上市　鼓励以临床价值为导向的药品创新，支持创新型企业创新能力建设。探索建立药品审评审批与药品专利链接制度、专利期限补偿制度、临床数据保护制度，完善技术审评体系和制度，加强审评检查能力建设，建设职业化检查员队伍。从医药产业参与国际竞争、促进人民群众健康的战略高度，立足产业实际，放眼国际市场，鼓励创新，减少低水平重复，满足临床治疗需求。

2. 加快推进已上市仿制药质量和疗效一致性评价　仿制药质量和疗效一致性评价是指对已经批准上市的仿制药，按与原研药品质量和疗效一致的原则，分期分批进行质量一致性评价。开展仿制药质量和疗效一致性评价（以下简称一致性评价）工作，对提升我国制药行业整体水平、保障药品安全性和有效性、促进医药产业升级和结构调整、增强国际竞争能力都具有十分重要的意义。化学药品新注册分类实施前批准上市的仿制药，凡未按照与原研药品质量和疗效一致原则审批的，均须开展一致性评价。

3. 组织药品集中采购　开展国家药品集中采购试点，坚持带量采购、公平竞争，采取"国家组织、联盟采购、平台操作"的组织形式和总体思路。由国家医疗保障局（简称国家医保局）、国家卫生健康委员会（简称国家卫生健康委）、国家药品监督管理局（简称国家药监局）等国家有关部门成立国家试点工作小组及其办公室，拟定基本政策、范围和要求，发挥组织协调的作用，推动试点城市形成联盟。以联盟城市的公立医疗机构为集中采购主体，组成采购联盟，各联盟城市委派代表组成联合采购办公室，集合需求和力量，提高谈判议价能力。建立阳光采购平台，承担具体集中采购工作，提高集中采购的专业能力和水平。

4. 改革完善短缺药品供应保障机制　健全短缺药品监测预警和分级应对体系，建立"总体统筹、上下分级、分工负责"的科学应对机制，落实监测时效，建立短缺药品储备基地。搭建短缺药品信息直报系统，从药品生产企业、药品经营企业和医疗卫生机构等多个维度开展全方位的短缺药品信息采集、监测预警。实施短缺药品定点生产，综合临床必需、用量小或交易价格偏低、企业生产动力不足等因素，遴选定点生产品种，通过政府定价、价格谈判、市

场撮合等多种方式确定统一采购价格,招标确定定点生产企业,直接挂网采购,保障区域合理供应。

5. 推动药品临床综合评价和使用监测 建立国家药品临床综合评价体系,系统评估药品的安全性、有效性、经济性、创新性、适宜性、可及性,为完善国家基本药物制度、优化药品临床应用、有效发挥药品临床和社会价值、引导国产药品创新升级等提供证据支持。推动建立全国药品使用监测体系,提高政府应对能力和工作质量。通过对药品使用全环节信息采集与管理,增强监测实时性和准确性,将监测结果运用到政策制定、执行、督查、整改全过程,为各级、各部门更好履行管理职能提供信息支撑,更加规范有序、科学精准地保障药品持续供应;促进药品在临床科学规范使用,优化医药行业资源配置,节约行政成本和社会资源,减轻患者经济负担。

6. 保障特殊人群药品可及 保障癌症患者、罕见病患者、儿童等群体药品可及。配合抗癌药降税政策,推进各省(自治区、直辖市)开展医保目录内抗癌药集中采购,对医保目录外的独家抗癌药推进医保准入谈判。通过新药审评审批快速通道优先批准的罕见病治疗药物,加快医保衔接,快速纳入国家医疗保障范围。针对境外已上市使用但国内缺乏且临床急需的儿童适宜品种、剂型、规格,加快申报审评进度,同时加强政策扶持,保障儿童用药生产供应。

(史录文　陈　敬　王壮飞　谢靬希　章　迟　柏　林)

参 考 文 献

[1] 中共中央办公厅,国务院办公厅."健康中国 2030"规划纲要. http://www.gov.cn/xinwen/2016-10/25/content_5124174.htm.

[2] 国家卫生健康委员会,国家中医药管理局. 关于加快药学服务高质量发展的意见:国卫医发〔2018〕45 号. http://www.nhc.gov.cn/yzygj/s7659/201811/ac342952cc114bd094fec1be086d2245.shtml.

[3] 国务院办公厅. 国务院办公厅关于促进医药产业健康发展的指导意见:国办发〔2016〕11 号. http://www.gov.cn/zhengce/content/2016-03/11/content_5052267.htm.

[4] 中共中央办公厅,国务院办公厅. 中共中央国务院关于深化医药卫生体制改革的意见:中发〔2009〕6 号. http://www.gov.cn/test/2009-04/08/content_1280069.htm.

[5] 中共中央办公厅,国务院办公厅. 中共中央办公厅国务院办公厅转发《国务院深化医药卫生体制改革领导小组关于进一步推广深化医药卫生体制改革经验的若干意见》:国办发〔2016〕33 号. http://www.gov.cn/gongbao/content/2016/content_5139815.htm.

[6] 国务院办公厅. 国务院关于印发"十三五"深化医药卫生体制改革规划的通知：国发〔2016〕78 号. http://www.gov.cn/zhengce/content/2017-01/09/content_5158053.htm.

[7] 国务院办公厅. 国务院关于印发"十二五"期间深化医药卫生体制改革规划暨实施方案的通知：国发〔2012〕11 号. http://www.gov.cn/zwgk/2012-03/21/content_2096671.htm.

第二章

药品供应保障制度

第一节　药品安全风险

一、药品安全风险的界定和类别

1. 药品安全风险概述　药品安全风险管理覆盖药品供应保障的全过程。药品安全是一个相对的概念，片面追求药品的"零风险"是不现实的，药品安全风险管理是对药品风险与收益进行权衡的过程，最终实现药品风险最小化、药品收益最大化。

药品安全风险有以下几方面特点。

（1）复杂性：一方面，药品安全风险存在于药品生命周期的各个环节，受多种因素影响，任何一个环节中出现问题，都会破坏整个药品安全链；另一方面，药品安全风险主体多样化，即风险的承担主体不只是患者，还包括药品生产者、经营者、医生等。

（2）严重性：药品是一把双刃剑，既能治疗疾病，也能引起不良反应，导致影响患者健康、危及生命，甚至出现群体事件，引发社会问题等严重的恶性结果。

（3）不可预见性：受限于当代的认识水平与人体免疫系统的个体差异，以及有些药品存在蓄积毒性的特点，因此药品的风险往往无法预计。

（4）不可避免性：由于人类对药品认识的局限性，药品不良反应往往会伴随着治疗作用不可避免地发生，这也是人们必须要承担的药物负面作用。

药品安全风险是可控的。对已知的药品风险，可以通过一系列的措施，在保持药品收益不变的同时，控制、降低药品风险，使药品风险最小化或者把风险控制在可接受的水平。

（1）维持不变或观察等待。

（2）补充收集资料或发起临床及非临床研究。

（3）改变或限制药品使用范围。

（4）改变药品处方、外观或制造工艺。

（5）暂停上市许可或临床试验许可。

（6）药品从市场撤出。

2. 药品安全风险的类别　药品安全风险可分为天然风险和人为风险。药品安全的天然风险，又称"必然风险"和"固有风险"，是药品的内在属性，属于药品设计风险，药品安全的天然风险是客观存在的，和药品的疗效一样，是由药品本身所决定的，来源于已知或者未知的药品不良反应。已知的药品不良反应可以通过临床上一系列的措施，如控制用药人群范围、用药过程中密切关注相关生理指标等，进行风险的控制。未知的药品不良反应可以通过药品不良反应监测发现其危险信号，根据其信号的强度进行药品安全的动态评估，必要时采取相应的风险控制措施。药品安全的人为风险，属于"偶然风险"的范畴，是指人为有意或无意违反现有法律法规而造成的药品安全风险，存在于药品的研制、生产、经营、使用各个环节。人为风险属于药品的制造风险和使用风险，主要来源于不合理用药、用药差错、各类药品质量问题、政策制度设计及管理导致的风险（图 2-1-1）。

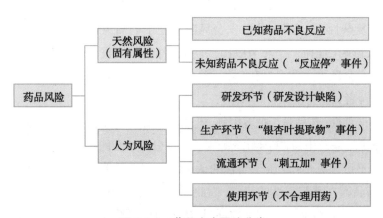

图 2-1-1　药品安全风险分类

在药品供应保障中，药品安全风险存在于药品的研发、上市、生产、流通和使用的全生命周期，因此，药品安全风险的管理应当是围绕药品全生命周期开展全面管理。

（1）药品研发环节风险：研发阶段存在的风险，包括没有遵守《药物非临床研究质量管理规范》(non-clinical good laboratory practice，GLP)、《药物临床试验质量管理规范》（good clinical practice，GCP）等人为风险以及药品不良反应等天然风险，详见图 2-1-2。

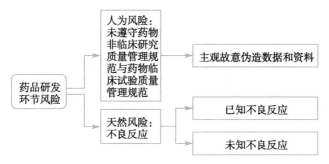

图 2-1-2　药品研发阶段存在的安全风险

典型案例："反应停"事件

1956 年发生了震惊世界的"反应停"事件。这是一次源于西德，并波及世界各地的 20 世纪最大药物灾难。一种曾用于缓解妊娠反应的药物 thalidomide（又称反应停、沙利度胺、肽咪哌啶酮）导致了成千上万例畸胎。这种畸胎由于手臂和腿的长骨发育短小，看上去手和脚直接连接在躯体上，尤如鱼鳍，形似海豹肢体，被称为"海豹胎"。这种畸形婴儿同时并有心脏和胃肠道的畸形，死亡率高达 50% 以上。

经查明，造成畸形婴儿的原因是孕妇服用未经严格临床试验的反应停所致。

这次灾难波及世界各地，受害者超过 15 000 人，日本迟至 1963 年才停止使用反应停，也导致了近 1 000 例畸形婴儿的产生。

美国是少数几个未受其影响的发达国家之一。当时美国 FDA 官员在审查此药时发现该药缺乏美国药品监督管理法律法规所要求的足够的临床试验资料，如长期毒性试验报告，因而未批准其进口。这场灾难虽没有波及美国，但在美国社会激起了公众对药品监督和药品法规的普遍重视，促使美国国会于 1962 年对原《食品、药品和化妆品法案》（1938 年）进行了一次重大修改，更加严格执行药品的注册审批流程。历史证明，规范药品注册管理制度，强化药品安全性要求，从制度上保证申报资料和样品的真实性、科学性、规范性，严把药品上市关，对保证药品质量、保障用药安全具有极其重要的意义。

（2）药品生产环节风险：药品生产过程中存在违反《药品生产质量管理规范》(good manufacturing practice，GMP)、缺乏风险意识等风险因素，详见图2-1-3。

药品生产环节风险

- 部分企业缺乏风险意识，生产风险管理不合理，检验与存货管理不到位
- 质量受权人等监管部门缺乏独立性，不能很好地督促企业履行药品不良反应监测和报告职能
- 生产违反GMP制度或者执行不到位，企业相关资源不齐全，生产技术水平不高
- 相关培训不到位，人员学历水平不符合要求

图2-1-3　药品生产环节存在的安全风险

典型案例："银杏叶提取物"风波

2015年5月9～11日，国家食品药品监督管理总局在一次飞行检查过程中发现某公司擅自改变提取工艺生产银杏叶提取物，由稀乙醇提取改为3%盐酸提取；从不具备相关资质的企业违规购进银杏叶提取物，且其提取工艺也为3%盐酸提取，还将非法银杏叶提取物用于银杏叶片的生产并销售。非法银杏叶提取物流入了众多制剂生产公司。

本案中，该公司在生产质量管理上存在巨大的问题，严重违反了我国《药品生产质量管理规范》(2010版)的具体规定。根据2001年版《中华人民共和国药品管理法》(以下简称《药品管理法》)第十条"药品必须按照国家药品标准和国务院药品监督管理部门批准的生产工艺进行生产。药品生产企业改变影响药品质量的生产工艺的，必须报原批准部门审核批准。"以及《药品生产质量管理规范》(2010版)第一百六十八条"……工艺规程的制定应当以注册批准的工艺为依据"、第一百六十九条"工艺规程不得任意更改……"等规定，生产企业不得擅自更改已经经过国家批准的药品生产工艺。而本案中该企业擅自更改生产工艺，且未报有关药品监督管理部门审核批准，最终导致相关产品存在安全隐患。

事后的处理结果：对违法生产销售假药、劣药的银杏叶提取物及制剂企业，分别依据《药品管理法》第七十三条、第七十四条规定，没收违法生产、销售的产品和违法所得，并处罚款，吊销其《药品生产许可证》；对企业法定代表人、企业负责人、质量负责人、生产负责人以及其他负有直

接责任的主管人员和其他人员涉嫌犯罪的,依法移送公安机关追究刑事责任。

银杏叶制剂企业生产、销售假药,依据《药品管理法》第七十三条的规定,没收违法药品和违法所得,并处违法生产、销售药品货值金额两倍以上五倍以下的罚款,撤销银杏叶药品批准证明文件;使用自行制备的掺杂掺假的提取物,或者明知掺杂掺假的提取物仍然购买或者使用的,或者明知其按市场公允成本和价格无法生产出合格提取物仍然购买或者使用的,且具有拒绝、逃避监督检查或者伪造记录、伪造留样、销毁或者隐匿有关证据材料等从重情节的,吊销《药品生产许可证》;对企业法定代表人、企业负责人、质量负责人、生产负责人以及其他负有直接责任的主管人员和其他人员涉嫌犯罪的,依法移送公安机关追究刑事责任。

银杏叶制剂企业生产、销售劣药,依据《药品管理法》第七十四条的规定,没收违法药品和违法所得,并处违法生产、销售药品货值金额一倍以上三倍以下的罚款;具有拒绝、逃避监督检查,或者伪造记录、伪造留样、销毁或者隐匿有关证据材料等从重情节的撤销银杏叶药品批准文件。

（3）药品流通环节风险:药品流通环节风险主要是未按照《药品经营质量管理规范》(good supplying practice,GSP)规定进行操作,涵盖药品采购、储存、销售和运输等环节,详见图2-1-4。

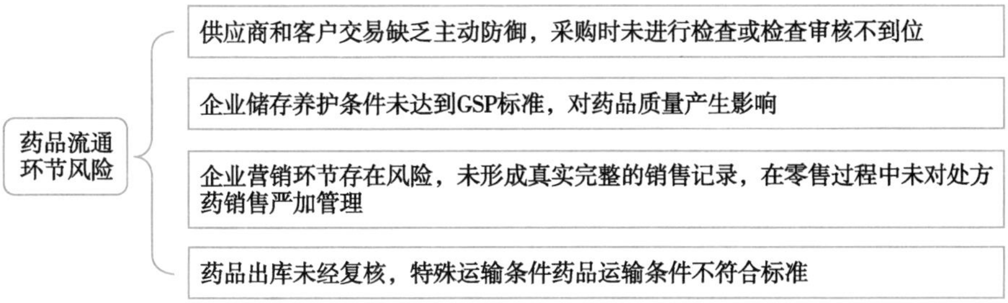

图 2-1-4 药品流通环节存在的安全风险

典型案例："刺五加"事件

2008 年 10 月 6 日，国家食品药品监督管理局接到云南省食品药品监督管理局报告，云南省红河州 6 名患者使用了标示为某公司生产的两批刺五加注射液（批号：207712272 1、200712151 1，规格：100ml/瓶）出现严重不良反应，其中有 3 例死亡。

2008 年 7 月 1 日，昆明特大暴雨造成该公司库存的刺五加注射液被雨水浸泡。该公司云南销售人员张某从公司调来包装标签，更换后销售；中国药品生物制品检定所、云南省食品药品检验所在被雨水浸泡药品的部分样品中检出多种细菌。此外，该公司包装标签管理存在严重缺陷。公司管理人员质量意识淡薄，包装标签管理不严，提供包装标签说明书给销售人员在厂外重新贴签包装。

国家卫生部和国家食品药品监督管理局联合发出通知，要求各地药品经营和使用单位暂停销售、使用标示为该公司的所有注射剂产品，配合做好药品召回工作。该制药公司依据《药品召回办理办法》有关规定，主动召回其所有规格和批号的注射剂产品。为了消除药品安全隐患，确保用药安全，国家卫生部和国家食品药品监督管理局要求各省、（区、市）食品药品监督管理部门监督企业召回情况，并密切关注其注射剂药品不良反应，有情况立即报告，妥善处置。

（4）药品使用环节风险：在药品使用环节，尤其是医疗机构使用药品时，主要存在以下安全风险（图 2-1-5）。

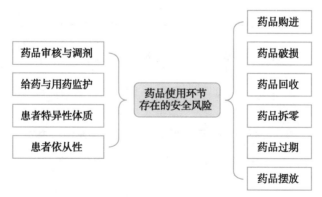

图 2-1-5　药品使用环节存在的安全风险

典型案例：某门诊部医师不在岗药师代开处方案

市民张某服用了从某门诊部买回来的感冒药后，不到2小时即殒命。经司法鉴定，药品没问题，问题出在过量服用上。张某服用的"感冒药"中有3种处方药——盐酸西替利嗪（比特力）、乙酰螺旋霉素和复方甘草片，而张某服用了过量的盐酸西替利嗪，诱发冠心病死亡。盐酸西替利嗪主要用于治疗鼻炎、荨麻疹、过敏和皮肤瘙痒等症，并非感冒类用药。张某家人认为，门诊部药师在医师不在岗的情况下，擅自为张某调配药品，导致张某超剂量服药，最终出现呼吸困难而死亡。

根据《处方管理办法》第八条规定："经注册的执业医师在执业地点取得相应的处方权。经注册的执业助理医师在医疗机构开具的处方，应当经所在执业地点执业医师签名或加盖专用签章后有效"。该门诊部的药师虽具有《执业药师资格证》，但她不是医师，因此没有开具处方的权限。该药师的行为违反了《处方管理办法》第四十七条第一款之规定："未取得处方权的人员及被取消处方权的医师不得开具处方"。该门诊部疏于管理，医师不在岗而放任药师开具不合理处方，导致患者死亡的行为，违反《处方管理办法》第五十四条第一款之规定："使用未取得处方权的人员开具处方的，由县级以上卫生行政部门按照《医疗机构管理条例》第四十八条的规定，责令限期改正，并可处以5000元以下的罚款；情节严重的，吊销其《医疗机构执业许可证》"。

（5）各环节药品安全风险管理措施：药品安全风险管理的目标并不是片面追求"零"风险，而是以"零容忍"的态度，通过风险评估以及相关措施，降低风险发生概率，从而将风险控制在合理的水平内，实现药品安全风险的最小化。

在风险管理中，应当围绕药品全生命周期开展风险评价，并以风险大小为依据优化配置监管资源，实现监管资源利用最大化。具体风险管理措施如图2-1-6所示。

二、药品安全风险管理发展趋势

1. 明确药品风险管理的宗旨　在药品风险管理过程中始终以药品的风险/收益评价为核心，将风险管理贯穿于药品整个生命周期，实现最小化药品风险、最大化药品效益的目标。

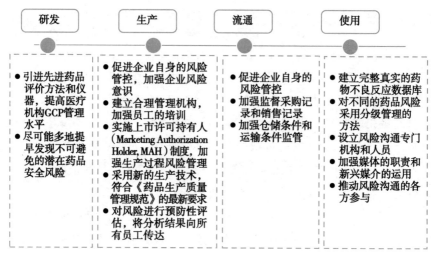

图 2-1-6　药品生命周期各环节安全风险监控办法

2. 完善药品和医疗器械安全责任体系，强化企业责任　进一步完善药品和医疗器械安全责任体系，强化企业责任，具体要求包括：①建立健全企业质量责任承担机制，明确企业是产品质量的第一责任人；②建立医疗器械统一监管体制；③各级政府和监管部门切实履行责任，完善安全事件应急处置机制；④严格实施行政领导责任制和责任追究制，建立安全保障的长效机制。

3. 完善药品和医疗器械注册管理，全面提升产品标准　进一步完善药品和医疗器械注册管理，全面提升产品标准。具体做法包括：①推动审评审批制度改革，建立完善与新药创制和仿制药品质量提高相适应的注册制度；②加强注册管理的法规、技术、支撑体系和人力资源建设；③建立生产许可与上市许可分立制度。此外在标准方面：①全面提升现有国家药品和医疗器械标准的质控水平，彻底解决标准老化问题；②由国家药品监管部门统一负责全国药品和医疗器械标准化工作，推进标准完善；③以严格的质量标准为依托，建立标准实施、检验、监督高度协调的运行系统；④制定适合中药民族药传承与发展的审评办法和审评标准。

4. 强化以风险管理为基础的质量控制，完善质量保障体系　进一步强化以风险管理为基础的质量控制，完善质量保障体系，确保产品质量保障体系的有效运行。具体做法包括：①以风险管理为基础，全面建立以药品和医疗器械风险管理为核心的动态药品生产质量管理制度，强化日常监管；②强调风险识别、风险评估、风险干预为核心的动态药品生产质量管理规范监督检查；③加强对企业产品质量管理体系的监管；④建立并完善企业质量受权人制度。

5. 完善药品不良反应监测体系，建立药物警戒制度 进一步完善药品和医疗器械不良反应监测制度，加强体系建设。具体内容包括：①对不良反应进行系统的调查、评价、预警和干预，对产品风险信息进行综合评估；②建立有效的风险沟通机制，建立药物和医疗器械警戒制度和召回制度；③对药品不良反应及其他与用药有关的有害反应进行监测、识别、评估和控制，公开不良反应监测信息；④探索药品和医疗器械不良事件的救济和赔偿制度。药品上市许可持有人应当开展药品上市后不良反应监测，主动收集、跟踪分析疑似药品不良反应信息，对已识别风险的药品及时采取风险控制措施。药品上市许可持有人、药品生产企业、药品经营企业和医疗机构发现疑似不良反应的，应当及时向药品监督管理部门和卫生健康主管部门报告。未按照规定报告疑似药品不良反应的，视情节给予限期改正、停产停业整顿、罚款等处罚。

三、药品风险的预警发布及收集

1. 不良反应监测法律法规体系 根据 2019 年修订的《药品管理法》规定，国家建立药物警戒制度，对药品不良反应及其他与用药有关的有害反应进行监测、识别、评估和控制。由药品上市许可持有人对药品上市后不良反应进行监测，收集、跟踪分析疑似药品不良反应信息，对已识别风险的药品及时采取风险控制措施。《药品管理法实施条例》针对上市药品再评价的不同结果提出了相应的处理措施，对《药品管理法》的原则性规定进行了再细化。2011 年 7 月 1 日起施行的《药品不良反应报告和监测管理办法》，促进了我国药品不良反应监测工作的制度化、科学化、规范化。《医疗机构药事管理规定》《药品注册管理办法》《药物临床试验质量管理规范》《药品生产质量管理规范》《药品经营质量管理规范》等规章对药品不良反应监测提出相关要求，同时国家发布了贯彻落实《药品不良反应报告和监测管理办法》的通知（国食药监安〔2011〕287 号），对加强药品不良反应监测体系建设提出指导意见（国食药监安〔2011〕466 号）。详见图 2-1-7。

2. 不良反应监测和管理组织体系 1988 年国家开始药品不良反应监测报告试点工作，1989 年卫生部药品不良反应监察中心成立，负责药品不良反应监测工作。1999 年成立国家药品不良反应监测中心，国家药品监督管理部门负责药品不良反应监测管理。2011 年国家发布《药品不良反应监测年度报告》，初步建成国家→省→市→县四级药品不良反应监测技术体系（图 2-1-8）。

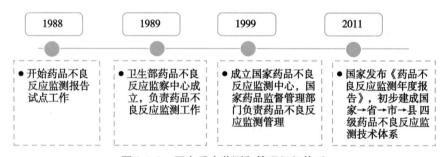

不良反应监测法律法规体系
- 《药品管理法》
- 《药品管理法实施条例》
- 《药品不良反应报告和监测管理办法》
- 《医疗机构药事管理规定》《药品注册管理办法》《药物临床试验质量管理规范》《药品生产质量管理规范》《药品经营质量管理规范》
- 关于贯彻落实《药品不良反应报告和监测管理办法》的通知
- 《关于加强药品不良反应监测体系建设的指导意见》

图 2-1-7 不良反应监测法律法规体系

1988	1989	1999	2011
开始药品不良反应监测报告试点工作	卫生部药品不良反应监察中心成立，负责药品不良反应监测工作	成立国家药品不良反应监测中心，国家药品监督管理部门负责药品不良反应监测管理	国家发布《药品不良反应监测年度报告》，初步建成国家→省→市→县四级药品不良反应监测技术体系

图 2-1-8 不良反应监测和管理组织体系

3. 运用信息化技术 药品不良反应报告和监测工作，是指发现药品不良反应、按时报告、准确评价和药品放行控制的过程。该过程就是药品安全性信息的收集、处理和利用的过程。2011 年国家开始运行"国家药品不良反应监测系统"，能够实现药品不良反应的在线报告、评价；具有病例报告数据检索、利用等功能，同时对药品群体不良事件能够自动预警，能够辅助药品不良反应监测人员挖掘药品安全性信号，同时还具有数据共享、数据质量保障和国外信息采集等功能。详见图 2-1-9。2018 年 3 月 1 日，关于"药品上市许可持有人药品不良反应直接报告系统"上线（监测与评价〔2018〕10 号）。生产企业将通过直报系统网络平台在线报告个例药品不良反应。

此外，还可以浏览国内药政部门相关网站与境外药政部门和相关组织网站，以及检索相关期刊、专著或文献，获取国内外药品不良反应信息。

4. 不良反应监测信息反馈 为强化信息反馈工作，推动药品不良反应监测。国家定期发布《国家药品不良反应监测年度报告》，全面反映药品不良反

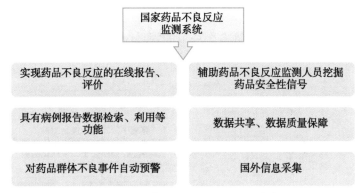

图 2-1-9 国家药品不良反应监测系统功能

应监测情况。不定期编写《药品不良反应信息通报》，发布药品安全警示信息。不定期编译《药物警戒快讯》，提示关注国外药品安全信息。及时提出修改药品说明书建议，指导临床合理用药。通过药品不良反应监测数据分析，对上市后药品再评价。采取暂停销售和使用的措施，紧急控制发生重大药害事件的药品。约谈药品生产企业，督促落实安全风险主体责任。

（邵　蓉　颜建周　赵华婷　马旭锋　姚　雯）

第二节　药品供应保障核心政策

一、药品供应保障制度核心组成

药品供应保障关系民众健康和国家长治久安，完善药品供应保障制度是习近平总书记提出的健康中国国家战略重点任务之一，是推进健康中国建设的重要基础。2016 年，《"健康中国 2030"规划纲要》将"完善药品供应保障体系"上升到了国家战略的高度。十九大报告中进一步明确，实施健康中国战略，"全面取消以药养医，健全药品供应保障制度"，彰显了党和国家完善药品供应保障制度的意志与决心。

我国的药品供应保障制度是以国家基本药物制度为基础（国家基本药物制度的详细内容请见第三章），通过实施药品生产、流通、使用全流程改革，调整利益驱动机制，破除以药补医，推动各级各类医疗机构全面配备、优先使用基本药物，建设符合国情的国家药物政策体系，理顺药品价格，促进医药产业结构调整和转型升级，保障药品安全有效、价格合理、供应充分。因此，药品供应保障制度的建设涵盖了药品全生命周期,其制度核心组成包括药品研发、生产、流通、使用和监测等多个环节的管理制度以及医药产业发展政策等(图2-2-1)。

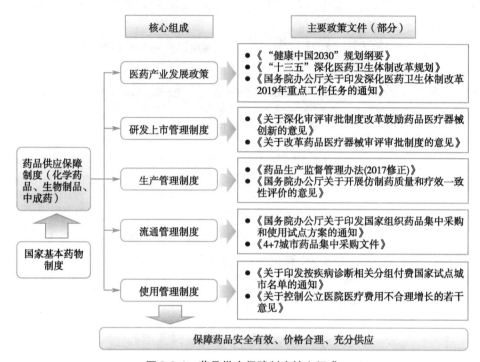

图 2-2-1 药品供应保障制度核心组成

就药品供应保障制度的具体内容而言,在国务院 2016 年 12 月 27 日印发并实施的《"十三五"深化医药卫生体制改革规划》中,分别从深化药品供应领域改革、深化药品流通体制改革、完善药品和高值医用耗材集中采购制度、巩固完善基本药物制度以及完善国家药物政策体系等五个方面对建立规范有序的药品供应保障制度进行了明确规定(具体内容详见第一章第二节:五、"十三五"药品供应保障体系重点改革)。

2018 年 8 月 20 日国务院办公厅发布的《深化医药卫生体制改革 2018 年下半年重点工作任务》中对大力推进药品供应保障制度建设进行了具体阐述,内容如下:

1.调整国家基本药物目录,制定完善国家基本药物制度的指导性文件,推动优先使用基本药物(国家卫生健康委、财政部、国家医保局、国家药监局负责)。

2. 配合抗癌药降税政策，推进各省（自治区、直辖市）开展医保目录内抗癌药集中采购，对医保目录外的独家抗癌药推进医保准入谈判。开展国家药品集中采购试点，明显降低药品价格。有序加快境外已上市新药在境内上市审批（国家医保局、国家卫生健康委、国家药监局负责）。

3. 将鼓励仿制的药品目录内的重点化学药品、生物药品关键共性技术研究列入国家相关科技计划2018年度项目（科技部、国家卫生健康委负责）。

4. 制定治理高值医用耗材和过度医疗检查的改革方案（国家医保局、国家卫生健康委负责）。制定医疗器械编码规则，探索实施高值医用耗材注册、采购、使用等环节规范编码的衔接应用（国家药监局、国家卫生健康委、国家医保局负责）。推进医疗器械国产化，促进创新产品应用推广（工业和信息化部、国家发展改革委、国家卫生健康委、国家药监局负责）。

5. 加强全国短缺药品供应保障监测预警，建立短缺药品及原料药停产备案制度，合理确定储备规模，完善储备管理办法，建立储备目录的动态调整机制。建设国家、省两级短缺药品多源信息采集和供应业务协同应用平台。将短缺药供应保障能力提升项目列入支持重点。继续实施临床必需、用量小、市场供应短缺药品定点生产试点工作，组织开展小品种药（短缺药）集中生产基地建设（工业和信息化部、国家卫生健康委、国务院国资委、国家药监局分别负责）。

6. 制定零售药店分类分级管理的指导性文件，支持零售药店连锁发展，允许门诊患者自主选择在医疗机构或零售药店购药（商务部、国家卫生健康委、国家医保局、国家药监局负责）。

2019年5月23日国务院办公厅发布的《深化医药卫生体制改革2019年重点工作任务》中也对大力推进药品供应保障制度建设进行了具体阐述，内容如下：

1. 发布鼓励仿制的药品目录。

2. 制定以药品集中采购和使用为突破口进一步深化医改的政策文件。

3. 加快境内外抗癌新药注册审批，畅通临床急需抗癌药临时进口渠道。

4. 扎实推进国家组织药品集中采购和使用试点，加强对中标药品质量、试点地区公立医疗机构优先使用和药款结算、中标药品及原料药生产的监测，做好保证使用、确保质量、稳定供应、及时回款等工作。开展试点评估，认真总结试点经验，及时全面推开。

5. 完善短缺药品监测预警机制，对临床必需、易短缺、替代性差等药品，采取强化储备、统一采购、定点生产等方式保障供应。总结评估地方体现药事服务价值的探索和做法。

6.巩固完善国家基本药物制度，以省为单位明确各级各类公立医疗机构基本药物使用比例，建立优先使用激励和约束机制。完善医保药品目录动态调整机制，将基本药物目录内符合条件的治疗性药品按程序优先纳入医保目录范围。把高血压、糖尿病等门诊用药纳入医保报销。

7.加强中药材质量管理，推动建立全链条质量追溯体系，改革完善中药注册管理。

二、药品研发上市政策

一直以来，我国都高度重视药物的研发创新，尤其是 2015 年以来，为鼓励医药行业创新，我国出台了一系列与创新相关的政策法规文件，不断构建与完善我国创新药物发展政策环境。2015 年 8 月 18 日，国务院发布了《关于改革药品医疗器械审评审批制度的意见》（国发〔2015〕44 号），将新药的定义由"境内新"（未曾在中国境内上市销售的药品）改为"全球新"（未在中国境内外上市销售的药品）。2017 年 10 月 8 日，中共中央办公厅、国务院办公厅印发了《关于深化审评审批制度改革鼓励药品医疗器械创新的意见》，更是大力鼓励创新，将医药创新发展提到了前所未有的高度。2019 年修订的《药品管理法》中，通过从法律层面明确药品上市许可持有人制度、优先审评审批、默示许可、附条件审批等一系列激励政策，鼓励医药产业研发创新。

为进一步提升医药企业创新和研发能力，我国出台了多项政策规划，如《"十三五"卫生与健康科技创新专项规划》《财政部 税务总局 科技部关于提高研究开发费用税前加计扣除比例的通知》（财税〔2018〕99 号）、《食品药品监管总局科技部关于加强和促进食品药品科技创新工作的指导意见》（食药监科〔2018〕14 号）等，从多个方面构建了包括科研激励政策、财政支持政策、税收优惠政策、以临床需求为导向的研发激励政策和融资激励政策在内的药品研发上市激励政策体系：①通过人才激励、科技园区的建设和科技转移等形式进行科研激励；②通过对新药研发不同阶段的科技投入进行财政上的支持；③实行包括税前加计扣除、增值税收优惠在内的税收优惠政策；④进行以临床需求为导向的研发激励；⑤构建了包括专利质押融资以及风险投资在内的新药研发融资体系，见表 2-2-1。

表 2-2-1　药品研发上市政策体系

激励政策	名称	内容
科研激励	人才激励	科学和工程领域博士培养；国家人才计划加速吸引海外优秀人才回国，引进全球领先技术
	科技园区	为生物医药初创企业提供良好发展软硬件环境；园区内人才、技术、管理经验、监管、政策及资金全方位支持
	科技转移	产学研合作创新模式下技术成果的转移；科研人员的技术转移、专利授权和成果产业化
财政支持	科技投入	通过国家自然科学基金、重大新药创制等对新药研发不同阶段的项目进行支持
税收优惠	税前加计扣除	企业开展研发活动中实际发生的研发费用，未形成无形资产计入当期损益的，在按规定据实扣除的基础上，在 2018 年 1 月 1 日至 2020 年 12 月 31 日期间，再按照实际发生额的 75% 在税前加计扣除；形成无形资产的，在上述期间按照无形资产成本的 175% 在税前摊销
	增值税收优惠	对部分进口抗癌药、罕见病药品、生物制品给予增值税优惠
以临床需求为导向的研发激励		国家政策引导和支持科研人员研发具有更高临床价值的创新药
融资激励	专利质押融资	利用新药研发过程中获得的技术专利向银行进行抵押贷款
	风险投资	形成接力式投资，为新药研发提供持续的资金支持

　　在药物研发、上市及市场准入层面，为使创新药物尽快获得市场回报，激励企业持续创新，在 2019 年新修订的《药品管理法》中，涉及诸多药品研发政策，如：①明确鼓励方向，重点支持以临床价值为导向，对人体疾病具有明确疗效的药物创新。鼓励具有新的治疗机制，治疗严重危及生命的疾病、罕见病的新药和儿童用药的研制。②创新审评机制，强化审评机构能力建立，完善与注册申请人的沟通交流机制，建立专家咨询制度，优化审评流程，提高审评效率，为药物创新提供组织保障。③优化临床试验管理，将过去临床试验审批批准制改为默示许可制，临床试验机构的认证管理调整为备案管理，提高临床试验的审批效率。④建立关联审评审批，在审评审批药品的时候，将

化学原料药、相关的辅料和直接接触药品的包装材料和容器调整为与制剂一并审评审批，同时对药品质量标准、生产工艺、标签和说明书也一并核准。⑤实行优先审评审批，对临床急需的短缺药、防治重大传染病和罕见病等疾病的新药、儿童用药开设绿色通道，优先审评审批。⑥建立附条件审批制度，对于治疗严重危及生命且尚无有效治疗手段的疾病，以及公共卫生方面急需的药品，临床试验已有数据显示疗效，并且能够预测临床价值的可以附条件审批，以提高临床急需药品的可及性，缩短临床试验时间，使急需治疗的患者第一时间用上新药。并且新增设一章"药品上市许可持有人"，对持有人的条件、权利、义务、责任等作出全面系统的规定。医保部门也发布《国家医疗保障局关于公布〈2019 年国家医保药品目录调整工作方案〉的公告》与《国家医保局人力资源社会保障部关于将 2019 年谈判药品纳入〈国家基本医疗保险、工伤保险和生育保险药品目录〉乙类范围的通知》（医保发〔2019〕65 号），进一步完善将创新药纳入医保目录的遴选方式并探索谈判机制，为创新药物营造良好的市场回报政策。

三、药品生产管理政策

1. 药品生产质量管理

（1）药品生产质量管理现状：长期以来，我国政府高度重视药品生产管理，采取系列举措保障药品生产质量。尤其是 2015 年底《药品生产质量管理规范》认证结束、2016 年认证权限下放省级以后，药监部门一直注重《药品生产质量管理规范》执行的监督检查，并采取充实检查队伍、制定检查方案等措施。在逐步取消《药品生产质量管理规范》认证的同时进一步强化《药品生产质量管理规范》执行的日常监督检查。其次，通过开展仿制药一致性评价工作，提高仿制药品生产质量。针对药品注册工艺与生产工艺不一致的情况，要求主动备案并积极采取检查措施。而对于制售假劣药行为，我国政府更是高度重视、严厉打击（表 2-2-2）。

表 2-2-2　加强药品生产管理相关文件

文件名	文件编号或发布时间	相关内容
《药品检查办法（征求意见稿）》	2018 年 1 月 5 日	药品检查的内容、流程和结果处理细则
《药品生产监督管理办法（2017 修正）》	国家食品药品监督管理总局令第 37 号	规定了生产药品的申请与审批、条件及监督检查

续表

文件名	文件编号或发布时间	相关内容
《医疗器械生产监督管理办法（2017 修正）》	国家食品药品监督管理总局令第 37 号	规定了医疗器械的审批、生产及管理
《药品医疗器械飞行检查办法》	国家食药监管总局令第 14 号	药品医疗器械飞行检查的启动、检查过程与处理
《关于开展药品生产工艺核对工作的公告（征求意见稿）》	2016 年 8 月 11 日	开展药品生产工艺核对工作的若干要求
《药品医疗器械飞行检查办法》	国家食品药品监督管理总局令第 14 号	药监部门有权在任何时间进入被检查单位各场所进行检查
《关于做好打击制售假劣药品违法犯罪行政执法与刑事司法衔接工作的通知》	国食药监稽〔2012〕90 号	各地食药监部门与公安部门联合打击销售假药等违法犯罪行为
《最高人民法院、最高人民检察院关于办理危害药品安全刑事案件适用法律若干问题的解释》	法释〔2014〕14 号	生产销售假劣药应当酌情从重处罚的情形、严重情节、特别严重情节的认定标准等内容
《药品生产质量管理规范（2010 年修订）》	卫生部令第 79 号	实施《药品生产质量管理规范》若干要求

（2）药品生产质量管理发展趋势：2017 年 9 月，国务院发布了《国务院关于取消一批行政许可事项的决定》（国发〔2017〕46 号），决定取消 40 项国务院部门实施的行政许可事项以及 12 项中央指定地方实施的行政许可事项，作为对国家层面简政放权号召的响应。另有 23 项依据有关法律设立的行政许可事项，国务院将依照法定程序提请全国人民代表大会常务委员会修订相关法律规定，而其中就包括《药品生产质量管理规范》认证以及《药品经营质量管理规范》认证的改革。新修订的《药品管理法》从法律层面取消了《药品生产质量管理规范》认证的规定，并将符合《药品生产质量管理规范》的要求纳入从事药品生产活动的基本条件，实现了将药品生产行政许可与《药品生产质量管理规范》认证整合为一项行政许可。这一改革并非简单取消《药品生产质量管理规范》认证，而是改《药品生产质量管理规范》认证为《药品生产质量管理规范》的检查，强化过程监督，回归科学监管的本质。

与此同时，我国将始终把药品生产质量管理放在至关重要的位置，在进一步加强监督检查的基础上，加大违法处罚力度，及时出台相关规定规范生产企业生产过程，引导生产企业提高药品生产质量，具体措施见图 2-2-2。

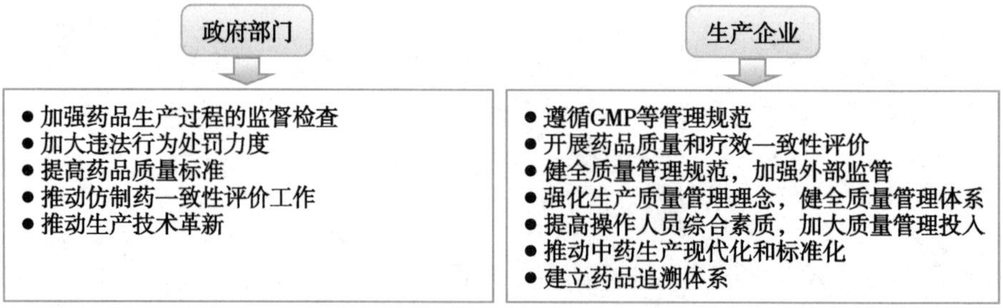

图 2-2-2　提高药品生产质量措施

2. 部分药品定点生产管理

（1）部分药品定点生产管理政策现状。为保障药品生产供应和用药安全，我国药品定点生产主要有两种情况：①临床必需、用量小、市场供应短缺药品，通过药品定点生产解决其因为利润低、市场需求少，企业没有生产积极性，药品供应时断时续甚至出现断供，不能满足患者用药需求的问题；②特殊药品，通过药品定点生产确保麻醉药品、精神药品和药品类易制毒化学品质量和管理安全，防止流入非法渠道（表 2-2-3）。

表 2-2-3　部分药品定点生产管理政策文件

文件名	文件编号或发布时间	相关内容
《关于 2016 年临床必需、用量小、市场供应短缺药品定点生产试点有关事项的通知》	国卫药政函〔2016〕365 号	将地高辛口服溶液等 3 个品种作为 2016 年定点生产试点品种
《四部门关于基本药物定点生产试点第一批部分品种延续试点的通知》	2017 年 5 月 19 日	部分基本药物定点生产延续试点的相关要求
《关于改革完善短缺药品供应保障机制的实施意见》	国卫药政发〔2017〕37 号	短缺药品定点生产
《四部门关于组织开展小品种药（短缺药）集中生产基地建设的通知》	工信部联消费〔2018〕21 号	组织开展小品种药集中生产基地建设
《食品药品监管总局办公厅关于做好特殊药品定点生产审批和监管工作的通知》	食药监办药化监〔2015〕99 号	麻醉药品、第一类精神药品和第二类精神药品原料药定点生产

（2）部分药品定点生产管理政策趋势。定点生产对于改善药品供应情况、维护民众用药安全有较好的改善作用。《国务院办公厅关于印发深化医药卫生体制改革 2019 年重点工作任务的通知》中提到："完善短缺药品监测预警机制，对临床必需、易短缺、替代性差等药品，采取强化储备、统一采购、定点生产等方式保障供应。总结评估地方体现药事服务价值的探索和做法"。可见，今后将进一步完善部分药品定点生产管理政策，建立科学的选择机制、动态调整机制以及监测反馈机制。

四、药品流通政策

1. 药品价格政策

（1）我国药品价格管理的历史沿革与现状：我国药品价格管理历经"市场定价→政府定价→最高零售价→多种措施影响下的市场定价"的发展过程（图 2-2-3）。

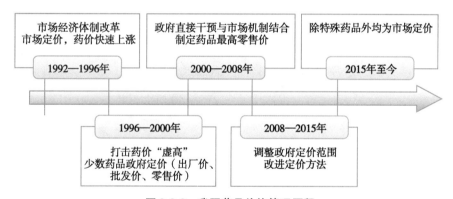

图 2-2-3　我国药品价格管理历程

随着社会主义市场经济体制的逐步完善和医药卫生体制改革的深入推进，药品价格管理面临的体制机制环境已经发生深刻变化，药品市场充分竞争，公立医院销售药品价格全部通过集中招标采购确定，医保控费能力和药品价格市场监管能力也明显增强。这些变化，为放开政府定价创造了条件。

2015 年，国家发展改革委等 7 部门联合印发了《关于印发推进药品价格改革意见的通知》（发改价格〔2015〕904 号），明确提出除麻醉药品和第一类精神药品外，要求进一步深化药品价格改革，取消绝大部分药品政府定价，完善药品采购机制，发挥医保控费作用，药品实际交易价格主要由市场竞争形成。标志着我国药品价格形成机制发生了根本性的变化,由过去的政府主导变成市场主导。药品价格由真正的利益主体参与形成,即企业自主制定,然后由需方进行制约,最终形成实际交易的药品价格,价格管理部门主要是进行药品市场价格行为监管,健全药品价格监测体系,查处价格欺诈和垄断行为。

2015 年以来,通过开展国家药品谈判、完善药品集中采购机制等方式,我国不断探索以市场为主导的药品价格形成机制(表 2-2-4)。

表 2-2-4 我国药品价格管理历程部分文件

文件名	文件编号	相关内容
《国家计委关于颁布第一批中央管理药品价格的通知》	计价管〔1997〕1770 号	对少数临床应用量大面广的药品和全部进口药品政府定价,制定出厂价、批发价和零售价
《国家发展计划委员会关于颁布第二批中央管理的药品价格的通知》	计价管〔1998〕676 号	
《国家计委关于制定公布 69 种化学药品价格的通知》	计价格〔2001〕632 号	对医保目录内药品和目录外特殊药品实行政府指导价(最高零售限价)管理
《国家计委关于公布 383 种药品价格的通知》	计价格〔2001〕2661 号	
《国家计委关于公布 199 种西药价格的通知》	计价格〔2002〕2822 号	
《国家计委关于制定公布 267 种中成药零售价格的通知》	计价格〔2003〕107 号	
《国家发展改革委关于制定公布 107 种中成药价格的通知》	发改价格〔2003〕1236 号	
《国家发展改革委办公厅关于印发 18 种药品单独定价方案的通知》	发改办价格〔2004〕207 号	
《关于精氨酸等 354 种药品最高零售价格的通知》	发改价格〔2006〕2989 号	
《国家发展改革委关于调整消化类等药品价格及有关问题的通知》	发改价格〔2012〕790 号	调整消化类等药品最高零售限价
《国家发展改革委关于改进低价药品价格管理有关问题的通知》	发改价格〔2014〕856 号	取消政府最高零售价格;确定日均费用标准;低价药品清单机制
《关于公布废止药品价格文件的通知》	发改价格〔2015〕918 号	废止此前部分政府定价的药品价格文件
《关于印发推进药品价格改革意见的通知》	发改价格〔2015〕904 号	取消药品政府定价,完善药品采购机制,发挥医保控费作用

续表

文件名	文件编号	相关内容
《国家卫生计生委办公厅关于公布国家药品价格谈判结果的通知》	国卫办药政函〔2016〕515号	以谈判和集中采购等方式探索药品价格的形成机制
《人力资源社会保障部关于将36种药品纳入国家基本医疗保险、工伤保险和生育保险药品目录乙类范围的通知》	人社部发〔2017〕54号	
《国家医疗保障局关于将17种抗癌药纳入国家基本医疗保险、工伤保险和生育保险药品目录乙类范围的通知》	医保发〔2018〕17号	
《国务院办公厅关于印发国家组织药品集中采购和使用试点方案的通知》	国办发〔2019〕2号	
《人力资源社会保障部关于将2019年谈判药品纳入国家基本医疗保险、工伤保险和生育保险药品目录乙类范围的通知》	医保发〔2019〕65号	
《国家医疗保障局关于做好当前药品价格管理工作的意见的通知》	医保发〔2019〕67号	

（2）我国药品价格管理发展趋势：2019年修订的《药品管理法》对药品价格管理方面进行了如下规定。

国家完善药品采购管理制度，对药品价格进行监测，开展成本价格调查，加强药品价格监督检查，依法查处价格垄断、哄抬价格等药品价格违法行为，维护药品价格秩序。

依法实行市场调节价的药品，药品上市许可持有人、药品生产企业、药品经营企业和医疗机构应当按照公平、合理和诚实信用、质价相符的原则制定价格，为用药者提供价格合理的药品。药品上市许可持有人、药品生产企业、药品经营企业和医疗机构应当遵守国务院药品价格主管部门关于药品价格管理的规定，制定和标明药品零售价格，禁止暴利、价格垄断和价格欺诈等行为。

药品上市许可持有人、药品生产企业、药品经营企业和医疗机构应当依法向药品价格主管部门提供其药品的实际购销价格和购销数量等资料。

医疗机构应当向患者提供所用药品的价格清单，按照规定如实公布其常用药品的价格，加强合理用药管理。具体办法由国务院卫生健康主管部门制定。

未来，我国将进一步完善价格管理体制，加大对价格垄断和其他价格违法行为的打击力度；深入医药卫生相关体制的改革，充分发挥市场机制作用；建立健全政府调控与市场调节相结合、符合医药卫生事业发展规律的价格形成机制。完善药品注册和管理机制，完善医保制度，完善药品集中采购制度，实现以临床价值为牵引，发挥市场机制对药品价格的调节和对药品的优胜劣汰作用。通过政府对其价格加以引导和调控，促进药品合理比价和临床合理用药（图 2-2-4）。

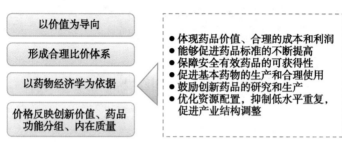

图 2-2-4　建立药品价格形成机制考虑要点

针对部分常用药出现短缺、价格不合理上涨的问题，要完善药品采购政策。下一步，国家将建立短缺药品价格和采购信息监测预警机制，对临床必需、替代性差的短缺药品，以及同类药品中治疗费用明显偏低的短缺药品，允许企业报价直接挂网，医疗机构在省级药品集中采购平台上自主采购，保障企业合理利润。同时，完善药品采购和价格机制，促进药品价格回归合理水平。对替代性差、供应不稳定的短缺药、小品种药，采取集中采购、加强集中生产基地建设等方式保供。同时强化药品价格监管和执法，对不合理涨价依法依规督促纠正，必要时采取公开曝光、中止挂网等措施。完善法律法规，对垄断、操控价格等行为，依法实施巨额罚款、市场禁入直至刑事处罚。

2. 药品流通政策

（1）药品流通政策现状：新一轮医改启动以来，药品流通改革逐步深化，公立医院药品集中采购政策不断完善，保障了药品供应，降低了药品价格。为进一步改善药品流通政策环境，不断提高药品质量、降低药品价格、促进临床合理用药，国家多部门出台了一系列与药品流通相关的政策文件，探索实施"两票制""互联网＋药品流通""4+7 带量采购"等改革举措（表 2-2-5）。

在药品采购方面，国家从 2001 年开始实施公立医院药品集中采购制度。药品集中招标采购是指多个医疗机构通过药品集中招标采购组织，以招投标的形式购进所需药品的采购方式。药品集中招标采购的目的是规范药品购销工作，减轻社会医药费用负担。2015 年，国家发布的《国务院办公厅关于完善公立医院药品集中采购工作的指导意见》（国办发〔2015〕7 号）和《国家卫生计生委关于落实完善公立医院药品集中采购工作指导意见的通知》（国卫药政发〔2015〕70 号）两份文件提出，坚持以省（区、市）为单位的网上药品集中采购方向，实行"一个平台、上下联动、公开透明、分类采购，采取招生产企业、招采合一、量价挂钩、双信封制、全程监控"等措施，保障药品质量和供应，落实带量采购，各地开展药品带量采购的探索试点。在 2018 年国家医保局成立后，国家开始实施医保指导下的药品集中采购工作，如抗癌药物国家谈判、"4+7"城市药品集中采购、抗癌药省级专项集中采购工作。

表 2-2-5　药品流通体制改革政策文件（部分）

文件名	文件编号	相关内容
《疫苗流通和预防接种管理条例（2016 修正）》	中华人民共和国国务院令第 668 号	省级公共资源交易平台采购，两类疫苗供应方式，可追溯
《关于在公立医疗机构药品采购中推行"两票制"的实施意见（试行）的通知》	国医改办发〔2016〕4 号	药品从生产企业到流通企业开一次发票，流通企业到医疗机构开一次发票
《国务院办公厅关于进一步改革完善药品生产流通使用政策的若干意见》	国办发〔2017〕13 号	推动流通企业转型升级，两票制，采购机制，购销合同管理等
《医疗器械网络销售监督管理办法》	国家食品药品监督管理总局令第 38 号	明确了"线上线下一致"原则
《关于印发医用耗材专项整治活动方案的通知》	国卫办医函〔2017〕698 号	发票治理，集中采购
《国务院办公厅关于印发国家组织药品集中采购和使用试点方案的通知》	国办发〔2019〕2 号	带量采购，以量换价；招采合一，保证使用；确保质量，保障供应；保证回款，降低交易成本

根据时间维度，国家药品采购政策的发展历程可分以下几个阶段：

第一阶段为 2000 年之前。20 世纪 80 年代，药品供不应求，国家实行"统购统销"。20 世纪 80 年代中期，药品供求形势逆转，国家实行"多渠道，少环节"的药品流通制度。20 世纪 90 年代后，购销秩序混乱，国家开始探索新的药品流通制度，药品招标制度开始出现。1993 年，河南省卫生厅发布《关于成立河南省药品器材采购咨询服务中心的通知》，成立省级药品器材采购咨询服务中心，开启药品集中采购试点的先河。此后各地开始探索药品集中招标采购工作，但国家层面并未出台指导性原则及统一要求。

第二阶段为 2000—2004 年。2000 年，国务院发布《关于城镇医药卫生体制改革的指导意见》（国办发〔2000〕16 号），要求卫生部牵头同国家经贸委、国家药监局根据《中华人民共和国招投标法》进行药品集中招标采购的工作试点。2000 年，卫生部发布《关于印发医疗机构药品集中招标采购试点工作若干规定的通知》（卫规财发〔2000〕232 号），要求各省、自治区、直辖市尽快抓好 2～3 个药品集中招标采购工作试点。2001 年，卫生部发布《关于进一步做好医疗机构药品集中招标采购工作的通知》（卫规财发〔2001〕208 号），明确医疗机构是集中招采主体，扩大集中招标采购药品范围，把质量作为首要评标要素。2001 年，卫生部发布《医疗机构药品集中招标采购工作规范（试行）》的通知》（卫规财发〔2001〕308 号），下发《工作规范》与《医疗机构药品集中采购和集中议价采购文件范本（试行）》等配套文件，标志着我国药品采购工作正式进入集中采购阶段。2004 年，卫生部发布《关于进一步规范医疗机构药品集中招标采购的若干规定》（卫规财发〔2004〕320 号），规定扩大集中招标采购范围，购销合同中必须明确采购数量并严格执行，合理制定药品价格。同时鼓励地市级别的集中招标提升到省级层次。

第三阶段为 2005—2008 年。为巩固集中采购带来的"降低虚高药价"效果，切实解决"看病难、看病贵"问题，各地探索新的集中采购方式。2004 年四川省率先开展以省为单位的药品集中招标采购工作，并于 2005 年开始推行挂网限价采购方式。国家也向全国推广四川省级集中采购经验，各地开展进一步的探索试点工作。湖北、宁夏、广东等省份在 2006—2007 年陆续开始实行以省（区、市）为单位的药品集中采购，在具体制度上有所不同，如宁夏开展的以自治区为单位的统一招标采购、统一价格、统一配送的药品"三统一"改革，广东省开展的政府主导、以省为单位的药品阳光采购模式等。

第四阶段为 2009—2014 年。2009 年，卫生部发布《进一步规范医疗机构药品集中采购工作的意见》（卫规财发〔2009〕7 号），要求全面实行网上集中采购工作，首次提出由各省政府负责建立集中采购平台，开启药品集中采购新阶段。2009 年，由卫生部等 9 个部门发布《关于建立国家基本药物制度的实施意见》（卫药政发〔2009〕78 号），确定了基本药物省级集中招标采购的招标模式，实行省级集中网上公开招标采购政策。2010 年，国务院办公厅发布《建立和规范政府办基层医疗卫生机构基本药物采购机制的指导意见》（国办发〔2010〕56 号），提出明确采购数量，坚持质量优先、价格合理。基本药物实行"以省为单位、集中采购、统一配送"，鼓励使用"双信封"招标模式。此后各省份按照文件要求陆续开展了以省为单位的药品集中采购,形成了一些具有特色的典型做法。2013年,国务院办公厅发布《国务院办公厅关于巩固完善基本药物制度和基层运行新机制的意见》(国办发〔2013〕14号),要求落实招采合一、量价挂钩、双信封、集中支付、全程监控等制度。

"双信封"招标制度指经济技术标和商务标分开评审,药品企业分别编制经济技术标书和商务标书,两个"信封"同时投标。经济技术标主要对企业生产规模、配送能力、销售额、行业排名、市场信誉、资质/能力认证、药品质量抽检抽查历史情况和电子监管能力等指标进行评审,保证药品质量。经济技术标评审合格后,企业才能进入商务标评审,商务标评审由价格最低者中标。

第五阶段为2015—2017年。2015年国务院办公厅发布《国务院办公厅关于完善公立医院药品集中采购工作的指导意见》(国办发〔2015〕7号)要求实行药品分类采购,落实带量采购。实行一个平台、上下联动、公开透明,加强全过程监管。公立医院所有药品都需要通过省级平台来集中采购,通过"招采合一、量价挂钩、分类采购"降低虚高药价,鼓励"双信封"与地市级自主采购,不再区分基药与非基药,两标合一。2015年国务院办公厅发布《国务院办公厅关于城市公立医院综合改革试点的指导意见》(国办发〔2015〕38号),要求全面落实7号文。允许试点城市以市为单位在省级药品集中采购平台上自行采购。2017年,国务院办公厅发布《国务院办公厅关于进一步改革完善药品生产流通使用政策的若干意见》(国办发〔2017〕13号),要求提高医疗机构参与度,鼓励跨区域和专科医院联合采购,部分地区允许公立医院联合带量、带预算采购。集团采购、跨区域联合采购等模式开始出现。

第三方采购模式是指第三方中介组织——集团采购组织(Group Purchasing Organizations,GPO)通过集中一定数量医疗机构的采购量,受医疗机构委托与供货商进行谈判以确定价格。不仅节省医疗机构费用,提高采购效率,还保障企业的销量。上海、深圳、广州均已成立了集团采购组织平台进行采购。

2017年国务院医改办、人力资源和社会保障部与卫生计生委鼓励跨区域联合采购、建立价格联盟。目前主要有:三明联盟、"四省一市"联盟、京津冀联盟以及鄂粤联盟。三明联盟由福建省三明市发起,突破省级范围,联盟成员与三明市签订药品耗材联合限价采购协议,通过使更多的地区参与到三明市主导的药品带量采购活动中,降价不足的药品真正具备"以量换价、带量采购"的条件,增强采购部门的议价能力。"沪苏浙皖闽"四省一市综合医改联席会议提出由福建省牵头,选择若干用量大、价格高的原研、独家品种实行四省一市联合采购和价格谈判，并共享药品耗材采购价格信息，协同探索开展医用耗材联合采购。京津冀三地于 2016 年签署了《京津冀药品、医用耗材集中采购工作协同发展协议》，标志着京津冀药品、耗材联合采购工作正式启动，三地将建立和完善资质审核结果互认机制及药品采购价格互换联动机制，开展三地联合药品谈判，促使联盟价格趋向全国最低。

第六阶段为 2018 年至今。2018 年国家医保局成立，开始以医保主导进行药品集中采购。2018 年，国家医保局发布《国家医疗保障局关于将 17 种抗癌药纳入国家基本医疗保险、工伤保险和生育保险药品目录乙类范围的通知》（医保发〔2018〕17 号），组织专家与部分抗癌药品进行谈判，将阿扎胞苷等 17 种药品纳入医保目录，并确定了医保支付标准。各省按照国家谈判价直接挂网采购。

2018 年 6 月 20 日，国务院常务会议部署，组织开展集中采购试点《关于国家组织药品集中采购试点的方案》，"4+7"带量采购拉开序幕（表 2-2-6）。

表 2-2-6 《关于国家组织药品集中采购试点的方案》具体要求

主体	国家医保局
试点地点	北京、上海、天津、重庆、沈阳、大连、广州、深圳、厦门、成都、西安（11 个城市）
方式	跨区域联盟集中带量采购
品种范围	原研药及参比制剂、通过 / 视为通过一致性评价的品种 第一批：阿托伐他汀、瑞舒伐他汀等 31 个品种
入围标准	质量入围标准：主要考虑临床疗效、不良反应、批次稳定性，原则上以一致性评价为依据 供应入围标准：考虑企业的生产能力和供应稳定性，要求能够供应试点区域采购量的企业入围
采购周期	12 个月为一个采购周期 约定量提前完成时，超过部分仍按中选价进行采购

本次"4+7"带量采购相较于之前的集中采购，有以下特点（图 2-2-5）：

2019 年 9 月 1 日，上海阳光医药采购网发布《联盟地区药品集中采购文件》，文件内容包括联盟地区以及采购品种及约定采购量，标志着"4+7"的扩面。扩面的联盟地区包括山西、内蒙古、辽宁、吉林、黑龙江、江苏、浙江、安徽、江西、山东、河南、湖北、湖南、广东、广西、海南、四川、贵州、云南、西藏、陕西、甘肃、青海、宁夏、新疆（含新疆生产建设兵团）。采购品种为阿托伐他汀口服常释剂型等 25 个品种，即"4+7"中标的 25 个品种，部分品种

带量采购
- 药品带量采购指在招投标或者谈判议价中应该明确采购数量，由企业针对具体的药品数量报价
- 包含采购品种、价格、数量、结算时间与方式、采购周期、配送要素

"4+7"带量采购
- 国家医疗保障局组织，"4+7"城市形成跨区域联盟，开展集中带量采购工作

区别于以往的集中采购，"4+7"带量采购具有以下核心特点

- 试点地区："4+7"城市联盟，占全国1/4左右的市场，代表中国最富裕的城市和国内领先的医疗用药水平，影响力大
- 试点品种：覆盖心血管、抗肿瘤、抗生素、精神等常见多发疾病领域，临床用药广泛，认可度高，具有代表性
- 剂型分组：剂型合并，仅区分口服和注射
- 采购量：针对通用名明确采购量
- 评审方式：资质入围后，按照报价最低、独家企业中标方式
- 联盟约束力：对成员约束力强，执行同一采购目录和中选结果

图 2-2-5　"4+7"带量采购核心特点

相较"4+7"下发文件增加了新的规格。首年约定的采购量实际中选企业为1家的，约定采购量为首年约定采购量计算基数的50%；实际中选企业为2家的，约定采购量为首年约定采购量计算基数的60%；实际中选企业为3家的，约定采购量为首年约定采购量计算基数的70%。次年约定采购量按该采购品种（指定规格）首年实际采购量一定比例确定：实际中选企业为1家的，约定采购量为首年实际采购量的50%；实际中选企业为2家的，约定采购量为首年实际采购量的60%；实际中选企业为3家的，约定采购量为首年实际采购量的70%。次年约定采购量原则上不少于该中选品种首年约定采购量。

　　"4+7"带量采购在制度设计中一方面强调质量入围，另一方面充分考虑了跨区域联盟、独家中标可能引起的供应短缺问题，申报品种的全年产销能力达到本次采购数量要求。当最低报价≥2家企业时，按照：①本次集采前向11个地区供货地区数最多的企业优先；②2017年度上述11个地区该品种主品规销售量大的企业优先。同时设定应急预案机制：中选品种被纳入违规名单时，应及时挂网候选品种；无候选品种者放开其他品种挂网。

　　国家组织药品集中采购试点，目的是探索完善药品集中采购机制和以市场为主导的药价形成机制，降低群众药费负担，规范药品流通秩序，提高群众用药安全。"4+7"带量采购政策出台历程如图2-2-6所示。

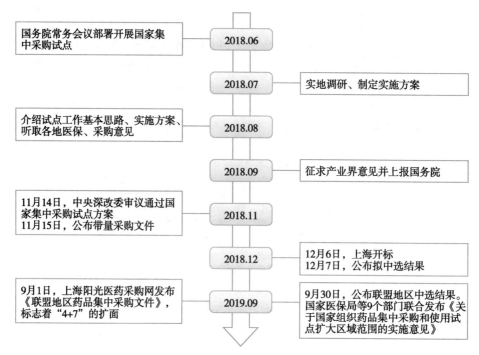

图 2-2-6 "4+7"带量采购政策出台历程

（2）药品流通政策发展趋势：2017 年 1 月 9 日，国务院发布《关于印发"十三五"深化医药卫生体制改革规划的通知》（国发〔2016〕78 号），指出进一步"深化药品流通体制改革"，重点工作任务如图 2-2-7 所示。

在《国务院办公厅关于印发深化医药卫生体制改革 2019 年重点工作任务的通知》中，对于药品流通方面，提出"制定以药品集中采购和使用为突破口进一步深化医改的政策文件""扎实推进国家组织药品集中采购和使用试点，加强对中标药品质量、试点地区公立医疗机构优先使用和药款结算、中标药品及原料药生产的监测，做好保证使用、确保质量、稳定供应、及时回款等工作。开展试点评估，认真总结试点经验，及时全面推开"。

3. 医保政策

（1）我国医保政策的现状：我国医保政策历经"建国初期实行的适应计划经济体制的劳保、公费医疗，以适应市场经济体制的城镇职工医疗保险制度为突破口的医保制度探索，建立全民医保制度，开启全面建成新时代中国特色医疗保障体系"的发展历程，表 2-2-7 介绍了各个时期的主要政策文件。

引导供应能力均衡配置，加快构建药品流通全国统一开放、竞争有序的市场格局，破除地方保护，形成现代流通新体系
推动药品流通企业兼并重组，整合药品经营企业仓储资源和运输资源，加快发展药品现代物流，鼓励区域药品配送城乡一体化
推动流通企业向智慧型医药服务商转型，建设和完善供应链集成系统，支持流通企业向供应链上下游延伸开展服务
应用流通大数据，拓展增值服务深度和广度，引导产业发展
鼓励绿色医药物流发展，发展第三方物流和冷链物流
支持药品、耗材零售企业开展多元化、差异化经营
推广应用现代物流管理与技术，规范医药电商发展，健全中药材现代流通网络与追溯体系，促进行业结构调整，提升行业透明度和效率
力争到2020年，基本建立药品出厂价格信息可追溯机制，形成1家年销售额超过5 000亿元的超大型药品流通企业，药品批发百强企业年销售额占批发市场总额的90%以上

图 2-2-7　药品流通体制改革重点任务

表 2-2-7　我国医疗保障制度发展历程

发展阶段	时间	文件名	相关内容
劳保、公费医疗阶段	1951 年	《中华人民共和国劳动保险条例》	规定职工在疾病、非因工负伤和残废情形下的保障政策，被称为"劳保医疗"。是新中国成立后在社会保障制度方面颁布的第一个法规，标志着新中国社会保险制度的正式确立
	1952 年	《国家工作人员公费医疗预防实施办法》	在国家工作人员范围内实施公费医疗制度
	1953 年	《关于中华人民共和国劳动保险条例若干修正的决定》	扩大劳动保险的实施范围，但其对象还是仅限于国营企业和一部分集体企业的职工
	1979 年	《农村合作医疗章程（试行草案)》	农村合作医疗的实施正式在制度上得到了确立
	1985 年	《关于女职工生育待遇若干问题的通知》	新中国成立以来关于女职工劳动保护方面的第一个比较完善的法规
医保制度探索阶段	1992 年	《关于试行职工大病医疗费用社会统筹的意见的通知》	开始探索建立统筹基金制度，以保证职工的大病医疗
	1993 年	《中共中央关于建立社会主义市场经济体制若干问题的决定》	提出建立多层次的社会保障体系，城镇职工养老和医疗保险金由单位和个人共同负担，实行社会统筹和个人账户相结合

续表

发展阶段	时间	文件名	相关内容
	1994年	《关于职工医疗保险制度改革的试点意见》	提出试点建立社会统筹与个人账户相结合的社会医疗保险,探索建立职工医保制度
	1996年	《关于职工医疗保障制度改革扩大试点的意见》	在总结"两江"试点的基础上,将医保改革试点范围扩大到20多个省区的40多个城市
建立全民医保阶段	1998年	《关于建立城镇职工基本医疗保险制度的决定》	规定制度覆盖范围、筹资渠道、统筹层次、基金结构、支付政策、管理规则、服务资源以及特定群体待遇和补充保险等成套政策。职工基本医保制度的建立,标志着实施了40多年的公费、劳保医疗制度的终结,我国从单位医疗保障开始向社会医疗保障转变
	2003年	《关于建立新型农村合作医疗制度意见的通知》	提出建立新型农村合作医疗制度。我国开始进行新农合试点工作,数亿农民无医保的历史从制度上宣告结束
	2003年	《关于实施农村医疗救助的意见》	开始在农村建立社会医疗救助制度
	2005年	《关于建立城市医疗救助制度试点工作意见的通知》	开始在城市建立医疗救助制度
	2007年	《关于开展城镇居民基本医疗保险试点的指导意见》	提出开展城镇居民基本医疗保险试点,城镇居民医保制度开始在全国范围建立
	2008年	《关于将大学生纳入城镇居民基本医疗保险试点范围的指导意见》	提出将大学生纳入城镇居民基本医疗保险试点范围
	2010年	《中华人民共和国社会保险法》	将职工基本医疗保险、新型农村合作医疗和城镇居民基本医疗保险上升为法律制度,标志着包括医疗保障在内的社会保险制度从实验阶段走向定型、稳定、可持续发展阶段
	2012年	《关于开展城乡居民大病保险工作的指导意见》	开始建立城乡居民大病保险制度

发展阶段	时间	文件名	相关内容
	2016年	《关于整合城乡居民基本医疗保险制度的意见》	城乡居民医保六统一：统一覆盖范围、统一筹资政策、统一保障待遇、统一医保目录、统一定点管理、统一基金管理
	2017年	《关于印发生育保险和职工基本医疗保险合并实施试点方案的通知》	指定12个城市作为生育保险和基本医疗保险合并实施试点
推进中国医保高质量发展阶段	2017年	十九大报告	提出全面建立中国特色医疗保障制度
	2019年	《关于建立医疗保障待遇清单管理制度的意见（征求意见稿）》	规定基本医疗保险、补充医疗保险、医疗救助制度相关细节，要求各地在基本制度框架之外不得新设制度，地方现有的其他形式制度安排逐步清理过渡到基本制度框架中
	2019年	《关于完善"互联网+"医疗服务价格和医保支付政策的指导意见》	首次将医保支付的范围从线下的医疗服务扩展至线上

其中，医保药品目录在医疗保险正常运行过程中扮演着举足轻重的角色。到目前为止，我国在2000年、2004年、2009年、2017年、2019年分别发布了5版医保药品目录。

2019年版《国家基本医疗保险、工伤保险和生育保险药品目录》（以下简称《药品目录》）分为凡例、西药、中成药、协议期内谈判药品、中药饮片5部分。凡例是对《药品目录》的编排格式、名称剂型规范、限定支付范围等内容的解释和说明；西药部分包括了化学药品和生物制品；中成药部分包含了中成药和民族药；协议期内谈判药品部分包括了尚处于谈判协议有效期内的药品；中药饮片部分包括医保基金予以支付的饮片范围以及地方不得调整纳入医保基金支付的饮片范围。从常规准入的品种看，中西药基本平衡，调整前后药品数量变化不大，但调出、调入的品种数量较多，药品结构发生了较大变化。2017年版目录中共2 588个药品（含2017年、2018年两次谈判准入药品），包括西药1 345个、中成药1 243个（含民族药88个）；中药饮片采用排除法规定了基金不予支付费用的及单味使用不予支付费用的饮片；目录中收载西药甲类药品402个，中成药甲类药品192个。

2019年版目录中共2709个药品，其中常规准入部分共2643个药品，包括西药1322个、中成药1321个（含民族药93个）；中药饮片采用准入法管理，共纳入有国家标准的中药饮片 892 个，地方可根据本地实际按程序增补；目录中收载西药甲类药品 398 个，中成药甲类药品 242 个；谈判准入部分共 97 个药品，其中 70 个为新增药品，31 个续约药品有 27 个谈判成功；共包括西药 74 个，中成药 23 个。

与此同时，我国也在积极探索谈判准入等动态调整办法，以此控制医保支出、降低医保准入风险。2015 年 2 月 28 日，国务院办公厅发布《关于完善公立医院药品集中采购工作的指导意见》（国办发〔2015〕7 号），首次提出"对部分专利药品、独家生产药品，建立公开透明、多方参与的价格谈判机制"，标志着我国国家层面的药品谈判正式拉开帷幕。自此之后，我国共开展了四次药品谈判工作，分别是 2015 年 10 月，由国家卫生计生委联合 16 个部委针对价格偏高的专利药品和独家生产药品替诺福韦酯、埃克替尼、吉非替尼、来那度胺和厄洛替尼开展首次谈判，最终替诺福韦酯、埃克替尼和吉非替尼三种药品谈判成功，谈判价格与之前公立医院的采购价格相比，降幅分别达到 67%、54% 和 55%；2017 年 3 月，由国家人社部主导的第二批国家药品谈判工作将 44 个临床必需、疗效确切，但价格昂贵，按照现有市场价格纳入目录可能带来医保基金风险的专利、独家药品纳入谈判范围，最终 36 个药品谈判成功，与 2016 年平均零售价相比，平均降幅达 44%，最高降幅达 70%；2018 年 8 月，中国政府网发布《关于发布 2018 年抗癌药医保准入专项谈判药品范围的通告》，将 12 家企业的 18 个品种纳入谈判范围，由新组建的国家医疗保障局组织开展，最终将 17 种抗癌药纳入医保报销目录，与平均零售价相比，平均降幅达 56.7%；2019 年，由国家医疗保障局主导的谈判工作中共 150 个药品参与谈判，最终 97 个药品谈判成功，其中 70 个为新增药品，平均降幅 60.7%，27 个为续约药品，价格平均降幅为 26.4%。

（2）我国医保政策的发展趋势：《"健康中国 2030"规划纲要》提出在健全医疗保障体系方面要①完善全民医保体系——健全以基本医疗保障为主体、其他多种形式补充保险和商业健康保险为补充的多层次医疗保障体系。整合城乡居民基本医保制度和经办管理。健全基本医疗保险稳定可持续筹资和待遇水平调整机制，实现基金中长期精算平衡。完善医保缴费参保政策，均衡单位和个人缴费负担，合理确定政府与个人分担比例。改进职工医保个人账户，开展门诊统筹。进一步健全重特大疾病医疗保障机制，加强基本医保、城乡居民大病保险、商业健康保险与医疗救助等的有效衔接。到 2030 年，全民医保体系成熟定型。②健全医保管理服务体系——严格落实医疗保险基金预算管理。全面推进医保支付方式改革，积极推进按病种付费、按人头付费，积极探索按疾病诊断相关分组付费（Diagnosis Related Groups，DRGs）、按服务绩效付费，形成总额预算管理下的复合式付费方式，健全医保经办机构与医疗机构的谈判协商与风险分担机制。③积极发展商业健康保险——落实税收等优惠政策，鼓励企业、个人参加商业健康保险及多种形式的补充保险。丰富健康保险产品，鼓励开发与健康管理服务相关的健康保险产品。

《深化医药卫生体制改革 2019 年重点工作任务》也提出："完善医保药品目录动态调整机制，将基本药物目录内符合条件的治疗性药品按程序优先纳入医保目录范围。把高血压、糖尿病等门诊用药纳入医保报销……加快推进医保支付方式改革，开展按疾病诊断相关分组付费试点，继续推进按病种为主的多元复合式医保支付方式改革。扩大长期护理保险制度试点……抓紧落实和完善跨省异地就医直接结算政策，尽快使异地就医患者在所有定点医院能持卡看病、即时结算，切实便利流动人口和随迁老人。"

五、合理用药政策

详见第四章第一节 安全用药与合理用药。

六、短缺药品供应保障政策

详见第五章 短缺药品监测预警与应对。

（邵　蓉　颜建周　赵华婷　马旭锋　姚　雯）

第三节　医药产业发展政策

一、医药产业发展政策及综合分析

医药产业是支撑发展医疗卫生事业和健康服务业的重要基础，是具有较强成长性、关联性和带动性的朝阳产业，在惠民生、稳增长方面发挥了积极作用。通过构建我国医药产业发展政策体系，大力发展医药产业，对于深化医药卫生体制改革、推进健康中国建设、培育经济发展新动力具有重要意义。

1. 医药产业发展政策现状　当前，全球医药科技发展突飞猛进，医药产业深刻调整变革，人民群众健康需求持续增长，都对医药产业转型升级提出了迫切要求。为此，我国依照坚持市场主导、政府引导，坚持创新驱动、开放合作，坚持产业集聚、绿色发展，坚持提升质量、保障供给几项主要原则，在顶层设计上制定了多项发展政策，促进产业结构调整，提升产业竞争力（表 2-3-1）。

表 2-3-1 医药产业发展相关政策文件

文件名	文件编号或发文机构	政策关键点或主要任务
《中国制造 2025》	国发〔2015〕28 号	加强药品等领域质量品牌建设,大力推动生物医药等重点领域突破发展
《关于改革药品医疗器械审评审批制度的意见》	国发〔2015〕44 号	结合市场供求情况,及时调整国家药品产业政策
《国务院办公厅关于促进医药产业健康发展的指导意见》	国办发〔2016〕11 号	加强技术创新,加快质量升级,优化产业结构,发展现代物流,紧密衔接医改,培育新兴业态
《"十三五"深化医药卫生体制改革规划》	国发〔2016〕78 号	实施药品生产、流通、使用全流程改革,建设符合国情的国家药物政策体系,促进医药产业结构调整和转型升级
《医药工业发展规划指南》	工信部联规〔2016〕350 号	增强产业创新能力,提高质量安全水平,优化产业组织结构,提高国际化发展水平,拓展新领域发展新业态
《国务院办公厅关于进一步改革完善药品生产流通使用政策的若干意见》	国办发〔2017〕13 号	培育大型企业集团,提高医药产业集中度;引导具有优势的中小型企业以产业联盟等多种方式做优做强
《关于深化审评审批制度改革鼓励药品医疗器械创新的意见》	厅字〔2017〕42 号	加强医药产业发展规划和指导
《深化医药卫生体制改革 2019 年重点工作任务》	国办发〔2019〕28 号	支持中医药事业传承创新发展,统筹推进县域综合医改,加强医药及公共卫生等改革集成创新
《国务院办公厅关于建立职业化专业化药品检查员队伍的意见》	国办发〔2019〕36 号	建立职业化专业化药品检查员队伍,进一步完善药品监管体制机制
《中华人民共和国药品管理法》	第十三届全国人民代表大会常务委员会	国务院药品监督管理部门配合国务院有关部门,执行国家药品行业发展规划和产业政策

2. 医药产业发展政策趋势 针对医药产业的行业集中度低、医药产品附加值低、行业品牌建设不足及行业管理水平高低不等的问题，国家在医药产业结构、产品附加值、行业品牌建设和监管水平提升几个方面提出不同要求（图 2-3-1），以期推动提升我国医药产业核心竞争力，促进医药产业持续健康发展。

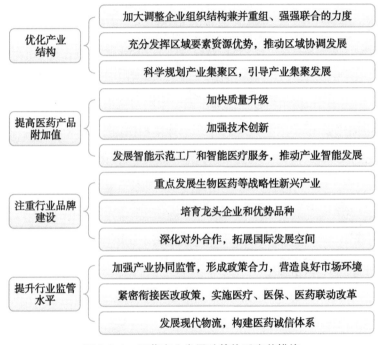

图 2-3-1 医药产业发展政策体系完善措施

二、创新药发展政策

创新战略竞争在综合国力竞争中的地位日益重要，对于技术密集型的医药产业尤为重要。通过构建我国医药创新发展政策体系，提高创新药物的患者用药可及性、市场资金回报率，提升产业整体的创新水平和国际竞争力，使得医药科技创新由跟踪仿制为主逐步向自主创新转变。

1. 创新政策环境现状 近年来，我国对医药产业的创新发展越来越重视，在创新药的研发上市环节和市场准入环节先后出台了多项激励政策，试图构建一个符合创新药发展需要的政策环境。具体政策出台情况请见表 2-3-2。

表 2-3-2　国家部门发布的有关创新药机制建设的政策文件

文件名	文件编号	相关内容
《中国制造 2025》	国发〔2015〕28 号	发展针对重大疾病的化学药、中药、生物技术药物新产品
《关于创新药后续免费使用有关增值税政策的通知》	财税〔2015〕4 号	创新药后续免费使用、免征增值税
《关于印发推进药品价格改革意见的通知》	发改价格〔2015〕904 号	专利药品、独家生产药品建立谈判机制
《关于开展药物临床试验数据自查核查工作的公告》	国家食品药品监督管理总局 2015 年第 117 号	严查新药临床数据造假
《关于改革药品医疗器械审评审批制度的意见》	国发〔2015〕44 号	解决注册积压，鼓励研究和创制新药，药品上市许可持有人制度试点、创新药特殊审评审批，改进药品临床试验审批
《关于发布化学药品注册分类改革工作方案的公告》	2016 年第 51 号	对新药的定义从"中国新"提升至"全球新"，设立新药监测期
《关于印发药品上市许可持有人制度试点方案的通知》	国办发〔2016〕41 号	科研人员和院所可在没有符合药品生产质量管理规范要求的工厂的情况下持有药证
《关于印发国家基本医疗保险、工伤保险和生育保险药品目录（2017 年版）的通知》	人社部发〔2017〕15 号	探索建立医保药品谈判准入机制
《关于深化审评审批制度改革鼓励药品医疗器械创新的意见》	厅字〔2017〕42 号	备案管理，加快审评审批和关联审评，上市许可持有人制度全面实施，药品专利期限补偿制度试点，数据保护
《国家食品药品监督管理总局关于调整进口药品注册管理有关事项的决定》	国家食品药品监督管理总局令第 35 号	鼓励境外未上市新药经批准后在境内外同步开展临床试验
《总局关于鼓励药品创新实行优先审评审批的意见》	食药监药化管〔2017〕126 号	提出对未在中国境内外上市销售的创新药等注册申请进行优先审评审批
《关于加强和促进食品药品科技创新工作的指导意见》	食药监科〔2018〕14 号	优化科技创新布局，建设高水平科技创新基地，营造科研创新氛围
《关于做好 17 种国家医保谈判抗癌药执行落实工作的通知》	医保办发〔2018〕20 号	不得以费用总控、药占比和医疗机构基本用药目录等为由影响谈判药品的供应与合理用药需求
《产业结构调整指导目录（2019 年本）》	国家发展和改革委员会令第 29 号	鼓励拥有自主知识产权的新药开发和生产，重大疾病防治疫苗、基因治疗药物等开发和应用
《关于做好 2019 年国家医保谈判药品落地工作的通知》	医保发〔2019〕73 号	各省级医保部门按照规定的时限将 97 个谈判药品在省级药品集中采购平台上直接挂网

2. 政策环境发展趋势　为进一步完善创新政策环境,我国努力构建一个有利于创新药持续健康发展的创新生态系统。

在创新药政策体系的完善方面,我国将围绕政策激励、风险防控和产业促进三方面开展工作,具体内容详见图 2-3-2。

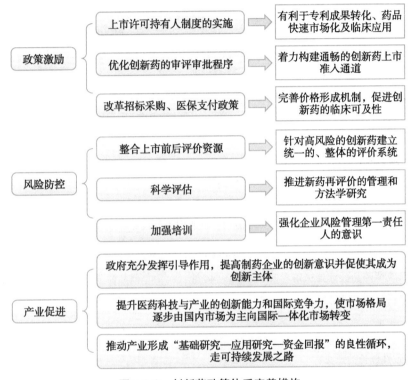

图 2-3-2　创新药政策体系完善措施

在此基础上,我国还从创新资源优化配置以及"政产学研用"一体化创新机制的构建等层面不断激发社会创新积极性,详见图 2-3-3、图 2-3-4。

三、仿制药发展政策

1. 仿制药发展政策现状　中国是仿制药大国,建设创新型国家的同时仍然要坚持创仿结合,制定成熟完善的仿制药政策。为进一步促进我国仿制药发展,不断提高仿制药质量、提高药品可及性,国家在仿制药的研发、生产、采购、医保、临床应用等各环节制定了鼓励和促进政策,着力于提升制药企业仿制能力和行业集中度,改善国内市场竞争格局,鼓励仿制药企业参与国际化竞争(表 2-3-3)。

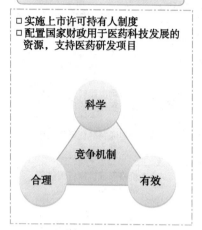

图2-3-3　优化资源配置

图2-3-4　建立"政产学研用"一体的创新机制

表2-3-3　仿制药发展相关政策文件

文件名	文件编号	相关内容
《关于改革药品医疗器械审评审批制度的意见》	国发〔2015〕44号	药品注册审评改革，按与原研药品质量和疗效一致的原则推进一致性评价
《关于开展仿制药质量和疗效一致性评价的意见》	国办发〔2016〕8号	评价对象和时限，参比制剂，体内生物等效性试验
《关于深化审评审批制度改革鼓励药品医疗器械创新的意见》	厅字〔2017〕42号	上市药品目录集，药品专利链接制度，数据保护，仿制生产
《关于改革完善仿制药供应保障及使用政策的意见》	国办发〔2018〕20号	仿制药研发，仿制药质量疗效，支持政策
《关于印发加快落实仿制药供应保障及使用政策工作方案的通知》	国卫体改发〔2018〕53号	鼓励仿制的药品目录，加强仿制药技术攻关，促进仿制药替代使用
《关于印发国家基本医疗保险、工伤保险和生育保险药品目录的通知》	医保发〔2019〕46号	对符合要求的药品，按照通过一致性评价的仿制药价格水平对原研药和通过一致性评价的仿制药制定统一的支付标准

2. 仿制药发展政策趋势　国家在仿制能力和产业转型两方面分别提出不同发展要求，通过提高仿制药的标准和质量、优化审批程序、鼓励首仿药、激励仿制药的制剂创新、优化产业结构，杜绝低水平重复建设等措施，确保我国仿制药的安全性、有效性、可及性（可获得性、可支付性），提高仿制药的药品可互换性，推动其临床合理应用，实现仿制药可持续发展，提高仿制药产业的国际竞争力。

（1）仿制能力：在医药仿制领域，做好"中国制造"和"中国创造"同等重要，未来我国将重点从"仿创结合""标准提升""生产监管"和"临床可及"等多方面提高仿制能力，具体措施如图2-3-5所示。

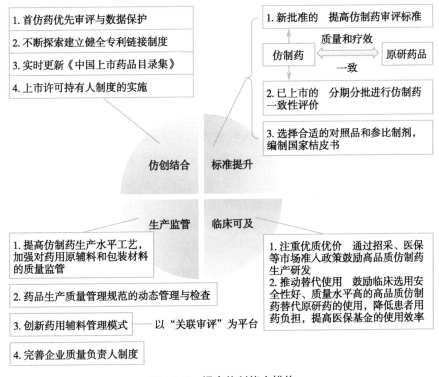

图2-3-5　提高仿制能力措施

（2）产业转型：在提高仿制能力的同时不断促进仿制药产业的转型升级，重视高品质仿制药的开发与创新，提升我国仿制药的整体水平和国际声誉。

（邵　蓉　颜建周　赵华婷　马旭锋　姚　雯）

第四节　中药供应保障体系

一、中药材保护与可持续发展

（一）中药材保护和发展的意义和目标

1. 深化医药卫生体制改革、提高人民健康水平，发展战略性新兴产业、增加农民收入、促进生态文明建设。

2. 实现中药材优质安全、供应充足、价格平稳，促进中药产业持续健康发展，满足人民群众日益增长的健康需求。

3. 完善中药材资源保护与监测体系，有效缓解濒危中药材供需矛盾，使常用中药材生产得到稳步发展。

4. 提升中药材科技水平，持续提高中药质量。

5. 建成中药材现代生产流通体系，供应充足，价格稳定，显著提高中药材保护和发展水平。

（二）中药材保护和发展工作的主要任务

2015 年 04 月 27 日国务院办公厅转发工业和信息化部、国家中医药管理局等部门《中药材保护和发展规划（2015—2020 年）》（国办发〔2015〕27 号），我国中药材资源保护和中药材产业发展进行了为期 5 年的全面部署。这是我国第一个关于中药材保护和发展的国家级规划。此份文件明确了中药材保护与发展的 7 项主要任务。

中药材保护和发展规划（2015—2020 年）

1. 实施野生中药材资源保护工程　开展第四次全国中药资源普查，建立全国中药资源动态监测网络和中药种质资源保护体系。在全国中药资源普查试点工作基础上，开展第四次全国中药资源普查工作，摸清中药资源家底。掌握资源动态变化，及时提供预警信息。同时，建设濒危野生药用动植物保护区、药用动植物园、药用动植物种质资源库，保护药用种质资源及生物多样性。

2. 实施优质中药材生产工程　建设濒危稀缺中药材种植养殖基地和大宗优质中药材生产基地，以及中药材良种繁育基地。同时发展中药材产区经济。从源头保证优质中药材生产。突出区域特色，打造品牌中药材。

3. 实施中药材技术创新行动　强化中药材基础研究，继承创新好传统中药材生产技术。突破濒危稀缺中药材繁育技术，大力发展中药材现代化生产技术。促进中药材综合开发利用。

4. 实施中药材生产组织创新工程　培育现代中药材生产企业，及时推进中药材基地共建共享，提高中药材生产组织化水平。

5. 构建中药材质量保障体系　提高和完善中药材标准。开展相关药品标准及《中华人民共和国药典》的编制工作，规范中药材名称和基原，完善中药材性状、鉴别、检查、含量测定等项目，建立较完善的中药材外源性有害残留物限量标准，健全以药效为核心的中药材质量整体控制模式，提升中药材质量控制水平。

《中药材生产质量管理规范(试行)》

完善中药材生产、经营质量管理规范。修订《中药材生产质量管理规范（试行）》，完善相关配套措施，提升中药材生产质量管理水平。严格实施《药品经营质量管理规范》(GSP)，提高中药材经营、仓储、养护、运输等流通环节质量保障水平。

建立覆盖主要中药材品种的全过程追溯体系。推动中药生产企业使用源头明确的中药材原料。

《药品经营质量管理规范》

6. 构建中药材生产服务体系　建设生产技术服务网络和生产信息服务平台。促进产需有效衔接，防止生产大起大落和价格暴涨暴跌。加强中药材供应保障。依托中药生产流通企业和中药材生产企业，完善国家中药材应急储备，确保应对重大灾情、疫情及突发事件的用药需求。

7. 构建中药材现代流通体系　完善中药材流通行业规范。建设中药材现代物流体系。规划和建设现代化中药材仓储物流中心，配套建设电子商务交易平台及现代物流配送系统，引导产销双方无缝对接，推进中药材流通体系标准化、现代化发展，初步形成从中药材种植养殖到中药材初加工、包装、仓储和运输一体化的现代物流体系。

（三）保障中药材产业可持续发展的措施

为确保任务顺利实现，应从完善相关法律法规制度和中药材价格形成机制、加强行业监管工作、加大财政金融扶持力度、加快专业人才培养、发挥行业组织作用、营造良好国际环境等方面提出一系列保障措施。《中药材保护和发展规划（2015—2020 年)》中一些政策措施的提出，为中药产业的健康发展提供了有力的资金支持。

（四）中药材保护可发展的相关政策

1. 国家层面政策 2015 年 04 月 27 日国务院办公厅转发工业和信息化部、国家中医药管理局等部门发布的《中药材保护和发展规划（2015—2020年）》（国办发〔2015〕27 号），我国中药材资源保护和中药材产业发展进行了为期 5 年的全面部署。这是我国第一个关于中药材保护和发展的国家级规划。

2018 年 12 月 18 日，按照《中医药发展战略规划纲要（2016—2030 年）》和《全国农业现代化规划（2016—2020 年）》的要求，农业农村部会同国家药品监督管理局、国家中医药管理局编制的《全国道地药材生产基地建设规划（2018—2025 年）》正式出台。中药材是中医药事业传承和发展的物质基础，道地药材是我国传统优质药材的代表。但道地药材资源无序开发、品种创新不足、质量安全水平不高，影响中医药持续健康发展。加快道地药材基地建设，对促进特色农业发展和农民持续增收、加快发展现代中药产业、实现乡村振兴具有重要意义。

《中医药发展战略规划纲要（2016—2030 年）》

2. 地方层面政策 自国家层面出台《中药材保护和发展规划（2015—2020 年）》，各地方政府如内蒙古、河南、青海、吉林、浙江、广东、山西、辽宁、海南、江西、安徽、云南、福建等省，按文件内容统筹推进贯彻落实要求，纷纷出台了具有地方特色的省级中药材保护和发展的实施政策和规划。各级政府针对本管辖区域内具有代表性的中药材，设定具体的工作目标和达标参数，研究制定贯彻落实的具体可行工作计划，明确工作进度和完成时限，为保证规划的各项目标任务取得实效制定了工作完成标准。如①广东省最后遴选出首批保护的岭南中药材种类包括以下 8 种：化橘红、广陈皮、阳春砂、广藿香、巴戟天、沉香、广佛手、何首乌。对此 8 种岭南道地中药材进行立法保护。②内蒙古加快蒙古黄芪、黄芩、防风、赤芍、桔梗、麻黄、北沙参、知母、北苍术、金莲花、达乌里龙胆、鹿茸、鹿角、鹿筋、鹿胎等道地蒙药材中药材种养殖基地建设。③河南建设大宗优质中药材四大怀药、山茱萸、连翘、杜仲、金银花、丹参、冬凌草、红花、山楂、柴胡等道地大宗中药材生产基地，使之成为集约化、规模化、产业化优质中药材生产示范基地。④青海加大枸杞、大黄、冬虫夏草、黄芪、贝母、麻黄、川西獐牙菜、红景天等

《全国农业现代化规划（2016—2020 年）》

《全国道地药材生产基地建设规划（2018—2025 年）》

道地中药材《中药材生产质量管理规范》认证生产基地、中药材规范化种植基地和枸杞、沙棘、白刺等特色植物封育繁殖基地建设，提高中药材供应保障能力。

二、中药生产与质量控制

中药在服务民众的药品供应保障中，主要是中药饮片、中成药（含医院中药制剂），还包括中药产品相关的大健康产业等，纳入《国家基本药物目录》的是中成药和中药饮片部分，2018 年版《国家基本药物目录》中化学药品和生物制品共 417 个品种，中成药共 268 个品种，中成药占全部药物的 39%，中药的生产和质量控制具有我国的特色，在服务民众健康方面发挥着重要作用，在国家药物政策及制度制定方面体现了坚持中西药并重的方针（二维码020407）。

2018 年版《国家基本药物目录》

目前，我国中成药和中药饮片的生产都是工业化生产，中药工业生产的产值不断攀升，从 1996 年的 235.4 亿元上升到 2015 年的 7 867.0 亿元，增长了 33 倍，约占全国医药工业产值（25 798.0 亿元）的 1/3，中药产业地位得到明显的提升，为国家和区域的经济、药品供应保障与社会全面协调发展作出了重要贡献。

（一）中药生产的产业发展现状

中药生产贯穿于产业链的上、中、下游。本节主要侧重于中药材农业生产、中药饮片的工业化生产、中成药的工业化生产与医院中药制剂的生产在发挥中医药优势方面的作用，详见图 2-4-1。

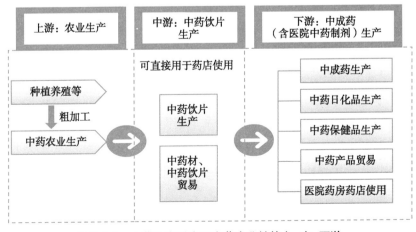

图 2-4-1　中药生产贯穿于中药产业链的上、中、下游

1. 中药材农业生产　中药材农业生产规范化、可持续发展能力增强，逐步实现了中药材种植的可持续化、规范化、产业化。500 多种中药材成功实现人工种养，200 多种常用大宗中药材实现了规模化种植养殖，常用品种的规模化生产基地有 430 个，中药材年生产产量接近 340 万吨，年产值约 600 亿元，且逐年增加，基本满足了中医药临床用药、中药工业化生产产业和健康服务业快速发展的需要。

2. 中药饮片的工业化生产　中药饮片的工业化生产已从手工操作发展到半机械化、机械化生产，其生产、技术、质量水平逐年提高，生产规模逐步扩大，市场竞争力逐步增强，中药饮片工业的增长速度在整个中药产业中发展最快，1996 年我国中药饮片工业总产值只占整个中药工业的 2%，仅为 4.7 亿元，2005 年总产值为 276 亿元，比 1996 年增长了 58 倍，2015 年总产值 1 699.9 亿元，比 1996 年增长了 361 倍。根据国家统计局统计数据显示，2017 年中国中药饮片加工行业销售收入达到 1 843.4 亿元，2018 年更是突破 2 000 亿元，达到 2 104.9 亿元，同比增长 14.2%，中药饮片的生产基本满足市场及保障医疗用药的需求。

3. 中成药的工业化生产　我国中成药的工业化生产已经向集团化、品牌化发展，通过采用国内外先进工艺技术生产装备，围绕"大品种、大企业、大市场"的培育，2016 年销售额过亿元的中药品种 500 多个，过 10 亿元的品种超过 50 个，过 20 亿元的品种 20 多个，涌现出复方丹参滴丸、丹红注射液、稳心颗粒、血栓通等名优大品种。我国共有 3 813 家中成药生产企业，已上市的中成药品种数约 9 000 多种，2015 年中成药工业总产值为 6 167 亿元，较 1996 年（179 亿元）增长了 34.45 倍，占医药工业总产值的 22.94%，2016 年中成药工业总产值超过 7 300 亿元。伴随我国药品监管规范体系已逐步建立并日臻完善，《中药材生产质量管理规范》《药物非临床研究质量管理规范》《药物临床试验质量管理规范》《药品生产质量管理规范》《药品经营质量管理规范》等实施多年后取得了可喜的进展，生产车间硬件设施不断更新换代，已经向智能化装备方向迈进，生产工艺与过程控制技术不断提高，许多中药制药企业已升级改造为现代化工厂，从而在适合中药特点的现代化设备、管理及环境下制造中成药，确保了中成药的安全性、有效性及质量可控性。

4. 医院中药制剂的生产　医院中药制剂是可以作为我国药品供应保障体系中有效的补充。许多上市销售的名优中成药前期均来自于医院制剂，如复方丹参滴丸、滋肾育胎丸、鹤蟾片、胃乃安胶囊等。近年来，医院制剂生产硬件与软件条件迅速提高,并严格按照《医疗机构制剂配制质量管理规范》进行生产、检验、使用。《中华人民共和国中医药法》自 2017 年 7 月 1 日起施行,国家鼓励医院中药制剂的配制和使用。具体内容如下:

第三十一条 国家鼓励医疗机构根据本医疗机构临床用药需要配制和使用中药制剂,支持应用传统工艺配制中药制剂,支持以中药制剂为基础研制中药新药。

第三十二条 医疗机构配制的中药制剂品种,应当依法取得制剂批准文号。但是,仅应用传统工艺配制的中药制剂品种,向医疗机构所在地省、自治区、直辖市人民政府药品监督管理部门备案后即可配制,不需要取得制剂批准文号。

《中华人民共和国中医药法》

在国家政策法规层面对医院中药制剂进一步鼓励,充分激励发挥着医院中药制剂的中医药优势。

(二)中药质量控制发展现状

中药质量控制主要依据中药标准执行,是对中药品质评价和检验方法所做的技术规定,内容从早期性状、显微鉴别等经验的控制,发展到目前通过深入开展植物化学、分析化学、分子生物学、药理学、药效学等多学科技术交叉,综合利用系统分析技术,评价中药安全有效性的质量控制标准。目前,中药质量控制主要执行 2015 年版《中国药典》标准,该标准是世界上收载中药及其质量控制方法最全面的标准,已成为国际植物药应用参照的标准,具有良好的国际影响力。

随着时代的进步,科学技术的发展,中药质量检测技术迅速发展,尤其是高效液相色谱(HPLC)、气相色谱(GC)和高效液相色谱 - 质谱联用(HPLC-MS)等先进技术的广泛应用,使中药的复杂成分定性定量分析以及重金属和农药残留等有毒有害物质检测更加普及。2015 年版《中国药典》重点加强了中药质量的整体控制,不断创新和完善中药复杂体系质量标准研究的思路、方法和模式,在建立符合中医药特点的质量标准体系方面取得新的进展,体现出较鲜明的技术特点。我们将 2010 年版与 2015 年版《中国药典》中成药质量标准内容统计比较,可以看出对中成药的质量控制要求越来越严格(详见表 2-4-1)。

表 2-4-1 2010 年版与 2015 年版《中国药典》中成药质量标准内容统计比较

《中国药典》(一部)	显微	TLC	HPLC	GC	特征/指纹图谱
2015 年版	677	4 312	584	44	51
2010 年版	540	2 962	36	25	22

近年来将一些新的研究方法和技术应用于中药的质量控制，进一步推动了符合中医药特点的中药质量控制标准体系的建设（详见表2-4-2）。

表2-4-2 新的中药质量控制研究方法和技术

新的研究方法和技术应用于中药的质量控制
• 中药指纹/特征图谱应用于中药整体质量评价
• 高效薄层色谱（HPTLC）、DNA分子鉴定技术应用于中药专属性鉴别
• 中药标准物质研究的稳步推进
• 在已有的HPLC、GC等高精密仪器分析基础上，超高压液相色谱（UPLC或UHPLC）、GC-MS、高效毛细管电泳（HPCE）、高效粒子色谱（HPIC）、LC-MS、电泳-质谱联用（CE-MS）、电感耦合等离子质谱（ICP-MS）、HPLC-ICP-MS等先进检测技术应用于中药复杂体系质量的评价
• 生物评价方法结合化学等中药质量综合评价体系的构建
• 重金属、农药残留、真菌毒素、二氧化硫等外源性有毒有害物质的质量控制等

中药标准水平不断提高，对中药安全有效性的控制要求不断加强，从理念、模式、方法、技术全方位持续发展，建立和完善了以《中国药典》为核心的中药国家药品标准体系，在传统中融入现代，整体上已处于国际先进水平。

（三）中药生产与质量控制的不足、展望

我国中药产业总体呈现出多而不精、大而不强的发展态势。主要体现是过程控制水平、自动化、信息化及智能化程度有待提高，缺乏先进的过程质量体系。在质量控制方面，以《中国药典》为核心的中药标准体系已经建成，标准的水平也取得大幅提高，但化学质量控制手段仍存在不能全面评价中药质量的不足。

面对不足，我国中药饮片生产更应加强突破饮片生产关键技术，强化标准建设，研发炮制设备，促进行业规范、有序、健康发展。中成药生产中应用新型高效、绿色、节能装备、实现模块化、管道化生产；实现关键生产环节在线质量检查与反馈控制，最大限度降低物料转运过程损失，降低物料污染及有效成分损失等可能性。

（四）中药生产与质量在发挥中医药优势的药品供应保障中的作用

基于中医药的独特优势，中医药学是实现健康中国的重要力量，在药品供应保障体系中发挥着重要作用。中医药以其绿色生态、原创优势突出、产业链长、促进消费作用明显的特点，为供给侧结构性改革提供了新的经济增长点。只要建立好中药材种植资源保护体系、可追溯的中药材、饮片、中成药全流程生产质量管理体系，只有在中药的农业种植、中药饮片、中成药工业化生产等全产业链领域发力，中药质量就能有充分保障，在发挥中医药优势、药品供应保障体系中起到重要作用。

三、中药临床需求与供应保障

党和政府历来高度重视中医技术文化的传承和发展，明确提出要振兴传统中医药事业，并作出了全面的战略部署。近年来，党和政府出台多项鼓励中药发展的政策。

1. 国家中医药管理局于 2013 年 4 月 1 日发布了《国家中医药管理局关于加强对医疗机构膏方推广应用管理的通知》（国中医药医政发〔2013〕14 号），积极推广膏方的应用和健康发展。

2. 国务院办公厅于 2015 年 4 月 24 日发布了《国务院办公厅关于印发中医药健康服务发展规划（2015—2020 年）的通知》（国办发〔2015〕32 号），提出五项中医药健康服务发展保障措施（图 2-4-2）。

《国家中医药管理局关于加强对医疗机构膏方推广应用管理的通知》

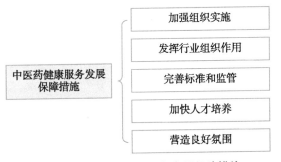

图 2-4-2　中医药健康服务发展保障措施

中医药健康服务发展保障措施
- 加强组织实施
- 发挥行业组织作用
- 完善标准和监管
- 加快人才培养
- 营造良好氛围

《国务院办公厅关于印发中医药健康服务发展规划（2015—2020 年）的通知》

3. 国务院于 2016 年 2 月 22 日发布了《国务院关于印发中医药发展战略规划纲要（2016—2030 年）的通知》（国发〔2016〕15 号），提出五大中医药发展保障措施（图 2-4-3）。

4. 2016 年 12 月 25 日，国家颁布了《中华人民共和国中医药法》（中华人民共和国主席令 第五十九号）（二维码 020408），提出对中药发展的保障措施（要点解读详见图 2-4-4）。

5. 国务院于 2016 年 12 月 27 日印发了《国务院关于印发

《国务院关于印发中医药发展战略规划纲要（2016—2030 年）的通知》

```
                    ┌─ 健全中医药法律体系

                    ├─ 完善中医药标准体系

    中医药发展保障措施 ┼─ 加大中医药政策扶持力度

                    ├─ 加强中医药人才队伍建设

                    └─ 推进中医药信息化建设
```

图 2-4-3　中医药发展保障措施

```
          ┌─ 应当将中医药事业发展经费纳入本级财政预算

    保障    ├─ 合理确定中医医疗服务的收费项目和标准，体现中医
    措施       医疗服务成本和专业技术价值

          └─ 将符合条件的中医诊疗项目、中药饮片、中成药和医
             疗机构中药制剂纳入基本医疗保险基金支付范围
```

图 2-4-4　《中华人民共和国中医药法》相关要点解读

"十三五"深化医药卫生体制改革规划的通知》(国发〔2016〕78
号)，提出建立规范有序的药品供应保障制度，应完善中药政策，
加强中药材质量管理，鼓励中药饮片、民族药的临床应用。

6. 2017 年 12 月，国家中医药管理局发布了《中医药局关于
推进中医药健康服务与互联网融合发展的指导意见》(国中医药
规财发〔2017〕30 号)，提出五项中医药健康服务与互联网融合发
展保障措施(图 2-4-5)。

《国务院
关于印发
"十三五"深
化医药卫生
体制改革规
划的通知》

《中医药局
关于推进中
医药健康服
务与互联网
融合发展的
指导意见》

```
                    ┌─ 加强中医药数据中心建设

                    ├─ 加强网络安全防护

    中医药健康服务与互联    ┼─ 加强中医药健康服务标准体系建设
    网融合发展保障措施
                    ├─ 加强复合型人才队伍建设

                    └─ 营造开放包容环境
```

图 2-4-5　中医药健康服务与互联网融合发展保障措施

（曹俊岭　唐洪梅　蔡庆群　丘振文　李得堂　闫　雪
张庆业　冯时茵　姚　媛　熊　芬　何国栋）

参 考 文 献

[1] 刘欣宇,赵志刚. WHO 基本药物示范目录变化情况介绍及对中国的借鉴与启示[J]. 药品评价,2017,14(10):8-12,17.

[2] 杜晓霞,邢花. 制药企业药品研发阶段质量管理存在的问题及对策探讨[J]. 中国药物评价,2018,35(03):230-232.

[3] 曹建华. 加强医药化工生产质量管理的措施[J]. 化工设计通讯,2018,44(12):196,224.

[4] 张翔. 深圳市药品流通领域风险因素评估及控制研究[D]. 广州:南方医科大学,2015.

[5] 何英梅,杨平荣,任淑玲,等. 从药品质量标准的视角探讨药品的监督与管理[J]. 中国药事,2018,32(12):1596-1602.

[6] 邵蓉,董心月,蒋蓉. 从药品审评审批制度改革论新药创制与仿制药产业的共同发展[J]. 药学与临床研究,2018,26(03):161-165.

[7] 中华人民共和国国家卫生健康委员会. 国家基本药物目录[S]. 2018 年版. 国卫药政发〔2018〕31 号,2018.

[8] 张伯礼,陈传宏. 中药现代化二十年(1996—2015)[M]. 上海:上海科学技术出版社,2016:174-480.

第三章

国家基本药物制度

第一节　国家药物政策概述

一、国家药物政策相关概念

1975 年，第 28 次世界健康大会（World Health Assembly，WHA）上，世界卫生组织（World Health Organization，WHO）首次引入了"国家药物政策"和"基本药物"的概念，旨在作为促进使用重点药物的指南，以均衡全球在药品获得方面的不公平性。**国家药物政策（National Drug Policy，NDP）**是指国家制定和实施的有关药品管理的战略目标、法律法规体系、规章制度、指南措施等，是与药品相关各领域的纲领性制度体系，是国家卫生政策的重要组成部分。

1977 年，WHO 正式提出了基本药物的概念，将**基本药物（essential medicine）**定义为"满足大多数人基本医疗卫生保健需要的药物"。2002 年，WHO 执行委员会第 109 届会议的报告中，对基本药物做了完整的描述，即"基本药物是满足人类优先健康需求的药品"。**基本药物制度是国家药物政策的核心。**而基本药物概念的核心是根据确定的临床指南，使用有限数量的经过仔细遴选的药品，从而得到更好的药品供应、更加合理的处方及更低的成本。

二、国家药物政策的总目标：可获得、质量、合理使用

国家药物政策的目标应当与卫生目标相一致，虽然受各国政治形势、政府重视程度等因素的影响，也因各国的社会体制差异而不同，但国家药物政策的总目标却是相同的，主要包括以下 3 个方面，见图 3-1-1。

国家药物政策更具体的目标要依据国家的状况、国家卫生政策，以及由政府确定的政治优先领域来制定。例如：发展本国制药工业，提高药物经济效率，保障医药事业的可持续发展，不断提高公众健康水平等。

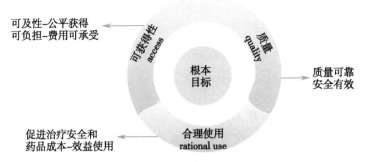

图 3-1-1　国家药物政策的总目标

三、国家药物政策的主要构成

为保证国家药物政策目标的实现，WHO 在 2001 年提出了国家药物政策的九大关键要素：基本药物的遴选（selection of essential drugs）、可负担性（affordability）、药品财政（drug financing）、供应系统（supply systems）、药品监管（drug regulation）、药品合理使用（rational use of drugs）、研究（research）、人力资源开发（human resources development）及监测和评估（monitoring and evaluation）。

国家药物政策是一个综合框架，每一个构成要素在达到一个或更多的政策的总体目标上都发挥着重要作用。国家药物政策组成要素与政策目标之间的关系见表 3-1-1。

表 3-1-1　国家药物政策组成要素与政策目标之间的关系

组成要素	三大目标		
	可获得性	质量	合理使用
基本药物的遴选	×	（×）	×
可负担性	×		
药品财政	×		
供应系统	×		（×）
药品监管		×	（×）
药品合理使用			
研究	×	×	×
人力资源开发	×	×	×
监测和评估	×	×	×

注：×=直接联系；（×）=间接联系。

第二节 中国基本药物制度实施概述

一、新医改前中国基本药物制度历史沿革

1979 年，中国引入了基本药物的概念，并开始了基本药物的遴选工作。截至 2004 年，中国先后出台了 6 版《国家基本药物目录》，但其间未出台与之配套的生产、流通、使用、定价、报销等方面政策。新医改前《国家基本药物目录》的出台情况见图 3-2-1。

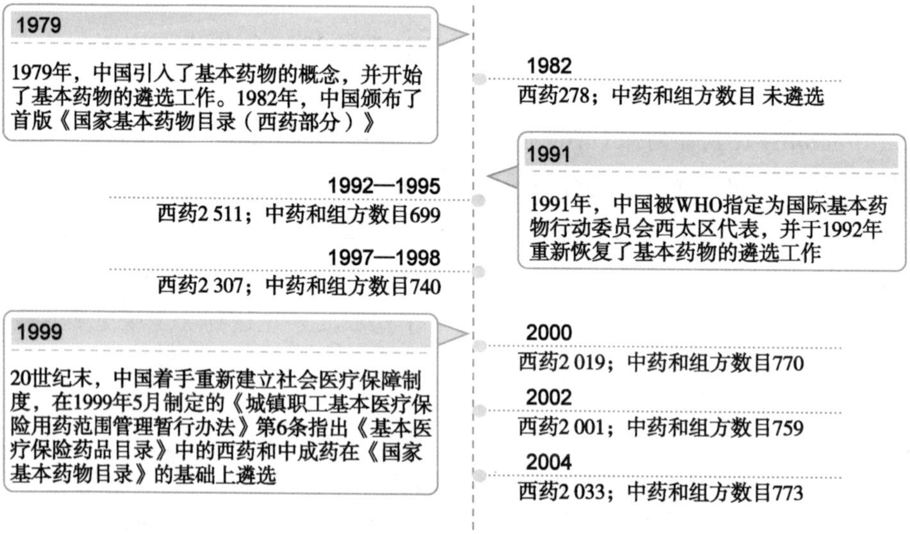

1979

1979年，中国引入了基本药物的概念，并开始了基本药物的遴选工作。1982年，中国颁布了首版《国家基本药物目录（西药部分）》

1982

西药278；中药和组方数目 未遴选

1991

1991年，中国被WHO指定为国际基本药物行动委员会西太区代表，并于1992年重新恢复了基本药物的遴选工作

1992—1995

西药2 511；中药和组方数目699

1997—1998

西药2 307；中药和组方数目740

1999

20世纪末，中国着手重新建立社会医疗保障制度，在1999年5月制定的《城镇职工基本医疗保险用药范围管理暂行办法》第6条指出《基本医疗保险药品目录》中的西药和中成药在《国家基本药物目录》的基础上遴选

2000

西药2 019；中药和组方数目770

2002

西药2 001；中药和组方数目759

2004

西药2 033；中药和组方数目773

图 3-2-1 新医改前中国基本药物制度历史沿革

二、中国基本药物制度建设

2009 年，《中共中央国务院关于深化医药卫生体制改革的意见》中明确提出，要加快建立以国家基本药物制度为基础的药品供应保障体系，并将初步建立基本药物制度作为新医改的五项重点任务之一。基本药物制度成为了以"建机制"为基本原则之一的新医改的重要突破口。中国基本药物制度建设背景见图 3-2-2。

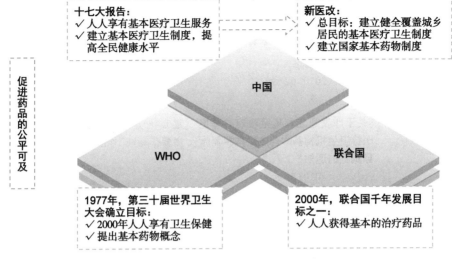

图 3-2-2　中国基本药物制度的建设背景

1.《国家基本药物目录》（2009 年版）及其配套政策　2009 年 8 月，卫生部、国家发展改革委等九部门联合印发了《关于建立国家基本药物制度的实施意见》（以下简称《实施意见》）和《国家基本药物目录管理办法（暂行）》（以下简称《管理办法》）。《实施意见》阐释了国家基本药物的内涵，指出**基本药物是适应基本医疗卫生需求，剂型适宜，价格合理，能够保障供应，公众可公平获得的药品**；并提出设立国家基本药物工作委员会，就基本药物的各环节工作都作出了安排。《管理办法》确立了国家基本药物目录遴选和调整的原则、范围、程序和工作方案。《国家基本药物目录》（2009 年版）及其配套政策见表 3-2-1。

表 3-2-1　《国家基本药物目录》（2009 年版）及其配套政策

组成要素	国家政策文件	相关内容
遴选	《国家基本药物目录》（2009 年版）（卫生部令第 69 号）	化学药品和生物制品 205 种；中成药 102 种；颁布国家标准的中药饮片
可负担性	《国家基本医疗保险、工伤保险和生育保险药品目录》（2009 年版）（人社部发〔2009〕159 号）	《国家基本药物目录》内的治疗性药品全部列入《药品目录》甲类药品
	《关于公布国家基本药物零售指导价格的通知》（发改价格〔2009〕2489 号）	按通用名称制定的国家基本药物零售指导价格。各级各类医疗卫生机构、社会零售药店及其他药品生产经营单位经营基本药物，其销售价格不得超过附表所列价格

续表

组成要素	国家政策文件	相关内容
药品财政	《关于建立健全基层医疗卫生机构补偿机制的意见》（国办发〔2010〕62号）	在基层医疗卫生机构实施基本药物制度，要建立稳定的补偿渠道和补偿方式，大力推进基层医疗卫生机构综合改革
供应系统	《关于印发建立和规范政府办基层医疗卫生机构基本药物采购机制指导意见的通知》（国办发〔2010〕56号）	建立和规范采购机制的总体思路、主要措施、工作要求
	《关于印发医疗机构药品集中采购工作规范的通知》（卫规财发〔2010〕64号）	规范参加医疗机构药品集中采购活动的药品集中采购机构、医疗机构和药品生产经营企业的集中采购工作
	《关于做好传染病治疗药品和急救药品类基本药物供应保障工作的意见》（卫办药政发〔2011〕139号）	做好短缺传染病治疗药品和急救药品类基本药物的供应保障工作
药品监管	《关于加强基本药物生产及质量监管工作的意见》（国食药监安〔2009〕771号）	落实责任，加强药品生产、销售监管，完善预警和应急处置机制
	《关于加强基本药物质量监督管理的规定》（国食药监法〔2009〕632号）	关于加强药品生产销售各环节的监督管理的具体要求
药品合理使用	《国家基本药物临床应用指南（基层部分）》《国家基本药物处方集（基层部分）》（卫办药政发〔2009〕232号）《医院处方点评管理规范（试行）》（卫医管发〔2010〕28号）《医疗机构药事管理规定》（卫医政发〔2011〕11号）	推进国家基本药物制度，指导基层医务人员规范、合理使用基本药物
研究		
人力资源开发		
监测和评估	《卫生部药政司关于开展2011年度国家基本药物制度监测评价工作的通知》（卫药政管理便函〔2011〕24号）	各省（区、市）对国家基本药物制度实施情况组织开展监测评价工作

2.《国家基本药物目录》(2012年版)及其配套政策 2012年4月,国务院办公厅发布了《深化医药卫生体制改革2012年主要工作安排》,明确了扩大实施范围、规范采购机制、完善基本药物目录、加强质量监管四项重点措施。2013年3月,卫生部等三部门联合发布《关于做好2012年版＜国家基本药物目录＞实施工作的通知》,制定了基本药物配备、采购、供应、监管等多方面的工作原则。《国家基本药物目录》(2012年版)及其配套政策见表3-2-2。

表3-2-2 《国家基本药物目录》(2012年版)及其配套政策

组成要素	国家政策文件	相关内容
遴选	《国家基本药物目录》(2012年版) (卫生部令第93号)	化学药品和生物制品317种;中成药203种;颁布国家标准的中药饮片
	《关于印发国家基本药物目录管理办法的通知》 (国卫药政发〔2015〕52号)	巩固完善基本药物制度,建立健全国家基本药物目录遴选调整管理机制
可负担性	《国务院办公厅关于完善公立医院药品集中采购工作的指导意见》 (国办发〔2015〕7号)	药品集中采购要有利于破除以药补医机制,有利于降低药品虚高价格,减轻人民群众用药负担
	《关于印发推进药品价格改革意见的通知》 (发改价格〔2015〕904号)	自2015年6月1日起,除麻醉药品和第一类精神药品外,取消原政府制定的药品价格
	《国家卫生计生委关于落实完善公立医院药品集中采购工作指导意见的通知》 (国卫药政发〔2015〕70号)	坚持双信封招标制度,对于通过经济技术标书评审的企业不再排序,按照商务标书报价由低到高选择中标企业和候选中标企业
	《关于做好国家谈判药品集中采购的通知》 (国卫药政发〔2016〕19号)	对部分专利药品和独家生产药品,建立公开透明、多方参与的价格谈判机制,有利于降低药品虚高价格,减轻群众用药负担
药品财政	《关于建立健全基层医疗卫生机构补偿机制的意见》(沿用) (国办发〔2010〕62号)	
	《关于加强基本医疗保险基金预算管理发挥医疗保险基金控费作用的意见》 (财社〔2016〕242号)	加强基本医疗保险基金收支预算管理,严格基本医疗保险基金预算执行,实施基本医疗保险支付方式改革
供应系统	《国务院办公厅关于巩固完善基本药物制度和基层运行新机制的意见》 (国办发〔2013〕14号)	完善基本药物采购和配送,稳固基本药物集中采购机制,保障基本药物供应配送和资金支付

续表

组成要素	国家政策文件	相关内容
	《关于印发做好常用低价药品供应保障工作意见的通知》 （国卫药政发〔2014〕14号）	加强部门协作，改进价格管理，完善采购办法，建立常态短缺药品储备，加大政策扶持，开展短缺药品动态监测，为做好常用低价药品供应保障工作
	《关于保障儿童用药的若干意见》 （国卫药政发〔2014〕29号）	加强政策扶持，保障生产供应，进一步做好保障儿童用药工作
	《国家卫生计生委办公厅关于做好常用低价药品采购管理工作的通知》 （国卫办药政发〔2014〕36号）	加强统筹协调，实行分类采购管理，拓展平台功能，提升采购服务水平，强化采购供应综合监管，实现阳光采购
	《关于做好急（抢）救药品采购供应工作的通知》 （国卫办药政发〔2015〕3号）	合理确定急（抢）救药品范围，急（抢）救药品实行直接挂网采购，完善急（抢）救药品供应保障机制
	《国务院办公厅关于完善公立医院药品集中采购工作的指导意见》 （国办发〔2015〕7号）	坚持以省（区、市）为单位的网上药品集中采购方向，实行一个平台、上下联动、公开透明、分类采购，采取招生产企业、招采合一、量价挂钩、双信封制、全程监控等措施，加强药品采购全过程综合监管，切实保障药品质量和供应
	《国家卫生计生委关于落实完善公立医院药品集中采购工作指导意见的通知》 （国卫药政发〔2015〕70号）	全面构建药品集中采购新机制，合理确定药品采购范围，细化药品分类采购措施，细化药品分类采购措施，完善药品供应配送管理
	《国家卫生计生委办公厅关于进一步加强医疗机构儿童用药配备使用工作的通知》 （国卫办药政函〔2015〕719号）	加强医疗机构儿童用药配备使用工作，促进儿童用药安全科学合理使用，满足儿童基本用药需求
	《关于2016年临床必需、用量小、市场供应短缺药品定点生产试点有关事项的通知》 （国卫药政函〔2016〕365号）	开展2016年临床必需、用量小、市场供应短缺药品定点生产试点
	《国务院办公厅关于进一步改革完善药品生产流通使用政策的若干意见》 （国办发〔2017〕13号）	整顿药品流通秩序，推进药品流通体制改革
	《关于改革完善短缺药品供应保障机制的实施意见》 （国卫药政发〔2017〕37号）	改革完善短缺药品供应保障机制，更好地满足人民健康和临床合理用药需求

续表

组成要素	国家政策文件	相关内容
药品监管	《关于加强基本药物生产及质量监管工作的意见》(沿用) (国食药监安〔2009〕771号) 《关于加强基本药物质量监督管理的规定》(沿用) (国食药监法〔2009〕632号)	
药品合理使用	《国务院办公厅关于巩固完善基本药物制度和基层运行新机制的意见》 (国办发〔2013〕14号)	引导基层医务人员规范使用基本药物,鼓励非政府办基层医疗卫生机构使用基本药物
	《国家卫生计生委关于进一步加强基层医疗卫生机构药品配备使用管理工作的意见》 (国卫药政发〔2014〕50号)	继续巩固和扩大基本药物制度实施成果,严格控制和规范药品增补,加强基层药品配送监管,加强基层药品合理使用管理,坚持中西药并重,积极推进合理用药宣传培训
	《国家卫生计生委办公厅关于成立国家卫生计生委儿童用药专家委员会的通知》 (国卫办药政函〔2015〕150号)	充分发挥儿科专业学会的学术优势,完善儿童用药数据,促进儿童用药安全科学合理使用,保障儿童基本用药需求
	《国务院办公厅关于进一步改革完善药品生产流通使用政策的若干意见》 (国办发〔2017〕13号)	促进合理用药,进一步破除以药补医机制,强化医保规范行为和控制费用的作用,积极发挥药师作用
研究 人力资源开发	《关于巩固完善基本药物制度和基层运行新机制的意见》 (国办发〔2013〕14号)	深化编制、人事和收入分配改革,进一步提升基层医疗卫生服务能力,稳定和优化乡村医生队伍
	《国务院办公厅关于进一步改革完善药品生产流通使用政策的若干意见》 (国办发〔2017〕13号)	落实药师权利和责任,充分发挥药师在合理用药方面的作用。合理规划配置药学人才资源,加强药师队伍建设
	《关于加强药事管理转变药学服务模式的通知》 (国卫办医发〔2017〕26号)	加强药学部门建设,建立药师激励机制,加强临床药师队伍建设
监测和评估	《国家卫生计生委办公厅关于做好常用低价药品采购管理工作的通知》 (国卫办药政发〔2014〕36号)	开展常用低价药品供应保障监测与评估
	《关于改革完善短缺药品供应保障机制的实施意见》 (国卫药政发〔2017〕37号)	完善短缺药品监测预警和清单管理制度

第三节　中国基本药物制度实施现状

一、中国基本药物制度实施现状概述

2018 年 9 月,国务院办公厅发布《关于完善国家基本药物制度的意见》(国办发〔2018〕88 号,以下简称《意见》),明确了动态调整优化目录、切实保障生产供应、全面配备优先使用、降低群众药费负担、提升质量安全水平、强化组织保障等六项重点政策措施,标志着国家基本药物制度的进一步巩固完善。2018 年 10 月国家卫生健康委员会发布《关于印发国家基本药物目录(2018 年版)的通知》,确定了基本药物目录动态调整优化、发挥基本药物和基本医保联动作用等原则。《国家基本药物目录》(2018 年版)及其配套政策如表 3-3-1 所示。

表 3-3-1　《国家基本药物目录》(2018 年版)及其配套政策

组成要素	国家政策文件	相关内容
遴选	《关于印发国家基本药物目录(2018 年版)的通知》 (国卫药政发〔2018〕31 号) 《关于印发国家基本药物目录管理办法的通知》(沿用) (国卫药政发〔2015〕52 号)	化学药品和生物制品 417 种; 中成药 268 种(含民族药);颁布国家标准的中药饮片
可负担性		
药品财政	《国务院办公厅关于建立健全基层医疗卫生机构补偿机制的意见》(沿用) (国办发〔2010〕62 号) 《关于加强基本医疗保险基金预算管理发挥医疗保险基金控费作用的意见》(沿用) (财社〔2016〕242 号)	
供应系统	《关于保障儿童用药的若干意见》(沿用) (国卫药政发〔2014〕29 号) 《关于进一步加强医疗机构儿童用药配备使用工作的通知》(沿用) (国卫办药政函〔2015〕719 号) 《关于进一步改革完善药品生产流通使用政策的若干意见》(沿用) (国办发〔2017〕13 号)	

组成要素	国家政策文件	相关内容
	《关于改革完善短缺药品供应保障机制的实施意见》(沿用) (国卫药政发〔2017〕37号)	
	《国务院办公厅关于进一步做好短缺药品保供稳价工作的意见》 (国办发〔2019〕47号)	
药品监管	《关于加强基本药物生产及质量监管工作的意见》(沿用) (国食药监安〔2009〕771号)	
	《关于加强基本药物质量监督管理的规定》(沿用) (国食药监法〔2009〕632号)	
药品合理使用	《国务院办公厅关于进一步改革完善药品生产流通使用政策的若干意见》(沿用) (国办发〔2017〕13号)	
	《国务院办公厅关于完善国家基本药物制度的意见》 (国办发〔2018〕88号)	加强配备使用管理,建立优先使用激励机制,实施临床使用监测
	《关于加快药学服务高质量发展的意见》 (国卫医发〔2018〕45号)	
	《国务院办公厅关于进一步做好短缺药品保供稳价工作的意见》 (国办发〔2019〕47号)	
研究		
人力资源与开发	《关于进一步改革完善药品生产流通使用政策的若干意见》(沿用) (国办发〔2017〕13号)	
	《关于加强药事管理转变药学服务模式的通知》(沿用) (国卫办医发〔2017〕26号)	
监测和评估	《关于改革完善短缺药品供应保障机制的实施意见》(沿用) (国卫药政发〔2017〕37号)	
	《国务院办公厅关于完善国家基本药物制度的意见》 (国办发〔2018〕88号)	建立健全全国短缺药品监测预警系统,实施临床使用监测
	《国务院办公厅关于进一步做好短缺药品保供稳价工作的意见》 (国办发〔2019〕47号)	

2019 年 8 月，新修订的《药品管理法》将基本药物制度上升到法律层面，明确提出国家实行基本药物制度，遴选适当数量的基本药物品种，加强组织生产和储备，提高基本药物的供给能力，满足疾病防治基本用药需求。10 月，国务院办公厅印发《关于进一步做好短缺药品保供稳价工作的意见》（国办发〔2019〕47 号），要求促进基本药物优先配备使用和合理用药，提升基本药物使用占比，并及时调整《国家基本药物目录》，逐步实现政府办基层医疗卫生机构、二级公立医院、三级公立医院基本药物配备品种数量占比原则上分别不低于 90%、80%、60%，推动各级医疗机构形成以基本药物为主导的"1+X"（"1"为基本药物、"X"为非基本药物，由各地根据实际确定）用药模式，优化和规范用药结构。

二、《国家基本药物目录》（2018 年版）及政策解读

1. 基本药物的遴选——动态调整优化目录

（1）适应基本医疗卫生需求。以满足疾病防治基本用药需求为导向，根据我国疾病谱和用药特点，充分考虑现阶段基本国情和保障能力，坚持科学、公开、公平、公正的原则，以诊疗规范、临床诊疗指南和专家共识为依据，中西药并重，遴选适当数量的基本药物品种，满足常见病、慢性病、应急抢救等主要临床需求，兼顾儿童等特殊人群和公共卫生防治用药需求。强化循证决策，突出药品临床价值；规范剂型规格，能口服不肌注，能肌注不输液。支持中医药事业发展，鼓励医药行业研发创新。

（2）完善目录调整管理机制。优化基本药物目录遴选调整程序，综合药品临床应用实践、药品标准变化、药品新上市情况等因素，对基本药物目录定期评估、动态调整，调整周期原则上不超过 3 年。对新审批上市、疗效较已上市药品有显著改善且价格合理的药品，可适时启动调入程序。坚持调入和调出并重，优先调入有效性和安全性证据明确、成本效益比显著的药品品种；重点调出已退市的，发生严重不良反应较多、经评估不宜再作为基本药物的，以及有风险效益比或成本效益比更优的品种替代的药品。原则上各地不增补药品，少数民族地区可增补少量民族药。

2018 年 10 月，国家卫生健康委员会正式发布《国家基本药物目录》（2018年版），目录从 2018 年 11 月 1 日起在全国正式实施。

（1）基本药物调整的原则：基本药物调整的原则如图 3-3-1 所示。

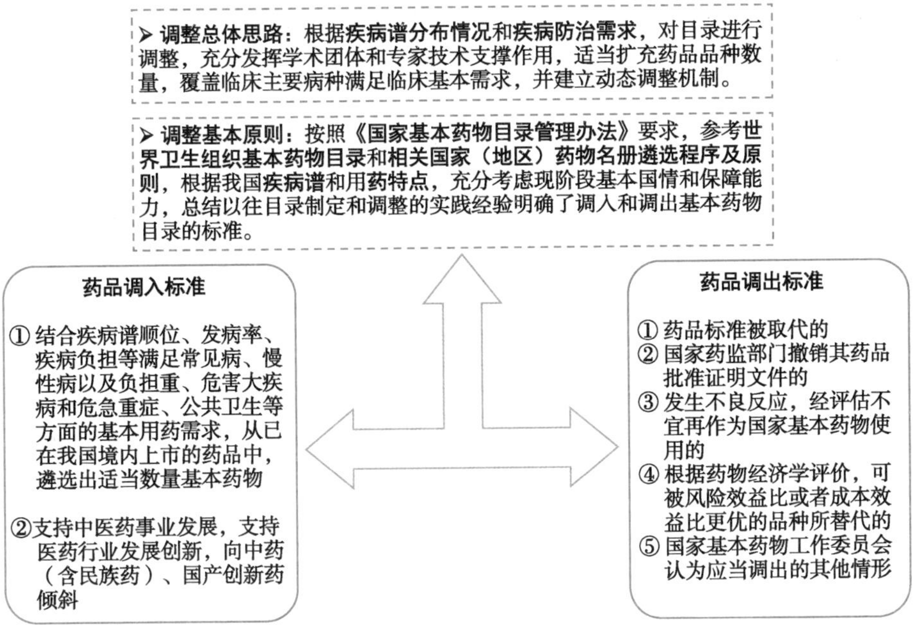

> **调整总体思路**：根据疾病谱分布情况和疾病防治需求，对目录进行调整，充分发挥学术团体和专家技术支撑作用，适当扩充药品品种数量，覆盖临床主要病种满足临床基本需求，并建立动态调整机制。

> **调整基本原则**：按照《国家基本药物目录管理办法》要求，参考世界卫生组织基本药物目录和相关国家（地区）药物名册遴选程序及原则，根据我国疾病谱和用药特点，充分考虑现阶段基本国情和保障能力，总结以往目录制定和调整的实践经验明确了调入和调出基本药物目录的标准。

药品调入标准

①结合疾病谱顺位、发病率、疾病负担等满足常见病、慢性病以及负担重、危害大疾病和危急重症、公共卫生等方面的基本用药需求，从已在我国境内上市的药品中，遴选出适当数量基本药物

②支持中医药事业发展，支持医药行业发展创新，向中药（含民族药）、国产创新药倾斜

药品调出标准

①药品标准被取代的
②国家药监部门撤销其药品批准证明文件的
③发生不良反应，经评估不宜再作为国家基本药物使用的
④根据药物经济学评价，可被风险效益比或者成本效益比更优的品种所替代的
⑤国家基本药物工作委员会认为应当调出的其他情形

图 3-3-1　国家基本药物目录调整原则

（2）《国家基本药物目录》（2018 年版）的特点：《国家基本药物目录》（2018年版）主要是在《国家基本药物目录》（2012 年版）基础上进行调整完善。总体来看，《国家基本药物目录》（2018 年版）具有以下特点，见图 3-3-2。

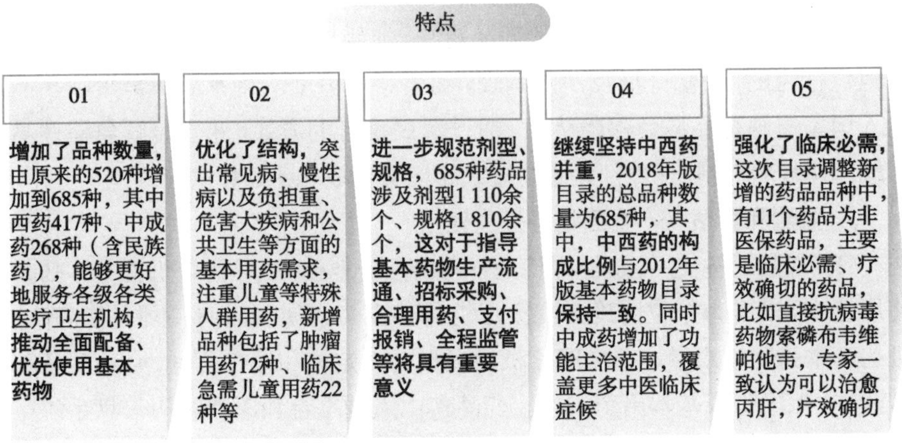

特点

01	02	03	04	05
增加了品种数量，由原来的520种增加到685种，其中西药417种、中成药268种（含民族药），能够更好地服务各级各类医疗卫生机构，推动全面配备、优先使用基本药物	优化了结构，突出常见病、慢性病以及负担重、危害大疾病和公共卫生等方面的基本用药需求，注重儿童等特殊人群用药，新增品种包括了肿瘤用药12种、临床急需儿童用药22种等	进一步规范剂型、规格，685种药品涉及剂型1110余个、规格1810余个，这对于指导基本药物生产流通、招标采购、合理用药、支付报销、全程监管等将具有重要意义	继续坚持中西药并重，2018年版目录的总品种数量为685种，其中，中西药的构成比例与2012年版基本药物目录保持一致。同时中成药增加了功能主治范围，覆盖更多中医临床症候	强化了临床必需，这次目录调整新增的药品品种中，有11个药品为非医保药品，主要是临床必需、疗效确切的药品，比如直接抗病毒药物索磷布韦维帕他韦，专家一致认为可以治愈丙肝，疗效确切

图 3-3-2　《国家基本药物目录》（2018 年版）的特点

2. 供应系统——切实保障生产供应

（1）提高有效供给能力：把实施国家基本药物制度作为完善医药产业政

策和行业发展规划的重要内容，鼓励企业技术进步和技术改造，推动优势企业建设与国际先进水平接轨的生产质量体系，增强基本药物生产供应能力。开展生产企业现状调查，对于临床必需、用量小或交易价格偏低、企业生产动力不足等因素造成市场供应易短缺的基本药物，可由政府搭建平台，通过市场撮合确定合理采购价格、定点生产、统一配送、纳入储备等措施保证供应。

（2）完善采购配送机制：充分考虑药品的特殊商品属性，发挥政府和市场两方面作用，坚持集中采购方向，落实药品分类采购，引导形成合理价格。做好上下级医疗机构用药衔接，推进市（县）域内公立医疗机构集中带量采购，推动降药价，规范基本药物采购的品种、剂型、规格，满足群众需求。鼓励肿瘤等专科医院开展跨区域联合采购。生产企业作为保障基本药物供应配送的第一责任人，应当切实履行合同，尤其要保障偏远、交通不便地区的药品配送。因企业原因造成用药短缺，企业应当承担违约责任，并由相关部门和单位及时列入失信记录。医保经办机构应当按照协议约定及时向医疗机构拨付医保资金。医疗机构应当严格按照合同约定及时结算货款，对拖延货款的，要给予通报批评，并责令限期整改。

（3）加强短缺预警应对：建立健全全国短缺药品监测预警系统，加强药品研发、生产、流通、使用等多源信息采集，加快实现各级医疗机构短缺药品信息网络直报，跟踪监测原料药货源、企业库存和市场交易行为等情况，综合研判潜在短缺因素和趋势，尽早发现短缺风险，针对不同短缺原因分类应对。对垄断原料市场和推高药价导致药品短缺，涉嫌构成垄断协议和滥用市场支配地位行为的，依法开展反垄断调查，加大惩处力度。将军队所需短缺药品纳入国家短缺药品应急保障体系，通过军民融合的方式，建立短缺急需药品军地协调联动机制，保障部队急需短缺和应急作战储备药材供应。

3. 监测和评估——全面配备优先使用

（1）加强配备使用管理：坚持基本药物主导地位，强化医疗机构基本药物使用管理，以省为单位明确公立医疗机构基本药物使用比例，不断提高医疗机构基本药物使用量。公立医疗机构根据功能定位和诊疗范围，合理配备基本药物，保障临床基本用药需求。药品集中采购平台和医疗机构信息系统应对基本药物进行标注，提示医疗机构优先采购、医生优先使用。将基本药物使用情况作为处方点评的重点内容，对无正当理由不首选基本药物的予以通报。对医师、药师和管理人员加大基本药物制度和基本药物临床应用指南、处方集培训力度，提高基本药物合理使用和管理水平。鼓励其他医疗机构配备使用基本药物。

（2）建立优先使用激励机制：医疗机构科学设置临床科室基本药物使用指标，并纳入考核。将基本药物使用情况与基层实施基本药物制度补助资金的拨付挂钩。深化医保支付方式改革，建立健全医保经办机构与医疗机构间"结余留用、合理超支分担"的激励和风险分担机制。通过制定药品医保支付标准等方式，引导医疗机构和医务人员合理诊疗、合理用药。

（3）实施临床使用监测：依托现有资源建立健全国家、省两级药品使用监测平台以及国家、省、市、县四级监测网络体系，重点监测医疗机构基本药物的配备品种、使用数量、采购价格、供应配送等信息，以及处方用药是否符合诊疗规范。开展以基本药物为重点的药品临床综合评价，指导临床安全合理用药。加强部门间信息互联互通，对基本药物从原料供应到生产、流通、使用、价格、报销等实行全过程动态监测。

4. 药品财政——降低群众药费负担

（1）逐步提高实际保障水平：完善医保支付政策，对于基本药物目录内的治疗性药品，医保部门在调整医保目录时，按程序将符合条件的优先纳入目录范围或调整甲乙分类。对于国家免疫规划疫苗和抗艾滋病、结核病、寄生虫病等重大公共卫生防治的基本药物，加大政府投入，降低群众用药负担。

（2）探索降低患者负担的有效方式：鼓励地方将基本药物制度与分级诊疗、家庭医生签约服务、慢性病健康管理等有机结合，在高血压、糖尿病、严重精神障碍等慢性病管理中，在保证药效前提下优先使用基本药物，最大程度减少患者药费支出，增强群众获得感。

5. 药品监管——提升质量安全水平、强化组织保障

（1）强化质量安全监管：对基本药物实施全品种覆盖抽检，向社会及时公布抽检结果。鼓励企业开展药品上市后再评价。加强基本药物不良反应监测，强化药品安全预警和应急处置机制。加强对基本药物生产环节的监督检查，督促企业依法合规生产，保证质量。

（2）推进仿制药质量和疗效一致性评价：对通过一致性评价的药品品种，按程序优先纳入基本药物目录。对已纳入基本药物目录的仿制药，鼓励企业开展一致性评价，未通过一致性评价的基本药物品种，逐步调出目录。鼓励医疗机构优先采购和使用通过一致性评价、价格适宜的基本药物。

（3）加强组织领导：实施国家基本药物制度是党中央、国务院在卫生健康领域作出的重要部署，各级政府要落实领导责任、保障责任、管理责任、监督责任,将国家基本药物制度实施情况纳入政府绩效考核体系,确保取得实效。各相关部门要细化政策措施,健全长效机制,加强协作配合,形成工作合力。

(4)加强督导评估:建立健全基本药物制度实施督导评估制度,充分发挥第三方评估作用,强化结果运用,根据督导评估结果及时完善基本药物制度相关政策。鼓励地方结合实际,重点围绕保障基本药物供应和优先使用、降低群众负担等方面,探索有效做法和模式,及时总结推广。

(5)加强宣传引导:通过电视、广播、报刊、网络新媒体等多种渠道,充分宣传基本药物制度的目标定位、重要意义和政策措施。坚持正确舆论导向,加强政策解读,妥善回应社会关切,合理引导社会预期,营造基本药物制度实施的良好社会氛围。

第四节 中国基本药物管理目标实现的基本路径

一、国家基本药物目录遴选与调整

1. 制定科学遴选原则,适应基本医疗卫生需求 国家基本药物目录(简称基本药物目录)遴选初步具备了一定的原则,但尚缺乏高质量的循证遴选依据和透明的科学决策模式,部分入选的药物缺乏科学证据支撑,甚至存在安全隐患。为促使中国基本药物进入循证遴选与调整阶段,切实满足基本医疗卫生需求,应当借鉴国际经验,建立中国药物有效性、安全性、质量稳定性和经济性的证据库和经济学评价数据库,开展药品综合评价;建立基本药物标准评价程序,充分考虑药品系统评价证据与中国疾病防治用药需求,强化循证决策,突出药品临床价值。

2. 完善定期评估和动态调整管理机制 国家基本药物目录的调整周期原则上不超过3年;但对新审批上市、疗效较已上市药品有显著改善且价格合理的药品,可适时启动调入程序。同时,中国应当坚持调入调出并重,根据疾病谱变化和基本医疗卫生需求,综合考虑药品临床应用、药品标准变化、药品不良反应监测、药品临床综合评价情况等因素进行调整。然而与发达国家相比,国家基本药物目录调整的时效性较低,透明性较差,且缺乏科学系统的药物评估体系,各项原则没有细化,导致可操作性不强。为完善国家基本药物目录动态调整机制,应适当缩短调整周期,优化基本药物工作委员会专家组成,提高决策公开度;制定基本药物目录动态调整工作指南,基于高质量证据开展科学系统的评估和动态调整。基本药物目录遴选与调整的基本路径见图 3-4-1。

科学遴选、适应需求	定期评估、动态调整
● 建立证据库和经济学评价数据库	● 适当缩短周期，优化委员会专家组成
● 建立标准评价程序，强化循证决策	● 制定基本药物目录动态调整工作指南

图 3-4-1 基本药物目录遴选与调整的基本路径

贯彻落实基本药物制度探索与实践——药品临床综合评价

近两年，国家卫生健康委结合一些医疗机构的基础积累和特长，开展了药品临床综合评价试点，取得了很好的经验。国家心血管病中心已建成覆盖所有省份的协同网络，积累了心血管病患者和社区人群临床用药和预后数据。国家癌症中心、国家儿童医学中心针对部分药品开展了临床综合评价，摸索建立了评价指标。复旦大学附属儿科医院根据对某个头孢类药品的两种晶型的临床综合评价结果，调整了药品的采购和使用，每年节约药品费用近千万元。为全面推进药品临床综合评价工作，国家卫生健康委在卫生发展研究中心加挂了“国家药物和卫生技术综合评估中心”牌子，牵头开展药品临床综合评价的技术性工作。同时，组织相关机构和专家学者，拟订了国家药品临床综合评价指南，明确了组织架构和结果应用机制，为下一步药品临床综合评价工作的发展奠定了基础。

二、建立基本药物独立筹资体系

1. 创新筹资模式，提高资金统筹层次 中国基本药物制度的独立筹资体系尚未建立，仍依附在三大基本医疗保险制度上，而中国不同医疗保险制度的筹资和支付水平存在差异，使得不同人群使用基本药物的负担有所不同。为实现“人人享有基本医疗卫生服务”的基本目标，应建立基本药物独立筹资体系，提高资金统筹层次；不同医疗保险应当有效衔接统一，逐步实现全民医保的公平性。

2. 提高保障水平，降低患者负担 尽管对于基本药物目录内的治疗性药品,医保部门已按程序将符合条件的优先纳入基本医疗保障药品报销目录,报销比例明显高于非基本药物,但中国部分实证研究指出基本药物的可负担性仍然堪忧。应当扩大医疗保障覆盖面,为全民提供"高水平、广覆盖"的卫生服务;出台更具针对性的基本药物报销政策,加大常见疾病的报销比例;或针对常见病、慢性病、负担重的疾病,遴选出适宜数量的基本药物实施全额保障政策,切实保障低收入人群的基本医疗需求。建立基本药物独立筹资体系的基本路径见图3-4-2。

创建筹资模式	提高保障水平
● 建立基本药物独立筹资体系,提高资金统筹层次 ● 不同医疗保险有效衔接统一,逐步实现全民医保公平性	● 扩大医保覆盖面 ● 出台更具针对性报销政策,加大常见疾病报销比例 ● 针对常见病、慢性病等疾病,遴选出适宜数量的基本药物,实施全额保障政策

图3-4-2　建立基本药物独立筹资体系的基本路径

贯彻落实基本药物制度探索与实践——基本药物全额保障

截至2018年底,山东、安徽等15个省份的部分地区坚持保基本、强基层、建机制,将巩固完善基本药物制度、推进分级诊疗和家庭医生签约制度、加强慢病人群健康管理等医改政策整体设计、统筹推进,通过医保全额报销或财政专项资金全额保障等多种筹资方式,为高血压、糖尿病等慢病患者在基层医疗卫生机构免费提供部分基本药物,取得了明显成效。例如,广州市花都区自2008年以来,由财政设立专项补助经费,面向45万农村人口实施农民在村卫生站"一元看病、药品免费"政策。青岛市自2011年起从医保基金、财政资金中拨出专款,向高血压、糖尿病和高脂血症患者免费提供7种基本药物。项目实施6年来,高血压患者血压控制率由2.7%上升到57.17%,糖尿病患者血糖控制率由23.5%上升到45.4%。

三、保障基本药物的配备与供应

1. 落实基本药物全面配备,确保基本药物优先使用　国家卫生健康委、国家中医药管理局《关于进一步加强公立医疗机构基本药物配备使用管理的通知》中指出应加强基本药物配备使用管理,确保基本药物主导地位,促进上下级医疗机构用药衔接;提升基本药物使用占比,强化基本药物临床应用管理,落实优先使用激励措施,提高基本药物保障水平。《国家三级公立医院绩效考核操作手册(2019版)》将基本药物的采购使用纳入三级医院绩效考核体系的医疗质量评价指标中。各地政府部门和医疗机构在对基本药物进行考核时可以使用多种指标进行评价。可采用的指标包括但不限于表3-4-1中所列出的内容。

表3-4-1　基本药物制度医疗机构考核指标

指标名称	指标计算方法
基本药物采购品种数占比	采购基本药物品种数/同期采购药物品种总数×100%
基本药物配备品种数占比	配备基本药物品种数/本机构药品总品种数×100%(西药、中成药)
基本药物使用金额占比	基本药物使用金额/同期药物使用总金额×100%
基本药物占处方用药的比例	基本药物数/处方药物总数×100%
基本药物门诊处方占比	含基本药物的门诊处方数/门诊总处方数×100%
门诊患者基本药物处方占比	门诊使用基本药物总人次数/同期门诊诊疗总人次数×100%
基本药物住院医嘱占比	基本药物的住院医嘱条目数/住院医嘱用药总条目数×100%
住院患者基本药物使用率	出院患者使用基本药物总人次数/同期出院总人次数×100%

2. 提高有效供给能力,完善采购配送机制　WHO指出,药品采购原则的制定应基于以下四个战略目标:①预先选择高质量的药品生产供应者;②以正确的数量采购最具成本-效益的药品;③尽量降低药品采购总成本;④确保及时的配送。

中国应推动优势企业建设高质量生产体系,提高基本药物生产供应能力;对于易短缺的基本药物,可由政府搭建平台,通过市场确定合理采购价格、定点生产、统一配送、纳入储备等措施保证供应;建立健全全国短缺药品监测预警系统,尽早发现短缺风险,针对不同短缺原因分类应对;因企业原因造成用药短缺,生产企业作为第一责任人应承担违约责任;对于配送不及时导致的短缺,可引入第三方物流以保障配送,对边远、贫困地区实行差异化政策倾斜,并进行考核和监管,增加配送供应积极性。

完善采购配送机制,发挥政府和市场两方面作用,坚持集中采购方向,落实药品分类采购,引导形成合理价格。做好上下级医疗机构用药衔接,推进市(县)域内公立医疗机构集中带量采购。保障基本药物的配备与供应的基本路径见图3-4-3。

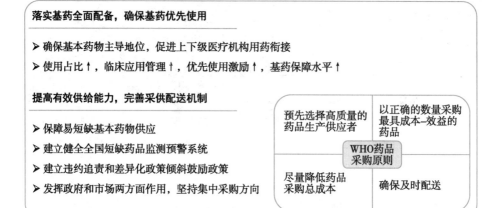

图 3-4-3　保障基本药物的配备与供应的基本路径

贯彻落实基本药物制度探索与实践——促进医疗机构用药衔接

各级医疗卫生机构在全面配备优先使用基本药物的基础上,规范上下级医疗机构用药的品种、剂型、规格,实现上下联动,统一集中采购,保障基层首诊、双向转诊、分级诊疗等用药,实现上下级医疗机构用药衔接。江苏无锡市在医联体内,整合上下级医疗卫生机构用药,结合药品采购管理,实现上下医疗机构用药衔接;陕西打通上下级医疗机构药品采购平台,公立医院和基层医疗卫生机构在同一平台进行采购,不限配备品种,仅对基本药物使用金额进行控制,既保障了基层用药,又保证了基本药物的主导地位。

四、促进基本药物的合理使用

1. 建立优先使用激励机制,提高各级医疗机构使用比例　由于医患双方的信息不对称,医生的处方行为是影响基本药物使用比例的重要原因。在缺乏有效约束机制的情况下,医生没有处方基本药物,这妨碍了基本药物的可获得性。因此，有必要完善医疗机构补偿机制，削弱医生不合理用药的经济激励；建立优先使用激励机制，了解不同级别医疗机构用药模式的差异，科学设置临床科室基本药物使用指标，并纳入绩效考核，提高医疗机构基本药物使用比例；深化医保支付方式改革，建立健全医保经办机构与医疗机构间"结余留用、合理超支分担"的激励和风险分担机制。通过制定药品医保支付标准等方式，引导医疗机构和医务人员合理诊疗、合理用药。公立医疗机构医疗服务收支形成结余的，可按照"两个允许"（允许医疗卫生机构突破现行事业单位工资调控水平，允许医疗服务收入扣除成本并按规定提取各项基金后主要用于人员奖励）的要求，统筹用于人员薪酬支出。

2. 推广临床指南和处方集，加强医务人员教育与培训 卫生部于 2009 年 12 月组织编写了《国家基本药物临床应用指南（基层部分）》和《国家基本药物处方集（基层部分）》；《国家基本药物目录》（2012 年版）作了较大幅度的调整，并配合组织编写了 2012 年版《国家基本药物临床应用指南（化学药品和生物制品）》《国家基本药物临床应用指南（中成药）》和《国家基本药物处方集（化学药品和生物制品）》；2019 年根据《国家基本药物目录》（2018 年版）组织编写了 2018 年版《国家基本药物临床应用指南（化学药品和生物制品）》《国家基本药物临床应用指南（中成药）》和《国家基本药物处方集（化学药品和生物制品）》。但上述指南仅具指导作用，强制力稍有欠缺。应该要求各级医疗机构强化《中国国家处方集》、基本药物临床应用指南和处方集的推广，规范处方行为，推进药品使用管理信息化，促进合理用药；对医师、药师和管理人员加大基本药物制度和基本药物临床应用指南、处方集培训力度，推广临床常用必需的基本药物的剂型、规格、包装、使用等用药知识，提高基本药物合理使用和管理水平。

3. 强化药师责任，坚持处方点评机制 目前，药事服务在中国医疗体系中的价值未得到充分的体现。应当加强药师队伍建设，促进药品应用管理和评价；加强临床药师与医护人员交流，制定各科室常用基本药物目录；转变药学服务模式，依托信息化建设提供个性化的基本药物合理用药指导；建立用药处方、医嘱点评制度，将基本药物使用情况作为处方点评的重点内容；将点评结果作为医师定期考核和绩效管理依据，确保基本药物用药科学、规范、安全、合理。

4. 实施临床使用监测，加强全过程动态评估 中国目前缺乏对医疗行为的有效监管，应当加强临床使用监测来促进基本药物的合理使用。建立健全监测网络体系,重点监测医疗机构基本药物的配备品种、使用数量、采购价格、供应配送等信息,以及处方用药是否符合诊疗规范;开展以基本药物为重点的药品临床综合评价,指导临床安全合理用药;加强部门间信息互联互通,对基本药物从原料供应到生产、流通、使用、价格、报销等实行全过程动态监测。促进基本药物的合理使用的基本路径见图3-4-4。

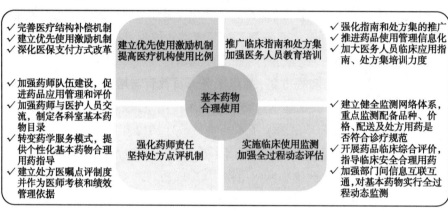

图3-4-4　促进基本药物的合理使用的基本路径

贯彻落实基本药物制度探索与实践——增强医疗机构药学服务能力

　　药师在药学服务和合理用药方面发挥着不可替代的作用,各地围绕"转变药学模式、加强药学服务能力、强化药师管理"做了很多努力。其中,北京聘请了7位总药师,负责指导市属22家医院药学服务、药品采购等工作;新疆、青岛3~4家三甲医院开展总药师试点;陕西宝鸡市全市所有二级医院聘任总药师;深圳市罗湖区采取医院集团聘任总药师的形式,负责区域内所有层级医疗机构药学相关工作。为加强药学人员继续教育,2017年全国各省(区、市)累计培训医疗机构药学技术人员23.8万余人次。在药事服务收费项目设置方面,北京、江西、湖南、辽宁等省份以医事服务费(含药事)、诊察费(含药事)等不同形式将药学服务成本纳入收费范围。还有部分省份实施了单项药事服务项目收费,如天津等专门新增了静脉输液配置等收费项目。

（史录文　罗震旻　管晓东　傅孟元　倪冰玉　张　禽　徐子悦）

参 考 文 献

[1] World Health Organization. WHO Expert Committee on Specifications for Pharmaceutical Substances[M]. Geneva: World Health Organization，1977.

[2] World Health Organization. The Rational use of drugs: report of the conference of experts，Nairobi，25-29 November 1985[M]. Geneva: World Health Organization，1987.

[3] World Health Organization. How to develop and implement a national drug policy[M]. 2nd edition. Malta: World Health Organization，2001: vii.

[4] 卫生部，国家发展和改革委员会，工业和信息化部，等. 关于印发《关于建立国家基本药物制度的实施意见》的通知[EB/OL]. 卫药政发〔2009〕78 号. http://www.gov.cn/ztzl/ygzt/content_1661112.htm[2019-2-5].

[5] 卫生部，国家发展和改革委员会，工业和信息化部，等. 关于印发《国家基本药物目录管理办法（暂行）》的通知[EB/OL]. 卫药政发〔2009〕79 号. http://www.nmpa.gov.cn/WS04/CL2079/333382.html[2019-2-5].

[6] 国务院办公厅. 国务院办公厅关于印发深化医药卫生体制改革 2012 年主要工作安排的通知[EB/OL]. 国办发〔2012〕20 号. http://www.gov.cn/zwgk/2012-04/18/content_2115928.htm[2019-2-5].

[7] 卫生部，国家食品药品监督管理局，国家中医药管理局. 关于做好 2012 年版《国家基本药物目录》实施工作的通知[EB/OL]. 卫药政发〔2013〕16 号. http://www.nmpa.gov.cn/WS04/CL2196/323992.html[2019-2-5].

[8] 国务院办公厅. 国务院办公厅关于完善国家基本药物制度的意见[EB/OL]. 国办发〔2018〕88 号. http://www.gov.cn/zhengce/content/2018-09/19/content_5323459.htm[2019-1-25].

[9] 国家卫生健康委员会，国家中医药管理局. 关于印发国家基本药物目录（2018 年版）的通知[EB/OL]. 国卫药政发〔2018〕31 号. http://www.nhc.gov.cn/yaozs/s7656/201810/c18533e22a3940d08d996b588d941631.shtml[2019-2-5].

[10] 国家卫生健康委员会. 国家基本药物目录（2018 年版）解读[EB/OL]. http://www.nhc.gov.cn/yaozs/s3582/201810/de12303b26a046e49d725f375fb31315.shtml[2019-2-5].

[11] 管晓东，王宝敏，信枭雄，等. 免费用药政策对促进中国药品公平可及的启示[J]. 中国卫生政策研究，2015，（02）：54-59.

[12] 商金鑫，郭志刚，林其敏，等. 北京市基本药物可及性评价研究[J]. 中国卫生政策研究，2016，9（2）：52-58.

[13] 国家卫生健康委员会，国家中医药管理局. 关于进一步加强公立医疗机构基本药物配备使用管理的通知[EB/OL]. 国卫药政发〔2019〕1 号. http://www.nhc.gov.cn/yaozs/s7657/201901/b3f6fb3f55314a7faff97386908bd4f4.shtml[2019-2-11].

[14] 中国政府网. 国家基本药物临床应用指南和基本药物处方集印发[EB/OL]. http://

www.gov.cn/gzdt/2009-12/30/content_1500413.htm［2019-2-5］.

[15] 国家卫生计划生育委员会. 国家卫生计生委关于落实完善公立医院药品集中采购工作
指导意见的通知［EB/OL］. 国卫药政发〔2015〕70 号. http://www.nhfpc.gov.cn/yaozs/s3
573/201506/36a74780403d4eed96ca93b665620941.shtml［2019-12-15］.

第四章

安全用药与合理用药管理

第一节　安全用药与合理用药

一、安全用药与合理用药的概念及内涵

1. 安全用药　药物安全是指根据患者个人的基因、病情、体质、家族遗传病史和药物的成分等做全面情况的检测，以确保正确的患者在正确的时间，通过正确的途径，以正确的剂量接受正确的药物治疗。

保障药品安全是建设健康中国、增进人民福祉的重要内容，是以人民为中心发展思想的具体体现，具体包括药品质量安全（具体内容见第二章）及公众用药安全（合理用药目标之一）。2017年，世界卫生组织（WHO）发布了第三项全球患者安全挑战——用药安全。这是一项全球性举措，呼吁在未来5年内将所有国家严重、可避免的药物相关的伤害减少50%。通过世卫组织成员国的政府领导、世界专业组织团体的普遍积极参与和承诺，旨在解决卫生系统中导致药物错误和严重伤害的薄弱防线。提出改善药物处方、调配和消费方式等问题的解决方法，并提高患者对不当使用药物相关风险的认识。

不同国家或地区根据自身情况对用药安全管理提出了更具体的管理措施。例如，2019年美国国家患者安全目标中确保安全用药的具体内容包括：

（1）在给药前，标记未标记的药物，如置于注射器、杯子和盆中的药物。在准备药物和物品的区域进行此操作。

（2）要特别注意服用血液稀释剂药物的患者。

（3）记录并传递正确的患者用药信息。找出患者正在服用的药物，并将这些药物与给予患者的新药物进行比较，确保患者知道他们在家时要服用哪些药物，告诉患者每次去看医生时都要带上最新的药物清单。

中国医院协会发布的《中国医院协会患者安全目标（2017版）》中，确保用

药安全的具体内容包括：

（1）规范药品管理程序，对高浓度电解质、易混淆（听似、看似）药品有严格的贮存、识别与使用要求。

（2）严格执行麻醉药品、精神药品、放射性药品、肿瘤化疗药品、医疗用毒性药品及药品类易制毒化学品等特殊药品的使用与管理规范。

（3）规范临床用药医嘱的开具、审核、查对、执行制度及流程。

（4）制定并执行药物重整制度及流程。

2. 合理用药　在保障安全用药的基础上，需进一步实现合理用药。合理用药的概念最早是由 WHO 提出与推动的，即"要求患者接受的药物适合其临床需要、药物的剂量符合其个体化治疗要求，疗程适宜，并且对患者及社会有最低的成本"。

合理用药既是药品供应保障制度的目标任务，也是维护人民群众健康权益的基础保障。为更好地促进药物合理使用，WHO 成立了合理用药国际网络机构，通过设计、评价和推广有效的策略以确保药物的可及性以及药品质量安全，提高药物在处方、调剂以及使用方面的合理性，并利用当代药物和疾病的系统知识和理论为指导，逐步实现安全、有效、经济、适当地使用药物的目标。

2011 年，我国卫生部等 3 部门颁布的《医疗机构药事管理规定》（卫医政发〔2011〕11 号），确定了合理用药的原则为"安全、有效、经济"（见图 4-1-1）。安全性是合理用药的基本前提，使患者承受最小的风险，获得最大的治疗效果；有效性是用药的首要目标，是针对患者的病症，正确地选用适宜的药物；经济性是指以尽可能低的费用取得尽可能大的治疗效益，降低社会保障和患者的经济负担。

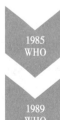

● 合理用药要求患者接受的药物适合其临床需要、药物的剂量符合其个体化治疗要求，疗程适宜，并且对患者及社会有最低的成本

1985
WHO

● 成立合理用药国际网络机构，通过设计、评价和推广有效的策略以确保药物的可及性以及药品质量安全，提高药物在处方、调剂以及使用方面的合理性

1989
WHO

● 我国卫生部等3部门颁布的《医疗机构药事管理规定》将合理用药的原则概括为"安全、有效、经济" 6 个字

2011
中国

医疗机构药事管理规定

图 4-1-1　合理用药的概念及内涵

二、合理用药的组织管理

1. 组织机构

(1)医疗机构内部合理用药管理组织：为促进临床合理用药，全面提高医疗质量，医疗机构内部一般会成立由药学、医务、护理、医院感染、临床科室等部门负责人和具有药师、医师以上专业技术职务任职资格人员组成的合理用药管理组织，负责实施全院的合理用药工作。管理组织的职责通常是：①制定医院合理用药的目标和要求；②讨论药品使用管理和临床合理用药等事项；③开展合理用药培训；④组织对全院临床药物使用情况进行检查和评价；⑤向临床科室反馈临床用药中存在的问题；⑥定期公布全院药品的使用情况并通报医师合理用药评价情况；⑦根据检查结果提出对科室和个人的奖惩决定等。

(2)合理用药管理相关专业委员会：目前，我国有多个行业学会，协会下设有合理用药相关二级机构，旨在聚集全国各医疗单位在合理用药领域有所建树的专家学者，吸纳各医疗单位药师、医师等专业人士，通过组织开展临床合理用药专业方面的学术交流，借鉴经验，传播知识，提高临床合理用药理论水平和实践能力，降低临床用药风险，提高临床用药质量。

(3)合理用药管理国际组织：合理用药国际网络成立于1989年，以促进合理用药为目标，活动由以国家为基础的包括代表卫生部、院校、非政府组织与非官方研究所的人员组成的中心组进行，旨在帮助各成员国之间分享促进合理用药方面的经验，促进技术合作和技术交流，试验和推广一些有效促进合理用药的干预方法，促进临床合理用药。

2. 合理用药评价指标

(1)WHO国际合理用药指标：为改善医疗机构的不合理用药问题，WHO于1993年制定了《医疗机构用药调查指南》，提出了国际合理用药评价指标（见表4-1-1）。制定该指标的目的就是监测医疗机构医疗卫生工作者的行为，并且也可以比较不同地区的医疗机构合理用药情况。

表 4-1-1　WHO合理用药指标内容

指标分类	指标名称	计算方法
处方指标	每次就诊平均用药品种数	处方药物总数/就诊总人次数
	以通用名开处方的药物百分率	处方通用名药物数/处方药物总数×100%

续表

指标分类	指标名称	计算方法
	就诊使用抗生素的百分率	使用≥1 种抗生素的人次数 / 就诊总人次数 ×100%
	就诊使用粉针剂的百分率	使用≥1 种粉针剂的人次数 / 就诊总人次数 ×100%
	基本药物或处方集药物占处方用药的百分率	基本药物或处方集药物数 / 处方药物总数 ×100%
患者关怀指标	平均就诊时间	患者就诊时间总和 / 调查总人数
	平均调配时间	患者调配时间总和 / 调查总人数
	按处方实际调配药物的百分率	实际调配药品总数 / 处方药物总数 ×100%
	药物标示完整的百分率	患者得到的标示完整的药袋总和 / 调配药品总数 ×100%
	患者了解正确剂量的百分率	能正确说出其全部药品剂量的患者数 / 调查总人数 ×100%
管理指标	基本药物目录或处方集的提供	有或无
	重点药物的可供性	在库重点药物种数 / 重点药物库存总品种数 ×100%
补充指标	不用药物治疗的患者百分率	非药疗人次数 / 就诊总人次数 ×100%
	每次就诊人均药费	药费总额 / 就诊总人次数
	抗生素占总药费百分率	抗生素药费 / 药费总额 ×100%
	粉针剂占总药费百分率	粉针剂药费 / 药费总额 ×100%
	符合治疗指南的处方比例	符合治疗指南的处方数 / 处方总数 ×100%
	患者对医疗服务的满意率	回答对医疗服务总体满意的患者数 / 调查总人数 ×100%
	医疗单位获得公正药物信息的百分率	备有公正药物信息的医疗单位数 / 被调查单位总数 ×100%

（2）医院处方点评管理中的合理用药指标：2010 年，为规范医院处方点评工作、提高处方质量、促进合理用药、保障医疗安全，卫生部印发了《医院处方点评管理规范（试行）》（卫医管发〔2010〕28 号），在对 WHO 合理用药指标进行删减和修改的基础上，明确了医院处方点评工作的评价指标（见表 4-1-2）。

医院处方点评管理规范（试行）

表 4-1-2 《医院处方点评管理规范》指标内容

指标名称	计算方法
平均每张处方用药品种数	用药品种总数 / 处方总数
抗菌药物使用百分率	使用抗菌药物的处方数 / 处方总数 ×100%
注射剂使用百分率	使用注射剂的处方数 / 处方总数 ×100%
基本药物占处方用药的百分率	处方中基本药物品种总数 / 用药品种总数 ×100%
药品通用名占处方用药的百分率	处方中使用药品通用名总数 / 用药品种总数 ×100%
平均每张处方金额	处方总金额 / 处方总数
合理处方百分率	合理处方总数 / 处方总数 ×100%

（3）三级公立医院绩效考核中的合理用药指标：2019 年，《国务院办公厅关于加强三级公立医院绩效考核工作的意见》（国办发〔2019〕4 号）中将点评处方占处方总数的比例、抗菌药物使用强度、门诊患者基本药物处方占比、住院患者基本药物使用率、基本药物采购品种数占比、国家组织药品集中采购中标药品使用比例 6 项合理用药指标纳入三级公立医院绩效考核指标体系，通过绩效考核，推动合理用药管理模式上由粗放的行政化管理转向全方位的绩效管理。

3. 合理用药管理的主要措施 合理用药涉及药品目录制定、采购供应、处方或者用药医嘱开具、审核、药品调剂、使用与管理等多环节（详见第八章）。促进合理用药是药师专业技术服务价值的重要体现，也是医疗机构药事管理与药物治疗委员会的工作目标。

三、加强合理用药管理工作的意义

1. 提升用药安全性 不合理用药会导致潜在的用药安全问题。由于患者用药涉及诊断、开方、配方发药、服药、监测用药和评价结果等过程，因此，医生、药师、护士、患者等任何一方的不当或错误行为，均可导致不合理用药。研究显示，随着用药品种增加，药物相互作用也有所增加。服用 2 种药物的患者约有 13% 发生药物相互作用，而超过 6 种药物的患者其发生率为 82%。同时，用药品种增加导致药品不良反应风险显著增加：与那些服用小于 5 种药物的患者比较，接受 5～7 种药物治疗的患者发生药物不良反应的风险增加 1 倍，而接受 8 种以上药物治疗的患者发生药物不良反应的风险增加 4 倍。通过合理用药减少过度治疗、避免药物治疗导致的不良事件，可以大幅提升患者用药安全性。

2. 降低医疗资源浪费 不合理用药造成资源严重浪费和医疗卫生费用

国务院办公厅关于加强三级公立医院绩效考核工作的意见

支出增加。推广合理用药能够改善患者治疗效果，减轻群众用药负担。如在美国联邦医疗救助保险的一组患者（1651例）中，每位患者平均出现7种药物治疗问题，对患者提供药物治疗管理服务后，达到疾病治疗目标的比例从基线的54%提高到80%，每位患者平均节省1594美元，总体节省费用共计2729424美元。

典型案例：某三甲医院通过合理用药提高临床治疗效果，降低患者负担

某三甲医院自2012年9月医改以来，通过多种合理用药举措，在提高患者用药安全、提高临床治疗效果、降低患者负担、减少医保费用支出等方面取得积极效果：在保障住院人次稳定、平均住院日缩短、医院整体运行效率提高、总体医疗服务质量提高的前提下，药品费用呈现逐年降低的趋势。2012—2017年总药费分别为10.01亿元、8.54亿元、8.55亿元、8.47亿元、8.74亿元及8.04亿元，与2012年相比（按15%扣除药品加成），节省的药费分别为1.47亿元、1.46亿元、1.54亿元、1.27亿元与1.97亿元，药品费用节约额占药品采购成本的14.5%~24.5%，每年由药品费用合理控制而为医院带来医保结余达8%~16%。

同时，该三甲医院于2015年开设精准用药门诊，致力于解决患者的用药治疗问题，制定个体化给药方案，确保每一位患者使用最少量、最有效的药物，达到最优化的治疗效果；同时减少药物不良反应，减少药费支出。目前已为2000多名患者实施个体化用药。据精准用药门诊2016年1月至2018年6月数据显示，随机抽样调查706名门诊患者的血脂达标率及血压控制率分别达到75%和82%，较我国高血压控制率16.8%高出4.9倍；较我国高血脂临床达标率25.8%高出2.9倍；不适当用药的干预成功率达93%以上；平均为患者节省药费562.4元/年，人均降低医疗费用357.8元/年。

第二节　药品不良反应监测

随着大量药品的不断上市和人们对健康问题的关注，药品不良反应的危害已经越来越引起社会的重视，开展药品不良反应监测是保障患者用药安全、促进临床合理用药的一项重要工作。

1989年，中国国家药物不良反应监察中心成立，标志着我国的药品不良

反应监测工作开始起步。2001年颁布的《药品管理法》第七十一条明确提出"国家实行药品不良反应报告制度"。同年，国家药品监督管理局下属国家药品不良反应监测中心（又名国家药品评价中心）正式挂牌，相关体系建设与法规办法陆续制定推出，渐呈系列并不断完善（见图4-2-1）。药品不良反应监测体系建设方面，在国家药品不良反应监测中心下，下设省级药品不良反应监测中心，包括全国31个省（自治区、直辖市）、解放军和新疆生产建设兵团的药品不良反应监测中心；相关管理办法细则得以实施，信息化网络报告系统逐步完善（见图4-2-2）。

药品管理法

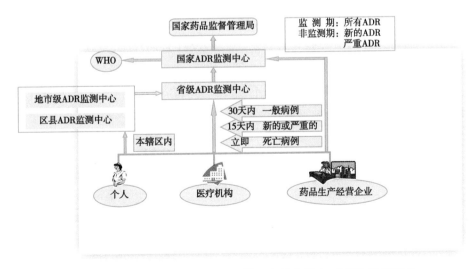

图 4-2-1　国家药品不良反应监测工作发展概要

图 4-2-2　国家药品不良反应监测体系与报告程序、范围和时限要求

《药品不良反应报告和监测管理办法》规定药品生产、经营企业和医疗卫生机构必须指定专（兼）职人员负责本单位的药品不良反应监测和报告工作。2017年，国家药品不良反应监测中心全年收到的药品不良反应报告142.9万例，其中报告人为医疗机构医师、药师、护士的占比88.0%，来自药品经营企业的报告占9.9%，来自药品生产企业的报告占1.8%。为加强药品全生命周期管理，2018年国家药品监督管理局发布了《关于药品上市许可持有人直接报告不良反应事宜》，明确药品上市许可持有人（包括持有药品批准文号的药品生产企业）为不良反应报告主体责任。

药品不良反应报告和监测管理办法

关于药品上市许可持有人直接报告不良反应事宜

一、药品不良反应的定义及分类

药品不良反应（adverse drug reaction，ADR）是指：合格药品在正常用法用量下出现的与用药目的无关的有害反应。该定义排除了超量用药、误用药、滥用药物与用药差错（medication error，ME）等非正常用法用量情况下，以及由于假药或劣药等非合格药品使用过程中产生的药物不良事件（adverse drug event，ADE）。根据定义，药品不良反应和药物不良事件的主要区别是：不良反应是合格药品且在正常用法用量情况下发生的，不良事件是不一定与该药有因果关系。

在现实生活中，药品不良反应的发生率是相当高的，特别是在长期使用或用药量较大时，情况更为严重，甚至可能出现严重的毒副反应。根据不良反应的性质可分为：副作用、毒性作用、后遗效应、首剂效应、继发反应、变态反应、特异质反应、药物依赖性、撤药反应、致癌、致畸、致突变等。

药品不良反应通常根据药品的不良反应与其药理作用之间有无关联性，分为A型和B型两大类（见表4-2-1）。

表4-2-1　常用的A型和B型药品不良反应分类特点比较

特点	A型不良反应	B型不良反应
剂量相关性	相关，可以预测	无关，难以预测
发生率	高	低
致死率	低	高
停药或减量	症状减轻或消失	难以预料

特点	A 型不良反应	B 型不良反应
相关因素	药物或其代谢物、生产工艺等制剂差异，以及药动学、药效学差异	药物或其代谢物、添加剂、增溶剂、赋形剂的存在，以及遗传因素导致的个体差异
举例	苯二氮䓬类药物引起的嗜睡、抗凝血药所致的出血	青霉素引起的过敏性休克、氟烷引起的恶性高热

二、药品不良反应的信息采集与上报

ADR 报告和监测是指 ADR 的发现、报告、评价和控制的过程。我国 ADR 监测采用自发报告方式，报告人按照要求规范填写国家 ADR 监测中心的《ADR/ADE 报告表》，收集范围包括 ADR 和 ADE。围绕医疗机构临床用药的 ADR 自发报告监测工作，经过多年来的实践与强化渐趋规范，而临床试验过程中 ADR/ADE 上报应属于主动监测研究，通常需要待临床观察结束再上报，进而影响报告质量评估。因此，目前已经开始实施的上市许可持有人报告制度中，对生产企业（包括医疗机构制剂室）的不良反应上报相关时间与范围等要求做了针对性调整。

1. 医疗机构的药品不良反应监测与上报

（1）药品不良反应监测的组织架构：医疗机构应当建立药品不良反应报告和监测管理制度，应当设立或者指定机构并配备专职人员，承担本单位的药品不良反应报告和监测工作。医疗机构 ADR 监测组织架构的相关组成详见图 4-2-3。

（2）药品不良反应的处理流程：药品生产、经营企业和医疗卫生机构须指定专（兼）职人员负责本单位的 ADR 监测和报告工作，发现可能与用药有关的 ADR，应详细记录、调查、分析、评价、处理，填写《ADR/ADE 报告表》并按规定时间上报，其中新的或严重的 ADR 应于发现之日起 15 日内报告，死亡病例须立即报告。各级卫生技术人员在 ADR 监测工作中均应履行相应职责。例如配合开展对突发、群发、影响较大并造成严重后果 ADR 的调查、确认和处理；对已确认发生严重 ADR 的药品，及时执行上级部门下发的紧急控制措施。具体流程见图 4-2-4。

（3）药品不良反应信息收集：医疗机构的卫生技术人员有义务和责任按规定记录和报告所发现的 ADR。报告人可填写纸质《ADR/ADE 报告表》，报送至院内 ADR 监测办公室；有条件的医疗机构可通过院内医疗局域网实施电子报告。

ADR/ADE
报告表

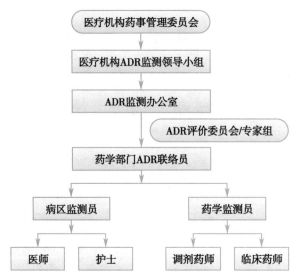

图 4-2-3 医疗机构 ADR 监测组织架构

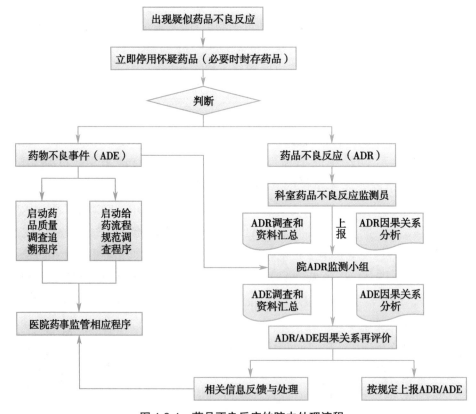

图 4-2-4 药品不良反应的院内处理流程

按照《药品不良反应报告和监测管理办法》要求，对于新上市、重点监测的药品，应本着"可疑即报"的原则报告发生的各种可疑 ADR/ADE。老药则重点报告严重的、新的和罕见的 ADR。而临床试验过程中的 ADR/ADE 上报，应该本着"可疑即报"的原则，主动监测报告发生的各种可疑 ADR/ADE。

《药品不良反应报告和监测管理办法》要求：对于个例报告，对新的、严重的 ADR 应于发现或者获知之日起 15 日内报告，其中死亡病例需立即报告；其他 ADR 应当在 30 日内报告。对于群体不良事件，因涉及人数多、性质和后果更为严重，因此在报告方式上要求以最快速度、最有效的方式报告，例如以电话报告、传真报告等方式报上级监测部门、卫生行政部门。根据事件紧急程度和性质严重程度，必要时可以越级报告。同时填写《药品群体不良事件基本信息表》与《ADR/ADE 报告表》并在线报告。

药品群体不良事件基本信息表

（4）药品不良反应的在线报告：国家药品不良反应监测中心 2002 年开始实施 ADR 网络在线报告，目前使用的新版"国家药品不良反应监测系统"是 2012 年正式上线运行的，在互联网输入网址"www.adrs.org.cn"，即可出现该系统的登录界面，按照各报告单位的授权登录后，即可进行在线报告。

（5）提升不良反应上报质量的改革措施：药物不良反应上报工作应建立有效机制，保证上报质量。

1）医疗机构应设立不良反应监测中心。二级以上医疗机构应设立 ADR 监测中心或由其药事管理委员会下设 ADR 监测委员会，建章立制，协调领导全院 ADR 逐级上报、评价、汇总工作，指导药剂科和相应科室开展 ADR 监测工作。建立并健全各 ADR 监测部门的岗位职责和工作制度是医疗机构开展 ADR 监测各项工作的基础。

2）药学部（药剂科）应设立 ADR 监测工作管理小组，该小组与 ADR 监测中心或药事管理委员会 ADR 监测委员会分工协作，协调全院 ADR 的收集、整理、论证、上报工作，研究指导临床一线收集 ADR 情报的措施、方式、方法。

3）药学部（药剂科）下属科室人员与临床医护人员搭建 ADR 监测责任小组，其小组专门负责联络分析近期 ADR 动态评估，如实逐级上报，主动开展 ADR 的各项基础工作。

4）优化现有管理方法，如采用策划（plan）、实施（do）、检查（check）和处理（act），即 PDCA 循环管理方法提高不良反应上报质量，推动药品不良反应监测工作的开展。

2. 生产企业的 ADR 采集与报告　2018 年，国家药监局颁布了《个例药品不良反应收集和报告指导原则》，适用于上市许可持有人（包括持有药品批准证明文件的生产企业）开展个例药品不良反应的收集和报告工作要求。其报告范围为患者使用药品发生与用药目的无关的有害反应，无法排除反应与药品存在相关性的，均应按照"可疑即报"的原则报告；报告时限开始日期为上市许可持有人或其委托方首次获知该个例不良反应。

个例药品不良反应收集和报告指导原则

三、药品不良反应与药源性疾病

药源性疾病（drug-induced disease，DID）是指药物或药物相互作用所引起的与治疗目的无关的不良反应，致使机体某一（几）个器官或某一（几）个局部组织产生功能性或器质性损害而出现的各种临床症状。药品不良反应与药源性疾病的区别见表 4-2-2。临床上出现药源性疾病后的具体处理原则：①及时停药，祛除病因；②加速排泄，延缓吸收；③使用拮抗药；④过敏反应必须争分夺秒，就地抢救治疗；⑤治疗受损的器官可按疾病诊疗技术操作常规执行；⑥其他相应对症处理；⑦填写《ADR/ADE 报告表》并按程序上报。

表 4-2-2　药品不良反应与药源性疾病的区别

区别	药品不良反应	药源性疾病
停药或减量	停止或减轻	持续或发展
持续时间	短	长
对症治疗	不需要	需要
严重程度	轻	重
原患病影响	无	有
预后	好	差

四、药品不良反应案例解析

加强药品全生命周期管理、基于 ADR 监测有效筛选风险信号、采取必要的风险管理措施能够减轻 ADR 相关损害，但并不能完全规避 ADR 的发生。ADR 监测相关人员应当掌握用药风险监测相关知识、了解风险管理措施、强化风险监控意识，以及时发现 ADR 并按照正确的流程予以处置。例如，盐酸左氧氟沙星属于第三代氟喹诺酮类抗菌药物，文献中多见其 ADR 案例报道；其严重不良反应主要为过敏性休克、过敏反应，以及涉及呼吸、神经、循环、消化系统等反应；美国 FDA 也多次发布过涉及氟喹诺酮类药物的安全通报，如限制氟喹诺酮类药物治疗非复杂感染、修改说明书等。国内近年来涉及该药及其所属的氟喹诺酮类药物相关的合理用药风险管理措施包括 3 次 ADR 通报及说明书修改等。

典型案例：盐酸左氧氟沙星注射液致过敏性休克案例解析

病历资料：患者女，54 岁，无过敏史，2018 年 12 月 5 日因多器官功能衰竭入院治疗。11：40 予左氧氟沙星注射液 0.2g+ 生理盐水 100ml 静滴，输入约 20ml 后，11：53 患者突发全身红斑，呼吸 27 次 /min，氧饱和度 73%，脉搏 121 次 /min，体温 36℃，血压 105/57mmHg，停药予地塞米松、10% 葡萄糖酸钙、右旋糖酐，12：06 气管插管并予肾上腺素 1mg、间羟胺 100mg，随后患者好转。

关联性评价：很可能。

风险管理措施：文献可见盐酸左氧氟沙星注射液致过敏性休克的报道；美国 FDA 也多次发布安全通报，如限制氟喹诺酮类药物治疗非复杂感染、修改说明书等。回顾国内近年来涉及该药及其所属的氟喹诺酮类药物，国家药品评价中心先后 3 次发布 ADR 通报，分别是 2009 年 5 月 21 日（第 22 期）警惕左氧氟沙星、双黄连注射剂的严重不良反应、2011 年 1 月 21 日（第 35 期）关注喹诺酮类药品的不良反应、2013 年 11 月 25 日（第 58 期）关注氟喹诺酮类药品的严重不良反应，以及国家食药监总局 2017 年 6 月 21 日发布的（2017 第 79 号文）《总局关于修订全身用氟喹诺酮类药品说明书的公告》。

风险关注提示：①临床用药前要详细询问患者既往过敏史及家族史，对任何一种氟喹诺酮类抗菌药物过敏者禁用，有青霉素过敏史及过敏体质者慎用；②输液时浓度不宜太高，首次输液速度不宜太快；③严格掌握剂量、疗程；④在病情许可的情况下，应尽量减少合并用药；⑤在用药过程中密切观察异常情况的发生，做好必要的急救措施，出现不良反应后应立即停药，及时给予对症处理。

随着我国医疗事业的发展，伴随而来的不合理用药现象越来越多，为降低药品不良反应和药源性疾病的发生率，须通过加强用药管理和宣传教育等手段提升用药合理水平。

第三节 公众用药教育与传播策略

一、提高公众合理用药科学素养

2008年开始，我国将居民健康素养评价指标纳入到国家卫生事业发展规划之中，作为综合反映国家卫生事业发展的评价指标。2013年，国家卫生计生委等3部门发布《关于加强合理用药健康教育工作的通知》（国卫办宣传函〔2013〕288号），确定了"能不用就不用，能少用就不多用；能口服不肌注，能肌注不输液"等合理用药十大原则，为我国合理用药工作的推进指明发展方向。国家卫生管理部门开展全国居民健康素养调查情况见图4-3-1。

关于加强合理用药健康教育工作的通知

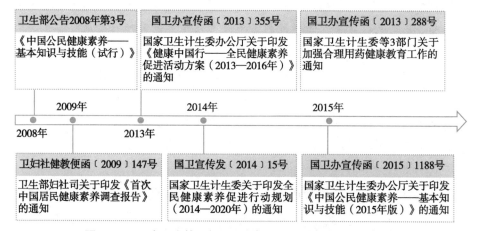

图4-3-1 国家卫生管理部门开展全国居民健康素养调查情况

近年来，中国居民健康素养水平呈持续上升态势（图4-3-2）。但是，在"安全与急救""科学健康观""健康信息""传染病防治""慢性病防治""基本医疗"6类健康问题素养中，包括合理用药在内的基本医疗素养仅为15.34%，排在最末（图4-3-3）。结果显示，当前我国城乡居民用药安全意识还较为薄弱，用药基本科学知识相对不足，用药行为不规范的现象仍普遍存在。

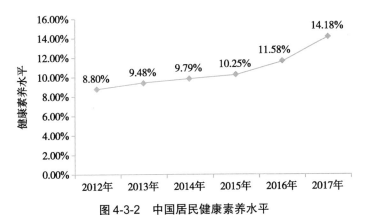

图 4-3-2　中国居民健康素养水平

（来源：2018 年 11 月"健康中国"微信公众号的《2017 年中国居民健康素养监测结果发布》）

▶ 六类健康问题素养

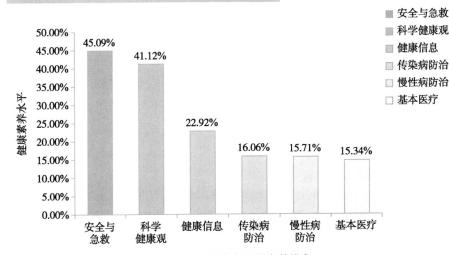

图 4-3-3　6 类健康问题素养排名

（来源：2018 年 11 月"健康中国"微信公众号的《2017 年中国居民健康素养监测结果发布》）

二、合理用药科普人才队伍培养

1. 合理用药科普人才队伍培养　2010 年，中国科协组织制定了《科普人才发展规划纲要（2010—2020 年）》，提出到 2020 年，要培养和造就一支规模适度、结构优化、素质优良的科普人才队伍。建设形成一批科普人才培养和培训基地，建立健全有利于科

科普人才发展规划纲要（2010—2020 年）

普人才队伍建设和发展的体制与机制。

同年，中国科协印发了《中国科协关于加强人才工作的若干意见》，指出按照"面向基层，专兼并重，提升能力，服务全民"的原则，大力培养面向农村、城镇社区、企业和青少年的基层一线科普人才，努力造就一支规模适度、结构优化、素质优良的科普人才队伍。

关于印发中国科协关于加强人才工作的若干意见的通知

2. 合理用药科普志愿者队伍建设 2008 年，中央精神文明建设指导委员会印发了《中央文明委关于深入开展志愿服务活动的意见》。意见指出，要广泛普及志愿理念，大力弘扬志愿精神，着力壮大志愿者队伍，着力完善志愿服务体系，着力建立志愿服务社会化运行模式，推动志愿服务有一个新的更大发展，使更多的人成为志愿者，使更多的志愿者成为良好社会风尚的倡导者，成为社会主义精神文明的传播者、实践者。

中央文明委关于深入开展志愿服务活动的意见

3. 合理用药科普志愿者队伍的管理与培训机制 2013 年，共青团中央根据团十七大及《中国青年志愿者行动发展规划（2014—2018）》要求，对 2006 年颁行的《中国注册志愿者管理办法》进行了修订。新修订的《办法》从注册条件、注册机构、注册程序、权利和义务、激励和表彰等方面进一步规范了注册志愿者管理工作，对于推动志愿服务项目化运作、社会化动员、制度化发展，深化青年志愿者行动具有重要意义。

共青团中央关于修订印发《中国注册志愿者管理办法》的通知

民政部也在 2013 年发布了《民政部关于印发〈中国社会服务志愿者队伍建设指导纲要（2013—2020 年）〉的通知》（民发〔2013〕216 号）。根据《纲要》，我国将从规范招募注册、深化教育培训、加强记录管理、完善评价激励、加快平台建设、推进服务开展等六方面进一步加快社会服务志愿者队伍建设，推进志愿服务规范化、制度化、常态化发展。

民政部关于印发《中国社会服务志愿者队伍建设指导纲要（2013—2020 年）》的通知

2016 年，中共中央宣传部等 8 部门联合印发了《关于支持和发展志愿服务组织的意见》，指明了我国志愿服务组织的发展方向，为志愿服务健康持续深入发展奠定了政策基础。提出到 2020 年，基本建成与经济社会发展相适应，布局合理、管理规范、服务完善、充满活力的志愿服务组织体系。

关于支持和发展志愿服务组织的意见

三、合理用药宣传教育

1. 在疾病诊治工作中的合理就医用药 在临床用药过程中，医疗机构和医务人员应该积极主动开展针对患者及其家属的合理用药健康教育工作，宣传国家基本药物制度，讲解合理用药常识，引导公众合理就医用药。

当前，不少医疗机构通过设置合理用药宣传栏、播放宣传视频等，营造健康科普教育的宣传氛围。有的医疗机构还设立"用药咨询中心"，为患者提供常态化、多层次的药学专业服务。北京市医管局已推动22家市属医院全部设置临床药师及用药咨询中心，为患者提供政策宣传和解读，以及用药咨询和指导服务。

2. 社会组织开展的合理用药宣教活动 全国学会是科普工作的重要社会力量，通过全国学会、社会组织的资源优势和社会志愿者的人员力量，突破各单位组织职能的局限，实施跨地区、跨行业、跨学科的联系与合作。通过多方联合，推动资源整合，打造科普合力，拓展合理用药科普宣传的深度和广度，提高合理用药科普宣传的质量和效果。

3. 药师在指导公众合理用药中的作用 药师应充分发挥药学专业水平，采取切实可行的科普措施，给予公众正面的教育和引导，加强对公众用药环节的指导，从而降低因不合理用药导致的药物不良反应或药害事件的发生，做到为公众的安全用药保驾护航。

4. 健康教育专业机构组织的公众用药教育活动《国家基本公共卫生服务规范（第三版）》"健康教育服务规范"条目里将"开展公众健康咨询活动""举办健康知识讲座"等列为服务形式。健康教育专业机构可通过专题宣教、巡讲等，向群众宣传国家基本药物制度，普及合理用药知识。各级健康教育专业机构可以根据合理用药健康教育核心信息，结合实际，确定健康教育的具体内容，制作适宜的传播材料。

国家基本公共卫生服务规范（第三版）

四、新媒体与合理用药

近年来，互联网技术迅速发展，媒体形态多种多样，应在巩固传统媒体阵地的同时，引导新兴媒体力量，《关于加强合理用药健康教育工作的通知》要求"充分利用大众传媒和新兴媒体做好舆论引导"。

1. 合理用药知识和技能的普及　新闻媒体担负着传播合理用药知识、传授合理用药技能、监督不合理用药行为、提高全民健康素养的责任。

第一，围绕药品领域的热点话题和药品监管部门的重点工作，开展公众用药教育，及时发布权威消息和辟谣内容。

第二，以新闻发布会等形式，定期向社会发布合理用药宣传教育活动中的重要事件和信息。

第三，充分发挥药师、药学专家及相关专业团体的作用，组织专家与媒体座谈，撰写合理用药相关主题文章。

国家药监局
"全国安全
用药月"活
动宣传工作

2. 健康信息和药品广告的有效管理　随着信息传播渠道的日趋多元化，公众在生活中遇到虚假健康信息的情况逐渐增多，面对虚假医药健康信息和广告，加强媒体管理和信息监测是重中之重，一方面对网站、微博、论坛、微信等进行信息监测，及时发布权威的辟谣信息，给予正确引导；另一方面，持续不断产出权威科学的科普内容，使公众能够获得正确的健康用药知识。

3. 药品安全事件的科学理性解读　药品安全事件具有突发性和不确定性，一旦发生，应配合政府部门的舆情应急联动处置工作机制，由媒体及时发布权威信息，核实并解决公众反映的问题，予以积极回应和正面引导；对于不实和负面信息，及时澄清并发布准确信息，增强公众信心。

典型案例：2018年"长春长生疫苗事件"的媒体效应

新闻媒体发挥正确的舆论导向作用，对妥善处理公共安全突发事件尤为重要。2018年7月"长春长生疫苗事件"发生后，问题疫苗曝光，在自媒体平台展开了激烈讨论，舆情迅速发酵。在实际传播中出现了信息庞杂、新闻表述不客观、夸张式报道等问题。一些文章全盘否定中国疫苗，或将毒疫苗与失效疫苗混为一谈，误导受众。

随着事件相关处理结果的公布，《人民日报》等主流媒体及搜狐等门户网站的报道介入，医学专家积极解答疫苗接种相关问题，告诫民众不能"谈疫苗色变"，舆论逐渐趋于理性。

（刘丽宏　郭代红　周颖玉　马　卓　裴　婕　杨　辉）

参 考 文 献

[1] World Health Organization. How to Investigate Drug Use in Health Facilities：Selected Drug Use Indicators［J］［EB/OL］．［2017-11-16］http://apps.who.int/iris/bitstream/10665/60519/1/WHO_DAP_93.1.pdf.

[2] 唐镜波，袁进．基本药物 - 基本医疗卫生服务 - 合理用药的实践与依存性［J］．中国药房，2010，（12）：1065-1069.

[3] LAING R O. Rationaldrug use：an unsolved problem［J］．Tropical Doctor. 1990，20（3）：101-103.

[4] World Health Organization. Promoting rational use of medicines：corecomponents［EB/OL］．http://apps.who.int/medicinedocs/pdf/h13011e/h3011e.pdf.

[5] 罗伯特 J. 奇波利，琳达 M. 斯特兰德，彼得 C. 莫利．药学监护实践方法：以患者为中心的药物治疗管理服务［M］．北京：化学工业出版社，2016.

[6] GOLDBERG R M，MABEE J，CHAN L，et al.Drug-drug and drug-disease interactions in the ED：analysis of a high-risk population［J］．Am J EmergMed. 1996，14（5）：447-450.

[7] ONDER G，PETROVIC M，TANGIISURAN B，et al.Development and validation of a score to assess risk of adverse drug reactions among in-hospital patients 65 years or older：the GerontoNet ADR risk score［J］．Arch Intern Med. 2010，170（13）：1142-1148.

[8] 国家卫生健康委卫生发展研究中心．2018 年中国卫生总费用研究报告．北京：卫生部卫生经济研究所，2018.

[9] ISETTS B J，SCHONDELMEYER S W，ARTZ M B，et al.Clinical and economic outcomes of medication therapy management services：the Minnesota experience［J］．J Am Pharm Assoc.2008；48（2）：203-211.

[10] 杨长青．医院药学［M］．北京：中国医药科技出版社，2019.

[11] 曾繁典，郑荣远，詹思延，等．药物流行病学［M］．2 版．北京：中国医药科技出版社，2016.

[12] 黄翠丽，郭代红，朱曼，等．军队医院 310 例喹诺酮类药物严重药品不良反应 / 事件报告分析［J］．中国药物应用与监测，2018，15（1）：28-31.

[13] 药品不良反应信息通报（第 22 期）- 警惕左氧氟沙星、双黄连注射剂的严重不良反应．国家药品不良反应监测中心（2009.5.21）．国家食品药品监督管理总局．药品不良反应信息通报（第 22 期）警惕左氧氟沙星、双黄连注射剂的严重不良反应［EB/OL］．http://samr.cfda.gov.cn/WS01/CL1989/38014.html［2019-12-11］.

[14] 药品不良反应信息通报（第 35 期）- 关注喹诺酮类药品的不良反应．国家药品不良反应监测中心（2011.1.21）．国家食品药品监督管理总局．药品不良反应信息通报（第 35 期）关注喹诺酮类药品的不良反应［EB/OL］．http://samr.cfda.gov.cn/WS01/CL1989/57994.html［2019-12-11］.

[15] 药品不良反应信息通报（第 58 期）- 关注氟喹诺酮类药品的严重不良反应．国家药品

不良反应监测中心(2013.11.25). 国家食品药品监督管理总局. 药品不良反应信息通报(第58期)关注氟喹诺酮类药品的严重不良反应[EB/OL]. http://samr.cfda.gov.cn/WS01/CL1989/94324.html[2019-12-11].

[16] 关于修订全身用氟喹诺酮类药品说明书的公告. 前国家食药监总局(2017)第79号国家食品药品监督管理总局. 总局关于修订全身用氟喹诺酮类药品说明书的公告(2017年第79号)[EB/OL]. http://samr.cfda.gov.cn/WS01/CL1706/174528.html[2019-12-11].

第五章

短缺药品监测预警与应对

第一节　概　　述

一、短缺药的定义、成因及分析

（一）短缺药概念界定

药品短缺是全球普遍面临的难题，各国对此都十分关注，并对短缺药品的概念进行了界定，本节将从典型国家和国内学者及政策文件的视角分析、界定短缺药品的概念。

1. 国外临床短缺药品的概念界定

（1）美国药品短缺的界定：详见图 5-1-1。

《药品短缺管理指南》（ASHP Guidelines on Managing Drug Product Shortages）	● 发布主体：医院药剂师协会（American Society of Hospital Pharmacists，ASHP） ● 定义：药品供应链的问题，该问题会对医院的药品使用和分配产生影响，或者必须使用替代药品时对患者造成的影响
药品短缺计划（Drug Shortage Program，DSP）	● 发布主体：药品审评与研究中心（Center for Drug Evaluation and Research，CDER） ● 定义：FDA所监管的药品，其临床所有可替代品种都不能满足现有或潜在需求的状况视为药品短缺
《药品短缺管理政策及程序指南》（Manual of Policies and Procedures-Drug Shortage Management，MaPP 4190.1 Rev.3）	● 发布主体：药品审评与研究中心（CDER） ● 定义：在一段时间内药品供应不能满足美国现有需求或预期需求的情况

图 5-1-1　美国药品短缺的界定

（2）欧盟临床短缺药品的界定主要强调两方面：临床使用和替代产品的可获得性，详见图 5-1-2、图 5-1-3。

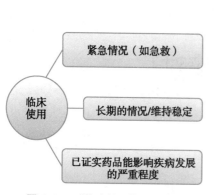

图 5-1-2 "临床使用"可能情况

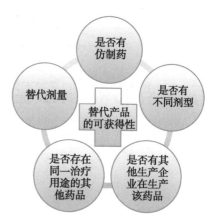

图 5-1-3 评价"替代产品的可获得性"考虑因素

2. 国内临床短缺药品的概念界定　国内短缺药品的概念散落在各省出台的相关政策文件中，或者由国内部分学者在研究中予以界定，尚未形成权威的、统一的临床短缺药品概念。

（1）学术研究中的界定：详见表 5-1-1。

表 5-1-1　学术研究中临床短缺药品概念界定

界定标准	界定情况
断货时间	被调查的医院临床应用的药品连续 3 个月以上没有，或者在最近 1~2 年时断时续，不能保证正常使用，且对临床治疗造成不便或者严重影响的药品。
	断货时间超过 1 个月以上、不能满足临床需求的情况视为短缺
临床需求	①一般性短缺药品：临床有可替代的同类药品。 ②医疗必需的短缺药品：用于治疗或预防严重的或威胁生命的疾病，除该药品外，没有其他充足的可替代药物或替代治疗可使用。
	治疗某种疾病具有相同或相近疗效的临床必需药品中价格低廉或需求量小的药品，属于廉价药品范畴，紧密贴近大众的药品需求，这种短缺在部分地区会一定程度影响临床用药
供需矛盾	①短期性短缺：由于药品市场需求的突然增加，生产厂家在短期内无法提供足够的药品所致。 ②长期性药品短缺：市场长期缺乏某一种药品，生产厂家出于某种原因不愿意生产提供足够的药品所致。
	全部生产厂家所生产的药品（即市场供给）不能满足医疗卫生消费者的需要（即市场需求）。
	在一段时间内药品供应无法满足实际或潜在的市场需求，且没有替代药品或替代药品无法及时获得

续表

界定标准	界定情况
综合临床需求和供需矛盾	①绝对短缺药品：临床上需求但是药品生产或经营企业没有生产或经营该种类的药品。 ②相对短缺药品：临床上需求且在制药企业有生产或经营该种药品，却存在供应不足的情况。目前，绝对短缺药品几乎不存在，药品短缺大部分属于相对短缺现象。
	临床必需、在一定时间内不能正常供应的药物品种、包括用量不确定、价格低廉、企业不常生产和在本区域经常性供应短缺的药物品种

（2）政策文件中的界定

1）国家层面发布的短缺药品概念：如表 5-1-2 所示。

表 5-1-2　国家层面发布的短缺药品概念

发文日期	发文机关	政策文件	短缺药定义
2017 年 11 月	国家发展改革委	《短缺药品和原料药经营者价格行为指南》（2017 年第 20 号）	短缺药品和原料药是指在一定区域内不能正常供应的药品，包括中药材、中药饮片、中成药、抗生素、生化药品、放射性药品、血清、疫苗、血液制品和诊断药品等，以及用于生产药物制剂的化学或者天然原料
2018 年 2 月	工信部、国家卫生健康委、国家发展改革委、食药监总局	《关于组织开展小品种药（短缺药）集中生产基地建设的通知》（工信部联消费〔2018〕21 号）	小品种药（短缺药）是指临床必需、用量小、市场供应不稳定、易出现临床短缺的药品

　　2019 年 7 月 29 日，国家卫生健康委组织制定了《医疗机构短缺药品分类分级与替代使用技术指南》（国卫办药政函〔2019〕625 号），指导医疗机构对临床必需的短缺药品进行分类分级评估。文件将短缺药品分为临床必需不可替代、临床必需且可替代（或不可完全替代）两个类别，并对临床必需性和可替代性的分类标准进行了具体说明（图 5-1-4）。同时制定了短缺药品分级标准，即在短缺

药品恢复供应前,根据本机构现有库存和恢复供应的预期时间,将短缺程度分为三级:①一级短缺,指连续 6 个月及以上不能正常供应;②二级短缺,指连续 3 个月及以上不能正常供应;③三级短缺,指连续 1 个月及以上不能正常供应。

临床必需性
1. 用于诊疗危及生命或严重损害生存质量的疾病
2. 可挽救生命、治愈疾病或显著延缓疾病进展,包括用于上述疾病的诊断
3. 使用中断对临床诊疗工作和患者健康结局影响显著

可替代性
1. 有与该药品通用名相同、但生产企业不同的其他药品
2. 有与该药品化学成分相同的其他药品
3. 有与该药品药理学作用分类相同的其他药品
4. 有与该药品临床诊疗效果相似的其他药品若短缺药品与具有上述属性的药品相比,因剂型、规格或给药途径等原因在临床应用、诊疗效果或特殊人群治疗应用等方面存在明显差异,应当视为不可完全替代的药品

图 5-1-4　国家卫生健康委发布的短缺药品分类标准

2)地方层面:通过对地方政策相关文件的梳理,发现各地对短缺药品的定义及分类存在差异(表 5-1-3)。

表 5-1-3　地方层面发布的短缺药品概念

发文日期	省份	政策文件	短缺药品定义	分类原则
2013 年 11 月	甘肃	《关于对甘肃省急救短缺低价和直接挂网药品目录进行公示的函》(甘卫药政函〔2013〕596 号)	临床必需、在一定时间内不能正常供应的基本药物品种,包括用量不确定、价格低廉、企业不常生产和在本区域经常性供应短缺的药物品种	根据基本药物短缺品种供应情况,分为两类①一类短缺:企业因素(如原料供应、企业改造停产)等导致;②二类短缺:价格因素导致
2013 年 3 月	江苏	《关于做好短缺药品供应保障工作的通知》(苏卫药政〔2013〕2 号)		根据短缺药品的供应情况,分为三类①一类短缺药品:连续 6 个月及以上不能正常供应的药品;②二类短缺药品:连续 3 个月及以上不能正常供应的药品;③三类短缺药品:是指连续 1 个月及以上不能正常供应的药品

续表

发文日期	省份	政策文件	短缺药品定义	分类原则
2016年3月	辽宁	《关于加强短缺药品监测预警和供应保障工作的通知》(辽卫办发〔2016〕53号)		
2014年7月	北京	《北京市药品集中采购短缺药品目录调整制定办法(试行)》	除毒麻精放药品、疫苗、饮片、计划生育药品、艾滋病药品等国家特殊管理药品外,医疗机构临床必需、疗效确切、供应紧张,可通过直接挂网采购、定点生产、政府储备等特殊方式配备使用的药品	无
2016年6月	山东	《山东省短缺药品监测工作方案》(鲁卫药政发〔2016〕1号)	一定时期内不能正常供应、影响群众疾病防治需求的药品	根据实际供应情况,分为三类①一类短缺药品:断货;②二类短缺药品:正常需求下单,供应量不足或不及时,月到货率低于60%;③三类短缺药品:在已知缺货情况下,少量下单少量供货
2017年9月	新疆	《新疆维吾尔自治区建立短缺药品供应保障机制实施方案》(新卫药政发〔2017〕2号)	无	根据短缺药品特性和临床作用,分为五类:价格低廉药品、临床(急)抢救药品、中毒解救特效药品、妇儿专科和其他类药品

续表

发文日期	省份	政策文件	短缺药品定义	分类原则
2018年 6月	青海	《关于贯彻青海省短缺药品供应保障方案的通知》(青卫药械〔2018〕2号)	依法经过批准上市、临床必需且不可替代或者不可完全替代，在一定区域内不能满足临床当前或者预期用量需求，并因供应不充分极易产生重大临床风险的药品	根据短缺药品供应情况，分为三类①一类短缺药品：连续6个月及以上不能正常供应的药品，或者连续3个月及以上不能正常供应的急抢救药品；②二类短缺药品：连续3个月及以上不能正常供应的药品；③三类短缺药品：连续1个月及以上不能正常供应的药品

对上述地方层面发布的短缺药品概念归纳总结，发现使用最多的定义和分类原则见图 5-1-5。

定义
- 临床必需、在一定时间内不能正常供应的基本药物品种，包括用量不确定、价格低廉、企业不常生产和在本区域经常性供应短缺的药物品种

分类原则
- 根据短缺药品的供应情况，分成三类：
- ①一类短缺药品：连续6个月及以上不能正常供应的药品
- ②二类短缺药品：连续3个月及以上不能正常供应的药品
- ③三类短缺药品：连续1个月及以上不能正常供应的药品

图 5-1-5　地方层面发布的短缺药品概念中使用最多的定义和分类原则

3. 临床短缺药品概念的界定要素　通过上述分析，本书认为临床短缺药品是指临床必需、使用效果好、难以被其他药品替代，供应不足会影响到患者用药可及性的药品(图 5-1-6)。

（二）国内短缺药现状

我国国内短缺药的波及范围及呈现特点如图 5-1-7 所示。

2018 年甘肃省短缺药品目录

2018 年内蒙古自治区短缺药品清单

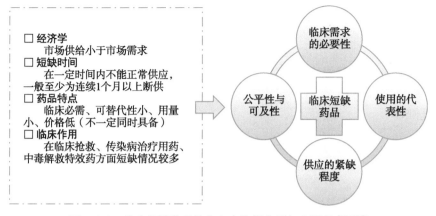

图 5-1-6　临床短缺药品的多角度特征分析与主要考虑要素

波及范围 省级短缺与全国性短缺并存，且严重于全国性短缺	现象：大部分药品尚未呈现全国性短缺，多为省内短缺，且各省市共同的短缺品规较少	通过对甘肃省、内蒙古自治区短缺药品目录进行统计分析，结果显示，2018年甘肃省（二维码050110）共有154个品规纳入短缺药品目录，内蒙古自治区（二维码050111）有58个品规纳入短缺药品清单，而仅有22种药品在两省均出现短缺
	省级差异影响因素：①各地对药品短缺的界定；②各地用药习惯与临床需求；③各省影响药品短缺的因素如药品采购政策及配送情况的影响程度	
治疗领域 不同治疗领域均存在药品短缺现象	现象：短缺药品广泛分布在各个治疗领域，未出现某个领域集中短缺	
	体现：并非因我国疾病谱变化造成，也不是某领域、某疾病、某种治疗策略导致的用药短缺	
价值体现 主要为廉价药、常用特效药、罕用药	廉价药：葡萄糖酸钙 常用特效药：注射用苄星青霉素 罕用药：博莱霉素、平阳霉素	一项针对全国24个省/市468家医疗机构短缺药品监测点统计数据的研究显示，低价药品的占比为30%~50%，平均占比为38.52%
	原因：政策、市场机制等因素的限制使得这些药品无法充分发挥其良好的临床治疗作用，体现其临床价值	

图 5-1-7　我国临床药品短缺主要特征分析

（三）临床药品短缺原因分析

解决临床药品短缺问题需要对症下药，首先找到短缺原因，相应采取措施才能事半功倍，以下案例成功的关键即在于对临床药品短缺准确的原因分析。

案例讨论：巯嘌呤短缺事件

案情简介：

> 巯嘌呤用于治疗儿童急性淋巴细胞白血病
> 2016年与2017年国内该药品出现短缺

焦点问题：

对应疾病发病率小 临床用量小	价格与利润较低 企业生产积极性不高	生产厂家少，因GMP与 原料药价格上涨停产

解决方式：

> 监管部门介入，"特事特办"，
> 指定厂商生产巯嘌呤

案例启示：监管部门应当发挥兜底的保障作用
　　　　　根据供需变化，确定合理的药品价格

　　临床药品短缺的原因错综复杂，下文将从各利益主体角度出发，总结归纳临床药品短缺原因。

　　1. 各利益主体原因分析　临床药品短缺是多种因素共同作用的结果，涉及研发、生产、流通、使用、监管等诸多环节的多个利益主体，如图 5-1-8 所示。

临床药品短缺各利益主体原因分析及示例

研发者	药品生产企业	药品流通企业
➢ 研发积极性不足（研发成本高/市场需求小）	➢ 原辅料价格上涨，或单一货源供应 ➢ 生产技术限制、生产设备更新、车间厂房升级改造 ➢ 生产条件不符合GMP要求 ➢ 药品价格过低 ➢ 药品需求量不大	➢ 与医疗机构间信息沟通不畅 ➢ 独家代理品种 ➢ 部分药品市场需求量小、价格低，存在储存过期风险

各级医疗机构	消费者/患者	政府相关部门
➢ 采购目录不合理 ➢ 内部药品存货管理意识弱 ➢ 药品调配效率低 ➢ 采购部门与供应商的反馈问题 ➢ 应急供货措施欠缺	➢ 用药习惯的影响 ➢ 药品供应信息相对封闭	➢ 审评审批周期较长 ➢ 招标采购等价格政策影响

图 5-1-8　临床药品短缺各利益主体原因

　　2. 短缺原因归纳总结　上文从各主体层面对药品短缺的因素进行了列举与分析，总体大致可归结为四类（表 5-1-4）。

表 5-1-4　药品短缺原因

主要因素	具体原因
生产性因素	①原材料供应短缺 ②生产能力不足有待提高 ③药品利润过低
政策性因素	短缺药品扶持配套政策，如审评审批政策、价格政策还不完善
机制性因素	①药品购销机制的限制导致药品供应信息的相对封闭，包括企业与医疗机构信息沟通不畅、消费者的药品使用观念未能及时更新 ②医疗机构采购应急能力不足 ③医疗机构采购使用低价药、特效药等药品的动力不足
投机和垄断因素	药品为独家生产品种或独家代理品种

二、短缺药品供应保障的目标和意义

（一）短缺药品供应保障的目标

2017 年 6 月 28 日，国家卫生计生委、国家发展改革委等 8 部门联合发布的《关于改革完善短缺药品供应保障机制的实施意见》（国卫药政发〔2017〕37号）指出：短缺药品供应保障的目标分为两个阶段（图 5-1-9）。

短期目标
- 建立短缺药品信息收集和汇总分析机制
- 完善短缺药品监测预警和清单管理制度
- 初步建成基于大数据应用的国家药品供应保障综合管理平台和短缺药品监测预警信息系统
- 健全部门会商联动机制，初步建立国家、省、市、县四级监测预警机制和国家、省两级应对机制

长期目标
- 逐步实现药品供应保障综合管理和短缺监测预警信息资源的共享共用
- 建立成熟稳定的短缺药品实时监测预警和分级应对体系
- 构建短缺药品信息收集、汇总分析、部门协调、分级应对、行业引导"五位一体"工作格局，形成具有中国特色的短缺药品供应保障制度

图 5-1-9　短缺药品供应保障目标

（二）短缺药品供应保障的意义

完善短缺药品供应保障体系对于保障群众用药、维护人民健康权益具有重要意义，对国家药物政策及其他药品供应保障体系的完善、三医联动改革与医药行业供给侧结构性改革具有重要推动作用（图 5-1-10）。

三、重点工作任务和职责分工

根据国务院办公厅于 2019 年 9 月 25 日发布了《国务院办公厅关于进一步

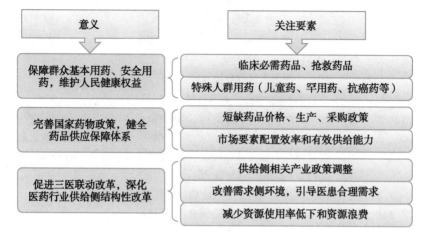

图 5-1-10 短缺药品供应保障的意义

做好短缺药品保供稳价工作的意见》（国办发〔2019〕47 号），其中我国短缺药品供应保障重点工作任务和职责分工见表 5-1-5～表 5-1-10（表中"相关部门"中"负责"排在第一位的为牵头单位，"分别负责"指有关单位按职责分别牵头）。

（一）提高监测应对的灵敏度和及时性

表 5-1-5 提高监测应对的灵敏度和及时性措施

重要关键点	具体内容	相关部门
加强协同监测	搭建国家短缺药品多源信息采集平台，国家短缺药品供应保障工作会商联动机制（以下简称国家联动机制）牵头单位会同工业和信息化、医疗保障、药品监督管理等各相关部门建立协同监测机制，实现原料药和制剂在注册、生产、采购、价格等方面的信息联通共享，细化可操作的监测和预警标准，实时动态监测预警并定期形成监测报告，加强协同应对	国家卫生健康委员会、各相关部门、各省级人民政府负责
完善分级应对	省级联动机制牵头单位要在规定时限内组织核实监测发现的短缺或不合理涨价线索并根据情况协调应对。省级不能协调解决的，要在规定时限内向国家联动机制牵头单位报告。国家联动机制牵头单位收到报告或监测发现线索后，要在规定时限内组织核实并根据情况协调应对。国家联动机制牵头单位要及时细化完善国家和省级组织核实和应对工作的职责范围、时限、工作流程等要求	国家卫生健康委员会、各相关部门、各省级人民政府分别负责
实施分类处置	对于部分替代性差、企业生产动力不足、市场供应不稳定的短缺药品，采取加强小品种药（短缺药）集中生产基地建设、完善和落实集中采购政策、强化储备等方式保障供应	工业和信息化部、国家医保局等分别负责

重要关键点	具体内容	相关部门
	对确定无企业生产或短时期内无法恢复生产的短缺药品，由国家联动机制牵头单位及时会商相关部门和地方，采取促进企业恢复生产、加快药品注册审批、组织临时进口采购等方式保障供应	国家卫生健康委员会、工业和信息化部、生态环境部、海关总署、国家药监局等负责
	对因超标排放等环保因素需要停产整治的短缺药品原料药或制剂生产线，依法给予合理的生产过渡期	生态环境部负责
做好短缺药品清单管理	国家实行短缺药品清单管理制度，具体办法由国家卫生健康委会同国家药监局等部门制定。国家和省级联动机制牵头单位分别会同各成员单位制定国家和省级临床必需易短缺药品重点监测清单和短缺药品清单并动态调整。对清单中的药品重点监测、动态跟踪，将市场供应充足、能够形成有效竞争的药品适时调出清单。对短缺药品清单中的药品，由各相关部门和地方按职责及时做好应对	国家卫生健康委员会、各相关部门、各省级人民政府分别负责
实施短缺药品停产报告	省级联动机制牵头单位对省级短缺药品清单中的药品进行评估，认为需进行停产报告的，按规定及时报告国家联动机制牵头单位。国家联动机制牵头单位会同相关部门综合论证省级上报的药品和国家短缺药品清单中的药品，对确需进行停产报告的短缺药品，应向社会发布公告并动态调整。药品上市许可持有人停止生产短缺药品的，应按照规定向国务院或省级人民政府药品监督管理部门报告，药品监督管理部门接到报告后按规定及时通报同级联动机制牵头单位。以上具体规定和时限要求由国家联动机制牵头单位、国家药监局按职责分别制定。医疗保障部门应根据既往平台采购信息，及时向同级联动机制牵头单位报告停产对市场供给形势的影响。卫生健康部门应根据医疗机构既往临床使用信息，及时研判停产药品短缺风险	国家卫生健康委员会、国家医保局、国家药监局分别负责，工业和信息化部等参与

（二）加强医疗机构基本药物配备使用和用药规范管理

表 5-1-6　加强医疗机构基本药物配备使用和用药规范管理措施

重要关键点	具体内容	相关部门
促进基本药物优先配备使用和合理用药	通过加强用药监管和考核、指导督促医疗机构优化用药目录和药品处方集等措施，促进基本药物优先配备使用，提升基本药物使用占比，并及时调整国家基本药物目录，逐步实现政府办基层医疗卫生机构、	国家卫生健康委员会、国家中医药管理局负责

续表

重要关键点	具体内容	相关部门
	二级公立医院、三级公立医院基本药物配备品种数量占比原则上分别不低于90%、80%、60%，推动各级医疗机构形成以基本药物为主导的"1+X"（"1"为基本药物、"X"为非基本药物，由各地根据实际确定）用药模式，优化和规范用药结构。加强医疗机构用药目录遴选、采购、使用等全流程管理，推动落实"能口服不肌注、能肌注不输液"等要求，促进科学合理用药	
优化医疗机构短缺药品管理和使用	健全国家、省、市、县四级短缺药品监测网络和信息直报制度，指导推动公立医疗机构制定完善短缺药品管理规定，细化明确医疗机构短缺药品分析评估、信息上报等要求	国家卫生健康委员会、国家中医药管理局负责
	指导推动医疗机构合理设置急（抢）救药等特定药品库存警戒线。动态更新临床短缺药品替代使用指南，支持相关行业组织对临床可替代短缺药品推荐替代品种并动态更新，指导医疗机构规范开展药品替代使用。支持鼓励县域中心医院加大所需易短缺药品的储备力度	国家卫生健康委员会、国家中医药管理局负责
	鼓励有条件的地方探索采取有效方式，向社会公开相关医疗机构和社会药店在售药品品种，畅通群众购药渠道	各省级人民政府负责

（三）完善短缺药品采购工作

表5-1-7　完善短缺药品采购工作措施

重要关键点	具体内容	相关部门
落实直接挂网采购政策	对于国家和省级短缺药品清单中的品种，允许企业在省级药品集中采购平台上自主报价、直接挂网，医疗机构自主采购。监督指导地方既要完善价格监测和管理，也要避免不合理行政干预。省级医疗保障部门要加强对直接挂网价格的监管，及时收集分析直接挂网实际采购价格相关信息，定期在省级药品集中采购平台公布	国家医保局负责
允许医疗机构自主备案采购	对于临床必需易短缺药品重点监测清单和短缺药品清单中的药品，省级药品集中采购平台上无企业挂网或没有列入本省份集中采购目录的，医疗机构可提出采购需求，线下搜寻药品生产企业，并与药品供应企业直接议价，按照公平原则协商确定采购价格，在省级药品集中采购平台自主备案，做到公开透明。	国家医保局、国家卫生健康委员会分别负责

重要关键点	具体内容	相关部门
严格药品采购履约管理	医疗保障、卫生健康部门要按职责分别加强对备案采购药品的采购和使用监管。直接挂网采购和自主备案采购的药品属于医保目录范围的,医疗保障部门要及时按规定进行支付	
	省级医疗保障部门依托省级药品集中采购平台,定期监测药品配送率、采购数量、货款结算等情况,严格药品购销合同管理,对企业未按约定配送、供应等行为,及时按合同规定进行惩戒。加大监督和通报力度,推动医疗机构按合同及时结算药品货款、医保基金及时支付药品费用	国家医保局、国家卫生健康委员会分别负责
	短缺药品配送不得限制配送企业,不受"两票制"限制	各省级人民政府负责,商务部、税务总局、国家医保局参与
	不具备配送经济性的地区,在没有药品配送企业参与竞争的情况下,鼓励探索由邮政企业开展配送工作	国家邮政局负责,国家医保局参与

(四)加大药品价格监管和执法力度

表 5-1-8　加大药品价格监管和执法力度措施

重要关键点	具体内容	相关部门
加强药品价格异常情况监测预警	省级医疗保障部门依托省级药品集中采购平台,定期监测药品采购价格变化情况,对价格出现异常波动的,及时了解情况并提示预警,同时报告省级联动机制牵头单位。国家医保局整理并及时向有关部门和地方提示预警重点监测品种信息,预警药品价格异常波动情况,向市场监管等部门提供价格调查线索和基础数据,同时报告国家联动机制牵头单位	国家医保局负责
强化药品价格常态化监管	对于存在价格上涨幅度或频次异常、区域间价格差异较大、配送情况严重不良或连续多次预警等情况的药品,综合运用监测预警、成本调查、函询约谈、信息披露、暂停挂网等措施,坚决予以约束。完善药品价格成本调查工作机制,国家和省级医疗保障部门可根据工作需要实施或委托实施成本调查	国家医保局负责
	依托药品集中招标采购工作,建立价格和招标采购信用评价制度,对药品供应主体的价格和供应行为开展信用评价,并实施相应的激励惩戒措施	国家医保局负责,各相关部门参与

续表

重要关键点	具体内容	相关部门
加大对原料药垄断等违法行为的执法力度	建立市场监管、公安、税务、药品监督管理等部门协同联动工作机制，开展多部门联合整治，整治结果及时向社会公布。以最严的标准依法查处原料药和制剂领域垄断、价格违法等行为，坚持从重从快查处；构成犯罪的依法追究刑事责任，坚决处置相关责任人，形成有效震慑	市场监管总局负责，国家发展改革委、公安部、税务总局、国家药监局等参与
分类妥善处理一些药品价格过快上涨问题	对涨价不合理且违法的，依法依规实施处罚；对涨价不合理但尚不构成违法的，约谈敦促企业主动纠正，必要时采取公开曝光、中止挂网、失信惩戒等措施	市场监管总局、国家医保局分别负责，各相关部门参与
	力争2019年12月底前，敦促一批企业主动纠正失当价格行为，暂停一批非正常涨价药品的挂网采购资格，惩戒一批涉嫌价格违法、欺诈骗保或严重失信的企业，曝光一批非正常涨价和垄断典型案例，使药价过快上涨势头得到遏制	市场监管总局、国家医保局分别负责，各相关部门参与

（五）完善短缺药品多层次供应体系

表5-1-9　完善短缺药品多层次供应体系措施

重要关键点	具体内容	相关部门
建立健全短缺药品常态储备机制	优化中央和地方医药储备结构，加大短缺药品储备力度。充分发挥省级医药储备功能，筛选一批临床必需、用量不确定且容易发生短缺的药品纳入储备	工业和信息化部、各省级人民政府分别负责，财政部等参与
	明确储备短缺药品调用程序，方便医疗机构采购和使用。省级医药储备管理部门应当将短缺药品储备品种通报省级联动机制牵头单位。发生相关药品短缺时，根据省级联动机制牵头单位意见，按程序进行有偿调用	工业和信息化部、国家卫生健康委员会分别负责
	鼓励引导大型医药流通企业积极履行社会责任，发挥"蓄水池"功能	商务部、国务院国资委分别负责
	鼓励大型医药流通企业对临床常用的急（抢）救药等易短缺药品设定合理库存警戒线	国务院国资委负责
提升药品生产供应能力和质量水平	结合药品供应保障需求和全国布局，2019年再推进2家小品种药（短缺药）集中生产基地建设，实现稳定生产供应的小品种药（短缺药）增加40种。到2020年，实现100种小品种药（短缺药）稳定生产供应	工业和信息化部负责，国家发展改革委、国家卫生健康委员会、国家药监局等参与

重要关键点	具体内容	相关部门
	运用中央预算内投资等方式,支持短缺药品供应保障能力提升	国家发展改革委、工业和信息化部分别负责
	通过加大支持和引导力度、推进仿制药质量和疗效一致性评价、完善药品采购政策等措施,促进医药产业提质升级,优化提升药品生产供应能力和质量	国家发展改革委、工业和信息化部、国家医保局、国家药监局等分别负责
增加药用原料有效供给	推动制剂企业联合原料药企业组成供应联盟,整合上下游优质产业资源,引导原料药企业向制剂企业直接供应,鼓励原料药和制剂一体化生产	工业和信息化部负责,国家药监局等参与
	落实优化原料药等登记和审评审批程序相关政策措施,持续深化"放管服"改革,提高原料药等审评审批效率和水平	国家药监局负责

(六)切实加强组织实施

表 5-1-10　切实加强组织实施措施

重要关键点	具体内容	相关部门
做好定期报告	国家联动机制牵头单位要按照本意见要求建立任务清单。国家联动机制各成员单位、各省级联动机制牵头单位按季度向国家联动机制牵头单位报告短缺药品保供稳价工作进展以及药品短缺、价格相关监测和应对情况。国家联动机制牵头单位按季度将国家各相关部门、各省(区、市)短缺药品保供稳价工作情况以及药品短缺、价格相关监测和应对情况一并通报各省(区、市)人民政府和国家联动机制各成员单位,对未按时完成任务或工作不力的地方和部门有关情况要重点通报	国家卫生健康委员会、各相关部门、各省级人民政府分别负责
强化监督问责	对短缺药品保供稳价相关工作开展不力的地方,及时约谈并督促整改	国家卫生健康委员会、各相关部门分别负责
	各省(区、市)人民政府要加大对本地区短缺药品保供稳价相关工作的监督和问责力度	各省级人民政府负责
	国家和省级联动机制牵头单位每年12月底前分别向国务院和本级人民政府报告履职和工作情况	国家卫生健康委员会、各省级人民政府分别负责,各相关部门参与

续表

重要关键点	具体内容	相关部门
加强宣传引导	在国家卫生健康委官方网站设立专栏,定期通报短缺药品保供稳价工作情况,逐步形成合理通报频次。国家联动机制牵头单位原则上每季度至少发布一次短缺药品保供稳价相关权威信息,引导合理预期	国家卫生健康委员会负责
	建立常态化的舆情监测机制,主动回应社会关切,对不实信息和恶意炒作通过主流媒体等渠道及时回应澄清	国家卫生健康委员会、各相关部门分别负责

（邵　蓉　颜建周　赵华婷　姚　雯　马旭锋）

第二节　短缺药品监测预警体系

一、短缺药品监测预警的目标和意义

依托国家短缺药品多源信息采集平台,从药品生产企业、药品经营企业和医疗卫生机构等多个维度,采集和汇总分析短缺药品信息,形成短缺药品清单并实现动态管理,实现短缺药品预警和监测。

短缺药品监测预警是短缺药品供应保障体系的重要组成部分,为短缺药品供应保障分级联动应对和分类精准施策提供信息支持,实现短缺药品供应保障从"救火式"向"管理式"转变。

二、短缺药品监测预警现行政策

短缺药品监测预警现行法规信息如表 5-2-1 所示。

表 5-2-1　短缺药品监测预警现行法规

发文日期	文件名称	关键信息
2016.10	《"健康中国 2030"规划纲要》	(1)强化短缺药品供应保障和预警 (2)完善药品储备制度和应急供应机制
2016.12	《"十三五"深化医药卫生体制改革规划》	(1)解决好低价药、"救命药""孤儿药"以及儿童用药的供应问题 (2)扶持低价药品生产,保障市场供应,保持药价基本稳定 (3)建立健全短缺药品监测预警和分级应对机制

续表

发文日期	文件名称	关键信息
2018.09	《国务院办公厅关于完善国家基本药物制度的意见》(国办发〔2018〕88号)	(1)建立健全全国短缺药品监测预警系统 (2)加强药品多源信息采集 (3)加快医疗机构短缺药品信息直报 (4)监测原料药、企业库存和市场交易行为
2014.05	《关于保障儿童用药的若干意见》(国卫药政发〔2014〕29号)	(1)建立健全短缺药品供应保障预警机制 (2)掌握短缺生产动态 (3)协调解决企业的突出问题和困难
2014.04	《关于印发做好常用低价药品供应保障工作意见的通知》(国卫药政发〔2014〕14号)	(1)完善医药储备制度,建立中央和地方两级常态短缺药品储备 (2)对用量小、市场供应短缺的药品试点国家定点生产、统一定价
2017.06	《关于改革完善短缺药品供应保障机制的实施意见》(国卫药政发〔2017〕37号)	(1)建立短缺药品监测预警系统 (2)完善清单管理制度 (3)建立国家、省、市、县四级监测预警机制和国家、省两级应对机制 (4)建立实时监测预警和分级应对体系
2018.01	《关于组织开展小品种药(短缺药)集中生产基地建设的通知》(工信部联消费〔2018〕21号)	(1)动态掌握小品种药的生产和库存情况,加强小品种药供需信息对接 (2)及时开展监测预警和分析研判,避免供需信息沟通不畅导致供应短缺
2018.10	《关于做好公立医疗卫生机构短缺药品信息直报工作的通知》(国卫办药政发〔2018〕26号)	(1)覆盖90%以上公立医疗卫生机构 (2)县级及以上部门按时审核、评估辖区内上报的短缺信息,按时响应和应对处理 (3)省级部门主动履行短缺药品供应保障的牵头作用,及时统筹解决好区域内药品短缺问题 (4)国家统筹应对省级无法有效应对的情况
2019.07	《关于印发医疗机构短缺药品分类分级与替代使用技术指南的通知》(国卫办药政函〔2019〕625号)	(1)医疗卫生机构短缺药品管理指南 (2)医疗卫生机构短缺药品分类分级与替代使用技术指南
2019.08	《中华人民共和国药品管理法》	(1)国家建立药品供求监测体系,及时收集和汇总分析短缺药品供求信息,对短缺药品实行预警,采取应对措施 (2)国家实行短缺药品清单管理制度 (3)国家鼓励短缺药品的研制和生产,对临床急需的短缺药品、防治重大传染病和罕见病等疾病的新药予以优先审评审批 (4)对短缺药品,国务院可以限制或者禁止出口。必要时,国务院有关部门可以采取组织生产、价格干预和扩大进口等措施,保障药品供应

续表

发文日期	文件名称	关键信息
2019.10	《关于进一步做好短缺药品保供稳价工作的意见》国办发〔2019〕47号	（1）保供 ①加强协同监测 ②做好短缺药品清单管理 ③实施短缺药品停产报告 ④落实直接挂网和自主备案采购政策 ⑤建立健全短缺药品常态储备机制 （2）稳价 ①加强药品价格异常情况监测预警 ②强化药品价格常态化监管 ③加大对违法行为的执法力度

三、短缺药品监测预警体系

药品供需变化的不确定性，短缺药品供应保障一度呈"应急处置"的管理状态。短缺药品监测预警体系建设，能把药品短缺问题关口前移，更早发现药品短缺苗头，使短缺药品供应保障的应对机制更有效、更及时。目前，国家已建立了基于公立医疗卫生机构信息上报的短缺药品信息直报系统，正在完善短缺药品监测预警和应对机制，逐步实现短缺药品信息监测全覆盖。

（一）短缺药品监测预警体系架构

短缺药品监测预警体系架构如图5-2-1所示。

（二）多源综合短缺药品监测预警

1. 使用端短缺药品监测预警

（1）短缺药品信息上报：公立医疗卫生机构要安排专人担任信息联络员。联络人负责本机构内短缺药品确认、评估、应急处理等事项，并按要求及时报送短缺信息（表5-2-2）。

表5-2-2　公立医疗卫生机构短缺药品信息上报

上报主体	全国公立医疗卫生机构
上报方式	公立医疗卫生机构按照《公立医疗卫生机构短缺药品管理指南（2018年版）》要求，确认发生药品短缺后，登录直报系统填报端进行信息填报
上报内容	医疗卫生机构已发生或有重大供应风险的药品信息，包括药品的通用名、剂型、规格、短缺时间和采购方式、采购价格、生产企业、用量大小等信息
上报周期	公立医疗卫生机构应按月汇总上报药品短缺信息，对重点监测清单内品种实行"零报告"制度；对其他紧急短缺情况实行"实时报送"

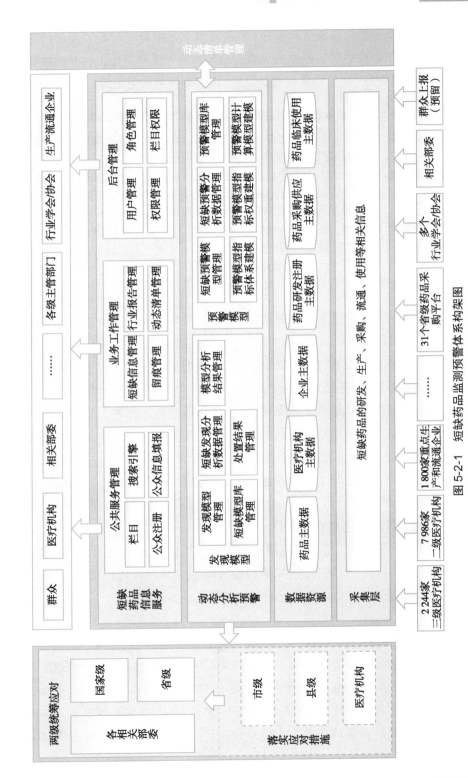

图 5-2-1 短缺药品监测预警体系构架图

（2）短缺药品信息核实和调研：省级及以下卫生健康行政管理部门要安排专人担任信息联络员。联络人应督促辖区内公立医疗卫生机构及时按要求填报，并及时审核、评估辖区内短缺信息，按时响应和应对处理（表5-2-3）。

表5-2-3　省级及以下卫生健康行政管理部门短缺药品信息核实

短缺信息核实	省、市、县卫生健康行政管理部门要及时、全面核实辖区内上报的短缺药品信息，确保辖区内上报信息的及时性、准确性和完整性
临床情况调研	省、市、县卫生健康行政管理部门应针对已核实的短缺药品，开展广泛的临床情况调研，摸清该药品的临床疗效、临床需求量、临床可替代性、替代药物或治疗方案等情况
生产情况调研	省、市、县卫生健康行政管理部门应针对已核实的短缺药品，进行生产情况调研，主要包括该药品在本辖区的中标情况、配送情况，生产企业库存情况和排产计划等
其他相关情况调研	根据需求，对其他相关情况进行调研

（3）短缺药品信息分析和评估：综合分析短缺药品信息核实和情况调研的结果，评估药品短缺原因、短缺程度、影响范围等情况，据此研判药品短缺等级。对于本级可处置的短缺药品品种，应及时处置应对。对于本级无法处置的短缺药品品种，应快速按级上报。

（4）短缺药品分级预警和应对：对于多数短缺药品品种由发生地的卫生健康部门牵头协调本地短缺药品供应保障会商联动部门予以解决。对于部分覆盖范围不是很广、对临床影响不是很大的短缺药品品种，可由国家卫生健康委员会协调有关区域省份共同解决。对于少数覆盖范围广、对临床影响大的短缺药品品种，需由国家短缺药品供应保障会商联动部门共同解决。

2. 生产端短缺药品监测预警

（1）生产企业哨点监测：监测内容主要包括批准文号、通用名、剂型、制剂规格、包装规格、短缺类型、短缺起始时间、生产计划、停产信息、库存、生产能力等信息。

典型案例：生产企业哨点监测

某省规定药品集中采购平台及阳光采购平台中标、挂网药品的生产企业全部列为监测哨点，监测所有中标、挂网药品品种。药品生产企业重点报告由于原料短缺、企业生产线改造、药品GMP认证或调整生产品种等原因导致药品不能正常生产供应的品种，如实填报不能正常生产供应的短缺品种,并至少提前90日报送相关监测信息。所有参与该省药品集中采购活动的生产、经营企业均有义务接受短缺药品原因调查,并在规定时间内如实反馈相关情况。省卫生健康委会同相关部门负责定期汇总、整理监测哨点报送的数据,结合调查情况,分析短缺原因,会商提出应对措施。短缺药品企业监测信息报送工作将纳入该省药品集中采购诚信管理进行考核,并定期进行通报。

(2)生产企业停产备案制度:在生产方面,要建立生产企业减产停产报告制度,提前采取措施以应对可能出现的短缺。

(3)重点监测品种清单生产企业库存和排产计划报备:在国家和省级短缺药品清单公布后,各公立医疗机构、生产企业和经营企业需按要求报备清单药品的实际库存。

3. 流通端短缺药品监测预警 监测内容包括批准文号、通用名、剂型、制剂规格、包装规格、短缺类型、短缺起始时间、库存、采购计划等信息。

国家级短缺药品监测哨点重点报送通过省平台发送订单但未得到配送企业及时响应或实际配送率低于50%的药品。药品流通企业监测哨点重点报送在药品采购过程中,因上游药品生产企业不能正常供应进而影响医疗卫生机构配送的药品。设区市卫生健康委重点报送辖区医疗卫生机构通过省平台发送订单但未得到配送企业及时响应、后经督促配送和区域调剂仍无法满足医疗机构订单需求、影响临床用药需求的药品。

典型案例:流通企业哨点监测

在某省药品集中采购平台短缺储备药品模块中,直接挂网药品配送企业及10家配送网络覆盖面广、供应服务较好的重点配送企业均列为监测哨点,负责监测各自经营配送的药品品种。药品配送企业重点报告由于供应量不足、供应不及时、不能及时足量满足医疗卫生机构临床需求的品种。每月30日前填报当月本企业短缺药品信息,按月进行零报告。

4. 媒体短缺药品监测预警 目前,我国短缺药品监测预警体系尚不健全,短缺药品相关舆情信息收集不及时、不全面,使得短缺应对不够主动;媒体关于"买不到药"的报道不绝于耳,还存在有些曾经短缺的药品已实现持续供应,但仍被报道为"短缺"的现象,引起负面的社会效益。这都突显了舆情的把握、释疑和应对工作亟待加强。

通过收集新闻媒体、微博、微信、论坛等全网信息,综合运用自然语言处理等手段,建立健全围绕短缺药品供应保障工作的互联网数据收集、舆情研判和社会关切回应机制,及时敏锐捕捉药品短缺舆情以便提前预警、及时应对或官方辟谣,切实解决好广大群众关心的热点难点问题,全面提升主管部门的敏捷化、精准化响应能力,为短缺药品供应保障工作提供多源信息采集渠道和更广泛的决策依据。

(三)短缺药品清单管理制度

综合分析我国疾病谱变化、重点人群临床用药需求、突发事件应急保障需求、药品及其原料药生产审批等情况,合理界定临床必需药品短缺标准,建立国家、省两级短缺药品清单管理制度。根据短缺原因、短缺程度、影响范围等情况,及时启动国家或省级应对机制,定期公布相关信息。组织开展清单内药品临床综合评价,不断优化清单,实现短缺药品清单动态管理。下面重点介绍国家重点监测药品清单动态管理的有关内容。

1. 国家重点监测药品清单遴选和制定　以医疗卫生机构短缺药品需求为依据,技术遴选和优化清单,实现清单动态管理。临床综合评价主要依据:监测信息、临床治疗和公共卫生用药需求、突发事件应急保障需求、药品及其原料药生产审批、药物经济学等实证与循证证据,进行技术分析和证据评价。按照国家短缺药品监测分析预警机制和短缺药品清单遴选调整管理机制,经临床综合评价提出国家短缺药品清单建议,经征求会商联动机制成员单位意见后适时发布。

2. 国家重点监测药品清单实施　国家层面重点围绕国家级短缺药品清单内品种,组织开展短缺药品及其原料药生产供应保障能力评估。

3. 国家重点监测药品清单调整　国家根据疾病谱变化和短缺药品信息收集情况,适时调整清单。

典型案例:省级短缺药品目录的制定

某市发布了本市《短缺药品目录》,经专家评审认定后,将临床必需、供应短缺的药品,按具体短缺的剂型规格纳入目录。目录分为中成药部分和西药部分,中成药部分包含22个品规,西药部分包含182个品规,共计204个。通过资质审核后,可以直接网上报价,挂网采购。

一、由药品集中采购中心根据采购信息，形成目录初稿。

二、征求主要医疗机构和药品配送商的意见。

三、征求临床使用意见。

四、综合各方意见，形成最终版目录。

同时规定了目录定期调整和临时调整机制，并明确目录主动对公众公示，接受社会监督。

（四）建立短缺药品数据库和信息共享机制

短缺药品报送数据是后续分析工作的基础，对预警模型的指标设定和结果有重要影响，同时也会影响主管部门的决策，因此建立短缺药品数据库必不可少。同时为进一步了解短缺药品动态发展状况，要坚持数据库的维护工作，及时动态更新短缺药品信息、企业生产经营情况和储备等信息。

目前我国的医药管理格局比较复杂，药品短缺有药品生产、流通、使用的问题。从国际经验来看，解决药品短缺问题是需要各有关部门协作与配合的，单凭任何一个部门，都难以取得预期效果。因此，卫生健康、工信、药监等短缺药品供应保障会商联动部门应各司其职，以系统调控、综合治理的方式解决好药品短缺问题。

（荣　宁　张爱民　彭春燕　耿晓雅）

第三节　短缺药品应对体系

一、建立短缺药品应对机制

按照《关于改革完善短缺药品供应保障机制的实施意见》（国卫药政发〔2017〕37号）要求，分别建立国家和省两级由多个相关职能部门组成的短缺药品供应保障分级联动应对机制，评估短缺药品供应保障能力，研究完善重大政策制度，统筹解决短缺药品问题。

（一）建立健全短缺药品国家级会商联动机制

由国家卫生健康委、国家发展改革委、工业和信息化部、财政部、人力资源和社会保障部、生态环境部、商务部、国务院国资委、国家市场监督管理总局、国家医疗保障局等组成国家短缺药品供应保障工作会商联动机制，突出跨领域、多部门的政策统筹、协作配合、有效联动,明确工作规则和任务分工。

（二）建立完善短缺药品省级会商联动及快速上报、指导机制

省级卫生健康部门协调省级发改、工信、财政、人社、生态环境、商务、国有资产管理、市场监管、医保等相关部门建立相应会商联动机制,综合评估辖区内药品短缺信息和应对建议,统筹解决局部性短缺问题。重点强化省、市、县三级监测,及时分析、处理、上报短缺信息,增强综合应对能力。

药品短缺的相关风险因素涉及生产、流通和使用等多个环节。其中,生产环节包括产品自身质量问题、企业质量管理体系、资质认证、产品工艺因素、药品质量标准提高、设备维护、厂址搬迁、生产意愿低、原辅料供应短缺或涨价、药品召回等;流通环节包括产品分销受限、偏远地区配送积极性不高、配送能力不足、企业投机垄断等;使用环节包括各种原因(人员、资金等)导致的库存压缩或囤积、疾病暴发等突发公共卫生事件、临床诊疗指南的改变、药品新增适应证等;其他因素包括环保政策、季节、气候、自然灾害、战争等。

1. 生产环节　省、市、县三级协调会商联动机制应充分注重和发挥生产企业在药品供应保证中的主体责任,要有针对性的重点关注属地生产企业的相关生产、价格信息变化等信息(表 5-3-1)。

表 5-3-1　特别关注的生产企业信息

基本情况	药品合法资质及相关附件(如许可证、注册证、产品标准/技术要求、说明书等)变更及延续情况
重大事项变化	停产、恢复生产的变化情况
	生产场地变化情况(包括洁净间、灭菌场地、检验室、库房等)
	主要生产工艺、重要原材料及其供方变化情况
	产品被行政职能主管部门监督抽验结果不合格情况
	不良反应/事件或者可疑不良反应/事件处理情况
	媒体曝光情况

要逐步指导属地生产企业在生产计划发生重大调整之前,做好预计变化周期内药品相应数量的生产储备工作,当出现无法安按期完成生产线改造、药品 GMP 认证等情形时,要及时向省级会商联动办公室报备,载明可能延期的时间,该药品供应省份及供应量,给出上一年度以及本年度月生产数量、供货数量以及目前库存数量;该药品同通用名国内其他生产企业的相关生产情

况及市场份额占比等信息。

要逐步指导属地生产企业在发现原料供应短缺或原料药供应商大幅度提高原料药供货价格时,及时向省级会商联动协调机制办公室报告;需载明原料药供应商名称、联系人及联系方式,在过去两年内供应的价格,本次供应短缺或价格上涨的原因等。

2. 流通环节 各省、市、县三级会商联动机制要建立流通环节异常情况报告制度,针对短缺风险因素开展监测和应对解决,让医疗机构有药可发、患者有药可用。

要逐步指导所有参与属地生产企业药品配送、属地中标企业药品配送活动的企业,重点关注企业进货规律,当与进货周期出现异常波动时,特别是时间已超过一个周期时,需及时了解并向省、市、县协调联动会商商机制办公室报告(图5-3-1)。

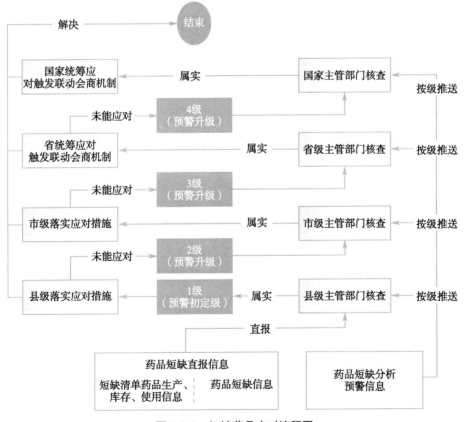

图 5-3-1 短缺药品应对流程图

典型案例：应对级别升级

2017年，某省的某个基层医疗机构上报碘解磷定注射液为短缺药，短缺原因为医药公司无该药品库存。县卫生计生委经与相关企业沟通核实，该药品为抢救药品且效期短，由于用量少，所以库存有限，暂时无货，所以无法供应，遂确定为短缺药并上报。市级看到上报信息后，与配送企业、生产企业核查后，认为情况属实，遂确定短缺药，上报省短缺药平台，同时告诉配送企业一旦有货及时供应给医疗机构，确保临床用药。省卫生计生委收到该信息后，再次对省域内和跨省的配送企业和生产企业进行核查，确认均无该药品库存和在产，遂将该信息上报国家平台，该信息引起国家卫生计生委关注，启动进一步核查、应对措施。

3. 使用环节　指导辖区内医疗机构开展短缺药品分类级及短缺药品替代遴选工作，尽量减少药品供应问题对临床药品使用造成的影响。对不可替代或不可完全替代的药品要及时通过直报平台向属地管辖行政单位上报短缺信息。

省、市、县三级会商联动机制协调办公室要综合生产环节、流通环节和使用环节上报的药品短缺信息，及时分析、判断药品短缺来源于供应链环节的哪一步，根据具体不同的情况采取不同的措施，以应对药品短缺的发生，不断增强综合应对能力；对于本级解决不了的短缺药品信息，尽快逐级上报（图5-3-2、图5-3-3）。

近年来，各省通过建立健全短缺药品分级应对机制，有效地预防药品短缺问题。部分省通过协商调剂、市场撮合、邀请招标、联动调整、临时采购、定点生产、应急生产、医药储备等八类措施保障药品临床需求。共协商调剂供应药品154个、对临床必需的23种短缺药品进行了邀请招标、对35种短缺药品开展市场撮合议价、对1种短缺药品实施定点生产、批准临时采购药品4种。同时，将易短缺药品纳入本省医药储备总体规划，每半年调整一次。

典型案例：分级应对

2017年，某基层医疗机构上报短缺药品5个品规，分别是阿苯达唑片、碘解磷定注射液、过氧化氢溶液、甲紫溶液、盐酸消旋山莨菪碱注射液，短缺理由是医药公司无货和医药公司不配货，经县卫生计生委审核后确认为是短缺药，遂上报。

市卫生计生委在平台上看到上报信息后，对药品是否短缺进行了核查，核查后，发现上报的短缺药品在药品采购平台上有同品规不同产地的其他药品，遂确定这5个品规的药品不是短缺药，要求县卫生计生委重新进行核查，并上报核查结果。

经县卫生计生委认真核查后，确定是医疗机构对上报短缺药品相关文件理解有误，认为配送关系内采购不到的药品就属于短缺药品，这是导致上报以上短缺药品的主要原因。并要求医疗机构和其他有药品的配送企业建立配送关系，保证临床用药。

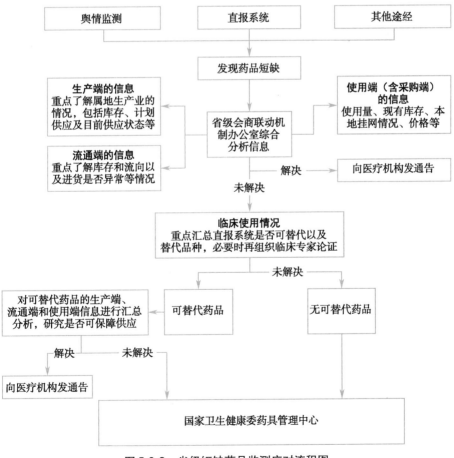

图 5-3-2　省级短缺药品监测应对流程图

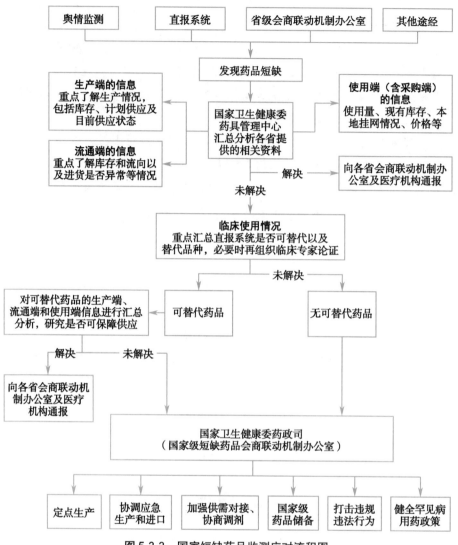

图 5-3-3　国家短缺药品监测应对流程图

二、短缺药品应对措施

《关于改革完善短缺药品供应保障机制的实施意见》提出，要区分不同情况，通过实施定点生产、协调应急生产和进口、加强供需对接和协商调剂、完善短缺药品储备、打击违法违规行为、健全罕见病用药政策 6 类措施，既应对临床必需、用量小、交易价格偏低、企业停产或临床需求突然增加等问题，又要下力气依法打击各类不当行为，把涉及短缺药品的各个环节信息打通、政策链条贯穿起来，综合施治、一揽子统筹考虑对策，确保措施方向一致、结果接地气、能保供应。

（一）实施定点生产

综合临床必需、用量小或交易价格偏低、企业生产动力不足等因素，遴选定点生产品种，通过政府定价、价格谈判、市场撮合等多种方式确定统一采购价格，招标确定定点生产企业，直接挂网采购，保障区域合理供应。

2018 年 1 月，为贯彻落实《医药工业发展规划指南》（工信部联规〔2016〕350 号）和《关于改革完善短缺药品供应保障机制的实施意见》，针对小品种药（短缺药，下同）市场用量小、企业生产动力不足的实际情况，工业和信息化部、国家卫生健康委、国家发展改革委、国家药监局共同组织开展小品种药集中生产基地建设。通过充分调动企业的积极性主动性，整合利用现有产业资源，发挥集中生产规模效应，保障小品种药持续稳定供应。通过协调解决小品种药文号转移、委托生产、集中采购、供需对接等问题，支持企业集中产业链上下游优质资源，推动落实集中生产基地建设目标任务，到 2020 年，实现 100 种小品种药的集中生产和稳定供应。2018 年 7 月，国家小品种药（短缺药）供应保障联合体（简称"药联体"）成立，该药联体首批成员 24 家企业，可保障供应 57 个小品种"短缺药"品种。

（二）协调应急生产和进口

针对药品相关标准变化、认证改造等导致企业停产及临床需求突然增加等情况，协调有资质的企业应急生产或加快进口。支持相关企业技术改造升级，支持综合实力强、小品种药物批准文号较集中的企业建设小品种药物集中生产基地。支持各方积极参与，推动国有企业履行社会责任，保障可持续稳定供应。

国际上诸如美国等国家，在本国的生产商不能立即解决药品短缺或者药品短缺涉及本国必需的关键药品时，会寻找在药品短缺期间愿意和能够出口药品的国外公司，组织生产具有相同活性成分的药品，开展临时进口工作，完成短缺药品的供应保障工作。

典型案例：应急进口

某医院为晚期肿瘤患者申请达雷妥尤单抗一次性进口的请示，该院血液科拟为一名多发性骨髓瘤患者临时进口达雷妥尤单抗用于治疗晚期复发难治的骨髓瘤。该患者已经过多种靶向及化疗方案进行挽救性治疗均无效，基于病情,目前国内上市药物中已无适合该患者使用的化疗靶向药物或其他医政管理部门已正式批准的治疗手段。根据美国国家综合癌症网络(NCCN)指南等相关指南对复发/难治患者的相关治疗建议,申请一次性进口达雷妥尤单抗用于该患者。达雷妥尤单抗由美国强生公司生产,2015年11月经FDA批准首次上市,目前尚未在国内上市。本次拟进口数量按该患者2个疗程用药量计算为24支(400mg/支),由某制药有限公司作为指定代理商。

相关治疗方案、规范和知情同意书模板、不良反应监测及应急处置预案等,已由该医院伦理委员会审查同意;市卫生健康委员会经评估论证并出具了确认为临床急需治疗用药的审核意见;医院为此设立专项工作组及专家组,制定相关管理制度和流程,单独设立用药档案,做好全程跟踪随访,并落实了供应商对医护人员的用药指导,确保使用过程安全;同时提供了进口肿瘤药只在本医疗机构内使用、仅用于所申请医疗目的的承诺。

经审查,市药品监督管理局认为,该医院提供的资料基本符合用于医疗单位临床急需少量药品一次性进口的相关要求,特恳请国家药品监督管理局同意上述申请。

市药品监督管理局的申请在一周内获得了国家药品监督管理局批复。国家药品监督管理局表示,仅一次性进口,不得超量,不得用于他途。

(三)加强供需对接、协商调剂

注重掌握药品生产流通企业和医疗卫生机构实际库存,推进临床需求侧与生产流通供给侧加强对接,及时发现医疗卫生机构用药短缺苗头,及时协商调剂短缺药品,避免供需信息沟通不畅导致短缺。

目前,对已开展的第一、第二批定点生产药品以及经市场撮合保障供应的品种实施了药品生产企业定期报生产计划及库存的工作,对于保障相关药品起到了积极的作用。

> **典型案例:供需对接、协商调剂**
>
> 2018年12月,辉瑞公司向医疗机构发出通知,其生产线停工检修,该公司生产的血液肿瘤治疗用药注射用阿糖胞苷(商品名"赛德萨")将在全球范围内出现供货不足的情况。因赛德萨在我国原有市场份额占比较高,该公司的暂时性停产行为,将造成该药在我国供应紧张的情况。经国家

短缺药品供应保障会商联动机制办公室协调，并与国内生产企业沟通，目前在产的两家企业将全力维持市场供应。国药一心制药将于本月起开始扩大产能，集中力量供应市场；瀚晖制药也将保证现有供应不中断。

国家卫生健康委随即开始定期收集阿糖胞苷注射剂的库存数量、排产计划等企业生产的相关信息，并通过短缺药品信息直报系统向各省（区、市）公布。同时要求各地要按照短缺药品供应保障工作要求，做好医院注射用阿糖胞苷的供应保障和部分区域短缺风险应对处置工作。及时指导各地和各医疗卫生机构按照《公立医疗机构短缺药品管理指南》，通过短缺药品信息直报系统及时审核确认辖区内医疗机构短缺药品上报信息，充分发挥短缺药品供应保障会商联动机制作用，做好应对工作。

（四）完善短缺药品储备

根据临床实际需求，筛选短缺药品储备品种（含原料药），合理确定储备数量，安排收储资金，保障药品储备及时到位、高效调剂调用。建立中央和地方两级常态短缺药品储备，中央医药储备以用量不确定的短缺药品为主，地方医药储备以用量确定的短缺药品为主。

典型案例：完善短缺药品储备

2017年8月，某省卫生计生委就做好短缺药品分级储备工作发文《关于做好短缺药品分级储备工作的通知》，旨在通过构建政府主导、市场运作、企业配合、医院参与的短缺药品分级储备制度，在省、设区市和医疗卫生机构分级建立短缺药品储备制度，对临床必需且不可替代的短缺药品和存在短缺风险的急（抢）救药品进行定量储备，最大限度满足临床用药需求。通知要求省级、设区市级以及医疗卫生机构3个层面要制定分级储备药品目录和计划、落实分级储备资金，明确分级储备职责，通过部门协同推进分级储备工作的落实。

2018年9月，某省卫生健康委为本省的11家全省短缺药品储备基地企业授牌。要求全省短缺药品储备基地要树立良好形象，履行好基地职能，当好短缺药品的供应员、联络员、观察员和救火员；各地主管部门要做好政策保障，提供有利于基地企业发展的政策措施，为本省医疗机构的用药安全提供保障。

（五）打击违规违法行为

加强对原料药货源、企业库存和市场交易行为等的跟踪监测，综合研判苗头性问题和趋势，对涨价明显的药品及原料药生产流通企业密切关注，必要时开展成本价格专项调查。强化药品及原料药市场监管，依法查处哄抬价格和垄断等各类违法违规行为，加大处罚力度，维护市场秩序。研究制定《短缺药品垄断性原料药价格行为指南》，建立失信经营者黑名单制度，对屡查屡犯的短缺药品及原料药垄断案件相关经营者，依法制定禁止其从事医药行业的措施。严格执行药品采购诚信记录和市场清退制度。

典型案例：打击违法违规行为

2019年1月，新华社发表了题为《垄断扑尔敏原料药两家企业被罚没款1243万元》的文章。扑尔敏，即马来酸氯苯那敏，其作为原料药被广泛用于生产2 000多种感冒和过敏类药物制剂，包括鼻炎片、维C银翘片等销量较大的常用药品。2018年6月，扑尔敏原料药短期之内价格快速上涨，导致部分药品停产，引起社会广泛关注。

2018年7月，国家市场监督管理总局对相关扑尔敏原料药企业立案调查。调查发现，河南九势制药股份有限公司是国内最大的扑尔敏原料药生产企业，湖南尔康医药经营有限公司自2018年以来获得扑尔敏原料药唯一进口代理资质，两家企业在扑尔敏原料药市场具有市场支配地位。2018年2月以来，在湖南尔康主导下，两家涉案企业密切联系，相互配合，实施了滥用市场支配地位行为，包括：①以不公平高价向下游经营者销售扑尔敏原料药；②向下游经营者销售扑尔敏原料药时搭售相关药用辅料；③以"无货"为由拒绝向下游经营者供应扑尔敏原料药，或提出缴纳高额保证金、将成药回购统一销售、提高成药价格并分成，变相拒绝供应扑尔敏原料药。这些行为导致扑尔敏原料药供应短缺、价格大幅上涨，部分下游厂商减产停产，损害了广大患者利益，产生了恶劣的社会影响。

涉案企业上述行为违反了反垄断法有关规定。国家市场监督管理总局依法责令两家涉案企业停止违法行为；对湖南尔康没收违法所得239.47万元，处以上一年度销售额8%的罚款计847.94万元；对河南九势处以上一年度销售额4%的罚款计155.73万元。对两家涉案企业罚没共计1243.14万元。在接受反垄断调查后，两家涉案企业已主动整改，并恢复对扑尔敏原料药的正常供应。

（六）加大短缺药品供应保障督查力度

药品出现短缺大都是因为市场机制失灵，缺乏市场弹性，单纯依靠市场无法解决问题，需要政府来发挥作用，介入干预，保障药品尤其是临床必需"救命药"的供应。因此，要充分发挥我国社会主义制度的体制和制度优势，加强药品供应保障政策协调机制建设，构建政府主导、企业参与、社会协同、人人分享的短缺药品治理制度。国家卫生健康委会同相关部门抓好组织实施，加强信息交流和监测预警，强化综合协调和督导评估，及时报告督导评估结果，优先推动基本药物短缺品种清单、标识、价格、采购、配备使用等方面的统一政策，不断完善体制机制。县级以上地方各级人民政府要强化短缺药品供应保障的领导责任，将短缺药品供应保障纳入政府绩效考核工作体系，加强督查督办和激励问责，确保取得实效。各相关部门要细化政策措施，明确工作要求，健全长效工作机制。对落实不力的地方政府和相关部门要及时约谈，造成严重后果的，依法依规进行责任追究。鼓励基础条件好、工作积极性高的地区开展试点示范，探索可复制、可推广的典型做法和有效模式。

（七）健全罕见病用药政策

研究建立我国常见罕见病用药数据库，通过国家科技重大专项等国家研发项目支持企业和科研单位研发创新，将符合条件、临床急需罕见病用药列入优先研发清单，完善和落实罕见病用药优先审评审批政策。

2018 年 5 月，为贯彻落实中共中央办公厅、国务院办公厅《关于深化审评审批制度改革鼓励药品医疗器械创新的意见》，加强我国罕见病管理，提高罕见病诊疗水平，维护罕见病患者健康权益，国家卫生健康委、科学技术部、工业和信息化部、国家药监局、国家中医药管理局五部门联合制定了《第一批罕见病目录》。该目录根据我国人口疾病罹患情况、医疗技术水平、疾病负担和保障水平等，参考国际经验，由不同领域权威专家按照一定工作程序遴选产生。目录广泛征求了相关部委和行业意见并达成一致。第一批纳入目录的罕见病包括 21- 羟化酶缺乏症等共 121 种。未来，各部门还将按照分批制订、动态更新的工作方式，依据工作程序，逐步完善我国罕见病目录，为各部门开展相关工作提供依据，进一步维护人民群众健康权益。

第四节 短缺药品保供稳价新规

随着我国短缺药品供应保障体系不断加强和完善，目前，药品短缺矛盾有所缓解,大范围、长期性绝对性短缺情况较少,主要为暂时性、局部性短缺,但仍面临药品供应和价格监测不够及时灵敏,药品采购、使用、储备以及价格监管等政策有待完善,违法操纵市场抬高价格现象在一些地方仍较突出,部分已出台措施尚需落实等问题。

按照党中央、国务院的决策部署,国家卫生健康委会同有关部门在深入调研、广泛听取各方意见的基础上,形成了进一步做好短缺药品保供稳价工作意见,并经国务院常务会议审议通过。国务院办公厅正式印发《关于进一步做好短缺药品保供稳价工作的意见》(国发办〔2019〕47号)(以下简称《意见》)。

根据近年来短缺药品供应保障实践,结合中央和国家机构改革相关职能部门职责调整,《意见》新增了短缺药保供稳价政策、细化了具体措施,做好政策衔接,增加并强化管理部门责任。在保供方面,一是建立协同监测机制。搭建国家短缺药品多源信息采集平台,实现原料药和制剂在注册、生产、采购、价格等方面的信息联通共享,做到提前预警,早期解决。二是做好短缺药品清单管理。实行短缺药品清单管理制度,制定国家和省级短缺药品清单和重点监测清单,并动态调整。三是实施短缺药品停产报告。药品上市许可持有人停止生产短缺药品的,应按照规定向药品监督管理部门报告。卫生健康部门、医疗保障部门应及时分析停产药品短缺风险及对市场供给形势的影响。四是落实直接挂网和自主备案采购政策。对于短缺药品清单中的品种,允许企业在省级药品集中采购平台上自主报价直接挂网,医疗机构自主采购。对于短缺药品清单和重点监测清单的药品,医疗机构可线下搜寻药品生产企业,在省级药品集中采购平台自主备案,医疗保障部门要及时按规定进行支付。五是健全短缺药品常态储备机制。优化中央和地方医药储备结构,充分发挥省级医药储备功能,筛选一批临床必需、用量不确定且容易发生短缺的药品纳入储备,明确储备短缺药品调用程序。六是采取国家和地方分级应对,分类处置,增加原料药有效供给。在稳价方面,一是加强价格异常情况监测预警。定期监测药品采购价格变化情况,对价格出现异常波动的,及时了解情况并提示预警。二是强化价格常态化监管。完善药品价格成本调查工作机制。建立价格和招标采购信用评价制度。综合运用成本调查、暂停挂网等措施,对药品价格不良现象予以约束。三是加大对违法行为的执法力度。建立协同联动工作机制,开展多部门联合整治,整治结果及时向社会公布。构成犯罪的依法追究刑事责任,坚决处置相关责任人,形成有效震慑。

《意见》要求,为确保相关措施取得实效,一要做好定期报告,国家联动机制各成员单位、各省级联动机制牵头单位按季度向国家联动机制牵头单位报告短缺药品保供稳价工作进展及应对情况。国家联动机制牵头单位按季度通报各省（区、市）人民政府和国家联动机制各成员单位。二要强化监督问责，对工作开展不力的地方，及时约谈并督促整改。每年 12 月底前，国家和省级联动机制牵头单位向本级人民政府报告履职和工作情况。三要加强宣传引导，设立专栏定期通报短缺药品保供稳价工作情况。建立常态化的舆情监测机制，主动回应社会关切。

（荣　宁　张爱民　彭春燕　耿晓雅）

第五节　短缺药品信息直报工作

一、短缺药品信息直报工作任务与目标

按照建立健全短缺药品监测预警体系的总体部署，坚持建设向上集中、服务向下延伸的原则，先行搭建全国统一规范的短缺药品信息直报系统，借助中国疾病预防控制虚拟专用网络，2018 年底前建成覆盖 90% 以上公立医疗卫生机构的短缺药品信息直报网络，全面提高短缺药信息及时性、准确性和完整性，基本形成国家、省、市、县四级短缺药品信息监测体系，实现国家、省两级及时统筹协调和分类有效应对药品短缺问题。

二、短缺药品信息直报工作范围、途径及内容

（一）直报工作覆盖范围和覆盖机构

2018 年年底，90% 以上公立医疗卫生机构已全部纳入短缺药品信息直报范围。实行医疗卫生服务管理县、乡、村一体化的地区和医联体、医共体，可经各医疗卫生机构联合协商，由牵头的医疗卫生机构按要求统一报送。确因特殊原因不能开展网上信息直报的公立医疗卫生机构，由县级卫生健康行政部门定期（应不超过 30 天）收集辖区内公立医疗卫生机构药品短缺信息，统一收集上报。社会办医疗机构遵循自愿原则，向所属辖区的县级卫生健康行政部门上报药品短缺信息，由县级卫生健康行政部门参照公立医疗卫生机构短缺药品直报管理规范，统一收集上报。

（二）直报途径及内容

公立医疗卫生机构按照《公立医疗卫生机构短缺药品管理指南》要求，确

认发生药品短缺后,登录直报系统填报端进行信息填报。填报内容包括药品的通用名、剂型、规格、短缺时间、采购方式、采购价格、生产企业、用量大小等综合信息。省、市、县卫生健康行政管理部门登录直报系统,对辖区内公立医疗卫生机构填报信息和预警信息进行审核、处理。

三、短缺药品信息直报要求

各地要充分认识短缺药品信息直报工作的重要性,加强督促指导,建立任务台账,确保信息直报工作按期完成。省级及以下卫生健康行政管理部门和公立医疗卫生机构要安排专人担任信息联络员。公立医疗卫生机构联络员信息应报所属辖区县级卫生健康行政部门备案。

公立医疗卫生机构负责本机构内短缺药品确认、评估、应急处置等事项,按要求及时报送短缺信息。县级及以上卫生健康行政部门应及时审核、评估辖区内短缺信息,按时响应和应对处理。省级卫生健康行政部门应积极主动履行短缺药品供应保障的牵头责任,充分发挥省级短缺药品供应保障会商联动机制作用,及时统筹解决好区域内药品短缺问题,并将省域内较大范围短缺或省级无法有效应对的情况进行审核评估后,书面报送国家卫生健康委药政司。国家卫生健康委会同有关部门主要核查省级无法有效应对的情况,并适时启动国家会商联动机制,分类有效统筹应对。

省级卫生健康行政部门要压实地方各级主管部门和医疗卫生机构短缺药品供应保障的责任,加强对本省(区、市)短缺药品信息直报工作的培训力度,通报工作进展,查找工作中存在的突出问题,及时调整纠正。因医疗卫生机构不及时报送短缺药品情况或卫生健康行政主管部门未尽及时审核应对责任,发生重大临床风险或事件的,对相关机构和人员要按程序予以责任追究。国家卫生健康委将汇总各地信息报送及处理情况,适时通报工作进展,更好地满足临床合理用药需求,保障人民健康安全。

(荣 宁 张爱民 彭春燕 耿晓雅)

参 考 文 献

[1] ASHP. ASHP Guidelines on Managing Drug Product Shortages in Hospitals and Health Systems [EB/OL]. http://www.ashp.org/DocLibrary/BestPractices/ProcureGdlShortages. aspx,2009-01.

[2] 史文婧,田丽娟,范枚杉. 美国短缺药供应保障机制对我国的启示[J]. 现代商贸工业,

2018，39（22）：34-37.

[3] FDA. Manual of Policies and Procedures（MAPP）4190.1 Rev.3 ［EB/OL］. https://www.fda.gov/downloads/AboutFDA/CentersOffices/OfficeofMedicalProductsandTobacco/CDER/ManualofPoliciesProcedures/UCM079936.pdf.

[4] 赵志刚，朱乐婷，王莉文. 全国 11 省市 42 家医院临床应用药品供应短缺现状调研分析[J]. 中国医院药学杂志，2008，28（1）：65-66.

[5] 赵静，王德志，杨晓颖，梅丹，张翠莲等. 近年我院药品短缺情况分析与应对策略[J]. 中国药房，2013，29：2726-2729.

[6] 张翠莲. 梅丹. 李大魁. 我国应对部分药品短缺的策略初探[D]. 中国药学会学术年会暨第八届中国药师周论文集 2008：3292-3297.

[7] 马建春，罗震旻，刘振龙，等. 全国 6 个地区医疗机构药品短缺情况调查[J]. 中国医院药学杂志，2014，34（3）：229-232.

[8] 陶立波. 发达国家应对药品短缺问题的经验及启示[J]. 中国卫生政策研究，2008，1（3）：38-42.

[9] 刘秀坤，董乃清，严寓均. 临床廉价药品短缺的原因、影响及应对措施[J]. 北方药学，2013（1）：88-89.

[10] 茅宁莹，周梅梅，李军. 经济学视角下我国药品短缺的原因分析[J]. 中国医院药学杂志，2018，38（20）：2091-2095.

[11] 毕明，陈飞虎，解雪峰，居靖. 安徽省 5 家三级甲等医院短缺药品调查分析[J]. 中国药房，2015，33：4620-4622.

[12] 王晓君. 供应链下短缺药品的现状分析与应对措施[J]. 中医药管理杂志，2018，26（15）：10-12.

[13] 杜雯雯，徐伟，蔡功杰，等. 我国低价药品可及性现状分析：来自全国 24 个省 / 市的实证研究[J]. 中国卫生政策研究，2018，11（03）：72-77.

第六章

医疗卫生机构药品使用监测

药品使用监测和临床综合评价是促进药品回归临床价值的基础性工作，是巩固完善基本药物制度的重要措施，是健全药品供应保障制度的具体要求。药品的合理使用是对医生处方行为和患者用药行为的基本要求，是关乎患者健康、医生规范诊疗的重大命题。

2015年至今，党和国家领导人、国务院及相关部委均对药品使用监测工作提出相关要求，《"健康中国2030"规划纲要》《"十三五"卫生与健康规划》《"十三五"深化医药卫生体制改革规划》等文件对药品使用监测和临床综合评价提出了明确要求（图6-0-1）。

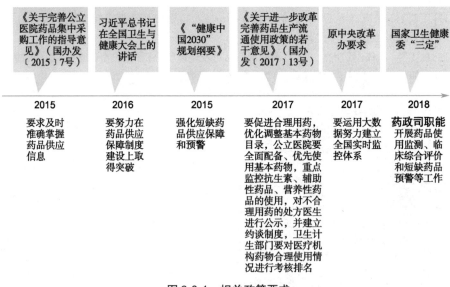

图6-0-1 相关政策要求

2018年，新一轮党和国家机构改革更是为国家卫生健康委药政司赋予了新任务、新要求，将开展药品使用监测和临床综合评价确定为卫生健康部门的法定职责。

2019 年,《国家卫生健康委关于开展药品使用监测和临床综合评价工作的通知》(国卫药政函〔2019〕80 号)发布,国家正式开展药品使用监测工作。

医疗卫生机构药品使用监测工作依托全民健康保障信息化工程和区域卫生健康信息平台,建立国家、省两级药品使用监测平台和国家、省、市、县四级药品使用监测网络,实现药品使用信息采集、统计分析、信息共享等功能,覆盖各级公立医疗卫生机构。

全民健康保障信息化工程是国家政务信息化工程在前期金盾、金关、金财、金税、金审、金农等重要信息系统建设的基础上,着力推进的 15 个国家重要信息系统建设工程之一。建设目标是实现相关政务部门的信息共享和业务协同,提高突发公共卫生事件应对能力、重大疾病防控能力、卫生监督和公众健康保障能力,以及基层医疗卫生服务能力;提升医疗卫生事业行政监督管理水平;提高远程医疗服务能力,促进医疗卫生公共服务均等化,满足人民群众多层次多样化医疗卫生需求。药品使用监测系统是全民健康保障信息化平台中的"基本药物制度监测评价信息子系统"与"药品采购供应监测信息子系统"两个子系统的建设内容。

区域卫生健康信息平台也称区域卫生信息平台,是连接区域内医疗卫生机构基于业务信息与统计数据交换和共享的平台,是不同系统间进行信息整合的基础和载体。从业务角度看,平台可支持数据采集和分析,业务监管和协同等。省级平台主要提供政府监管和数据支持,并协助市级平台完成跨市的业务协同。各省级平台自 2012 年起由各省按《国务院关于印发卫生事业发展"十二五"规划的通知》(国发〔2012〕57 号)中"加强区域信息平台建设,推动医疗卫生信息资源共享"的要求统筹建设。

《深化医药卫生体制改革 2019 年重点工作任务》明确要求"继续推进全民健康信息国家平台和省统筹区域平台建设"。

医疗卫生机构信息平台统一的功能要求与建设标准由原国家卫生计生委规划发展与信息化司负责制定,委办公厅已于 2016—2018 年陆续发布《国家卫生计生委办公厅关于印发医院信息平台应用功能指引的通知》(国卫办规划函〔2016〕1110 号)、《国家卫生计生委办公厅关于印发医院信息化建设应用技术指引(2017 年版)的通知》(国卫办规划函〔2017〕1232 号)、《关于印发全国医院信息化建设标准与规范(试行)的通知》(国卫办规划发〔2018〕4 号),明确了医院信息化建设的建设内容和建设要求。

第一节 医疗卫生机构药品使用监测工作概述

一、总体要求与基本原则

(一)总体要求

以习近平新时代中国特色社会主义思想为指导,坚持以人民健康为中心,坚持新发展理念,以药品临床价值为导向,不断增强药政管理领域补短板、强弱项的紧迫感和责任感,进一步提高政治站位,进一步强化使命担当,加快建立健全药品使用监测与临床综合评价标准规范和工作机制,加强科学引导,推动成果应用,不断完善国家药物政策,提升药品供应保障能力,促进科学、合理、安全用药,不断增强人民群众的幸福感、安全感、获得感。

要推动建立全国药品使用监测体系,提高政府应对能力和工作质量。通过对药品使用全环节信息采集与管理,增强监测实时性和准确性,将监测结果运用到政策制定、执行、督查、整改全过程,为各级、各部门更好履行管理职能提供信息支撑,更加规范有序、科学精准地保障药品持续供应;促进药品在临床科学规范使用,优化医药行业资源配置,节约行政成本和社会资源,减轻患者经济负担。

(二)基本原则

1. 问题导向,服务改革 紧紧围绕深化医药卫生体制改革目标,从宏观与微观两个角度揭示药品使用情况与存在的问题,提升政府应对药品管理的反应速度和行业治理能力,更加规范有序、科学精准地保障药品持续供应,有效协调指导药品研发、生产、流通和供应保障行为,优化医药资源配置。

2. 部门协作,属地管理 各级卫生健康行政部门切实加强组织领导,建立部门协调推进机制,加强政策联动、信息互通和工作协作,形成长效工作机制,确保工作顺利开展。医疗卫生机构由所在省份进行统一管理,确保数据准确、上传及时。

3. 试点先行,分步推进 在全部公立医疗卫生机构监测基本药物和重点药品的使用与相关疾病诊疗的汇总数据。在各省抽取一定比例的样本医疗卫生机构作为重点监测样本,收集药品使用与疾病关联的综合数据。优先选择医保统筹层次高、信息化水平较高、编码准备较充分的区域先行开展国家试点,利用3年时间稳步在全国各省份深化实施。

4. 互联互通，点面结合 国家系统与省（市）级区域平台联通，公立医疗卫生机构与区域平台联通。监测既有深度也有广度，分为全面监测与重点监测。重点监测由样本医疗卫生机构组成，全面监测涵盖全部公立医疗卫生机构。

5. 整合资源，共享共用 依托全民健康保障信息化平台，充分推广使用已有的药品、科室、症状等应用编码规范，实现医疗卫生机构与区域平台的对接联通，形成网络化监测。建立系统内开放共享的信息监测机制，数据分析和政策结果在网络内由医疗机构和卫生健康管理部门共享。

二、主要工作内容

按照《国家卫生健康委关于开展药品使用监测和临床综合评价工作的通知》（国卫药政函〔2019〕80号）要求，坚持点面结合、分类推进原则，医疗卫生机构药品使用监测工作分为全面监测与重点监测，全面监测涵盖全部公立医疗卫生机构，报送药品使用相关统计指标；重点监测包括全部三级公立医院、半数二级公立医院及部分基层医疗卫生机构，除全面监测的全部内容外，尚需报送处方、医嘱等经脱敏处理的个案信息。系统根据需要揭示相关药品的使用情况，初期重点关注《国家基本药物目录》内药品、抗癌药降价专项工作药品、慢性病用药监测及国家组织药品集中采购试点品种等与政策紧密相关的药品，逐步实现全部药品使用监测。

（一）工作内容概述

1. 全面监测 全面监测的监测对象、监测内容、涉及药品和数据频次见图6-1-1。监测对象为全部公立医疗卫生机构，含卫生部门医疗卫生机构、工业及其他部门医疗卫生机构、全民所有制及国有控股工矿企业医疗卫生机构，包括医院、妇幼保健院、专科疾病防治院、卫生院、社区卫生服务中心（含统一管理的所属社区卫生服务站），不包括诊所、卫生室、医务室、村卫生室和独立的社区卫生服务站。具体监测表及各项指标的详细解释见二维码060101。

监测表及指标解释

2. 重点监测 重点监测的监测对象、监测内容、涉及药品和数据频次见图6-1-2。重点监测对象包括医院、妇幼保健院、乡镇卫生院、社区卫生服务中心（含统一管理的所属社区卫生服务站），机构类型和数量要求如下。

（1）医院：应覆盖全部三级公立医院（含委属委管医院）及半数二级公立医院，其中二级公立医院应包含全部专科医院。

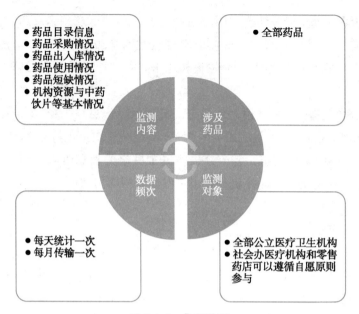

图 6-1-1　全面监测

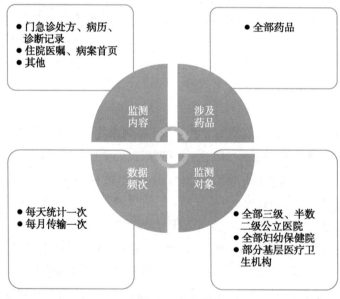

图 6-1-2　重点监测

（2）妇幼保健院：应覆盖全部妇幼保健院。

（3）基层医疗卫生机构：各省在省、地市和县属管范围内均衡选取总数10%的乡镇卫生院、社区卫生服务中心。

具体监测表及各项指标的详细解释见 ER 060101，具体样本量及在各省分布详见 ER 060102。

3. 监测表及指标解释 监测表内容可根据未来需要进行增减，主要包括以下内容。

（1）全面监测部分：①公立医疗卫生机构药品目录；②公立医疗卫生机构药品采购计划；③公立医疗卫生机构药品入库情况；④公立医疗卫生机构药品出库情况；⑤公立医疗卫生机构药品使用情况；⑥医疗卫生机构资源与中药饮品等基本情况。

（2）重点监测部分：①患者就诊基本信息；②门急诊诊疗挂号记录；③门急诊诊疗处方；④门急诊诊疗病历；⑤门急诊诊疗诊断记录；⑥门急诊诊疗费用记录；⑦住院医嘱记录；⑧住院病案首页基本信息；⑨住院病案首页诊断记录；⑩住院病案首页手术记录；⑪住院诊疗临床路径记录；⑫住院诊疗费用记录；⑬住院诊疗主要体征详细记录；⑭临床辅助检查记录；⑮实验室检验记录；⑯实验室检验详细记录；⑰不良事件——药品不良事件。

具体监测表及各项指标的详细解释见二维码 060101、二维码 060102。

（二）工作进度安排

按照《国家卫生健康委关于开展药品使用监测和临床综合评价工作的通知》（国卫药政函〔2019〕80 号）要求，坚持突出重点、分步实施原则，分 2 批推进国家药品使用监测工作，以部分医疗卫生机构作为试点对象，2021 年底前分批逐步扩展到全国所有公立医疗机构。

选择国家药品集中采购试点城市所在省份北京、天津、辽宁、上海、福建、广东、重庆、四川、陕西，未包括在上述区域内的全民健康保障信息化工程一期项目 10 个试点省份中的江苏、浙江、湖北、湖南、内蒙古 5 个省（自治区），及委属（管）医院且信息化基础较好的吉林、山东，共计 16 个省份，作为第一批省份；河北、山西、黑龙江、安徽、江西、河南、广西、海南、贵州、云南、西藏、甘肃、青海、宁夏、新疆为第二批省份。

三、职责与人员

（一）各级、各单位职责

公立医疗卫生机构药品使用监测由国家卫生健康委药政司（简称药政司）统一领导，负责业务指导和行政管理。统计信息中心根据药政司要求，具体负责信息系统建设方案、工作指南、技术规范等的制订与实施；对项目实施开展日常管理,进行系统建设与运维,更新维护国家药品基本数据库和药品编码(Yaopin ID, YPID);开展各省级监测人员培训,指导各地开展工作;制订质量控制措施,提供技术指导和咨询等工作。

省级卫生健康行政部门加强区域卫生信息平台建设,实现与医疗卫生机构信息系统和省级药品集中采购平台等对接,省级卫生健康统计信息中心承担互联互通与平台管理相关技术工作,按照国家相关文件及监测方案要求,确定重点监测样本医疗卫生机构,合理制定本地区项目实施方案。

地方卫生健康行政部门加强统筹规划,组织辖区医疗卫生机构按要求准确报送药品使用信息,要结合本区域药品供应使用实际情况和特点,推进基于医疗卫生机构信息系统的药品使用信息智能化监测,提高监测效率,减轻基层工作负担。

各级卫生健康行政部门协调辖区内各相关部门,明确责任单位和责任人,负责具体工作落实和执行。选定监测指导员,协调组织辖区医疗卫生机构[含委属(管)医院]按要求报送信息,确保数据质量。做好医疗卫生机构宣传动员工作,培训监测指导员和监测员。

各医疗卫生机构明确责任部门和责任人,选定监测员。按照工作要求,按时、准确传输数据。委属(管)医院数据上传工作按照属地化管理原则,由所在省份卫生健康行政部门统一管理。

(二)监测人员要求

为保证数据质量,国家药品使用监测项目设监测指导员和监测员。

省级卫生健康委药政部门和统计信息中心各设1名监测指导员;省级以下各地市监测指导员由各地根据实际情况而定,监测指导员负责对监测员业务指导,进行数据质量核查,督促数据上传。

医疗卫生机构设立1~2名监测员,监测员应当选择工作责任心强、有一定药品相关业务知识的药学人员和具备一定信息化基础知识的技术人员,负责数据汇总、整理、比对与上传。

四、实施步骤与质量控制

根据《国家卫生健康委关于印发卫生健康系统解决形式主义突出问题为基层减负措施的通知》(国卫办函〔2019〕134号)要求,加强信息化管理,通过全民健康信息平台的数据采集渠道进行数据采集。

（一）监测工具

利用国家药品使用监测信息系统开展药品使用监测工作，以全民健康保障信息化平台和区域卫生信息平台为依托，纵向与省级区域卫生信息平台互联互通，横向与国家卫生健康委内其他信息系统及其他部委相关系统互联互通，建立国家、省、市、县四级药品使用监测体系，覆盖各级公立医疗卫生机构，实现药品使用信息采集、统计分析、信息共享等功能，最终实现药品使用全环节信息的采集与管理。

国家根据系统收集的数据定期产出监测报告，相关的统计分析结果会在系统内及时向各级卫生健康行政部门和各医疗卫生机构开放，作为反映医改成效、制定相关政策的重要依据。

系统各功能模块介绍详见本章第二节"国家药品使用监测信息系统"，相关统计分析指标见本章第三节"药品使用监测数据分析应用"。

（二）工作步骤

国家、地方相关单位及医疗卫生机构根据各自职责安排工作计划。

医疗卫生机构在进行数据上传工作中需进行院内数据整理、基本库比对、接口开发、系统联调，最终完成数据上传，如图 6-1-3 所示。在数据整理阶段，需根据接口格式整理本院相关数据；在基本库比对阶段，需将整理好的院内药品库与国家药品基本数据库进行比对，建立院内药品编码与 YPID 的对应关系；之后，根据接口文档提供的数据上传接口，独立开发或联系软件厂商开发数据传输接口，实现医院数据自动整理并定时上传；接口开发完成后联系系统开发人员进行联调测试；测试通过后即可正式开始上传数据，首先补传2019 年 1 月 1 日至系统正式运行前的数据，之后的数据按要求定时上传。

医疗卫生机构开展基本数据库比对时可使用的方法和思路见二维码060103。接口开发、系统联调、数据上传相关技术手册见二维码060102。

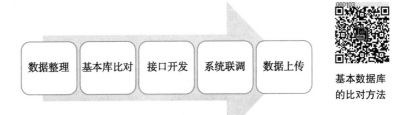

基本数据库
的比对方法

图 6-1-3　医疗卫生机构数据上传工作步骤

（三）监测的质量控制

为保证药品使用监测的顺利开展和监测数据质量，必须对监测的每个环节实行严格的质量控制，以确保监测获得数据信息与实际情况间的差距控制在最小范围内。质量控制应贯穿监测的全过程，包括设计阶段的质量控制、实施过程中的质量控制、资料整理与分析阶段的质量控制和监测人员培训的质量控制，内容见图 6-1-4。其中实施过程中的质量控制尤为重要，应建立监测质量核查制度（详见图 6-1-5），确保数据上传完整、及时、有效。

为保障数据质量，选出的监测指导员和监测员需经过正规培训，本项工作实行分级培训，国家负责培训省级卫生健康行政部门管理人员及省级监测指导员；各省负责培训地市级监测指导员，及所辖地区监测员，并考查培训效果。

监测数据应填项目的完整性需达到 90% 以上，原则上 100% 使用规范性国家药品编码（YPID），90% 以上的数据要符合内在逻辑要求。

设计阶段的质量控制		
科学设计	含义清楚，标准统一	论证、试点、修改完善

实施过程中的质量控制		
明确人员职责	建立监测质量核查制度	明确质量要求

资料整理与分析阶段的质量控制			
检查应填项目完整性	检查规范性编码使用情况	检查数据之间的逻辑关系	必要时联系监测员复核、重报数据

监测人员培训的质量控制		
选拔	分级培训	考核

图 6-1-4　贯穿全过程的质量控制

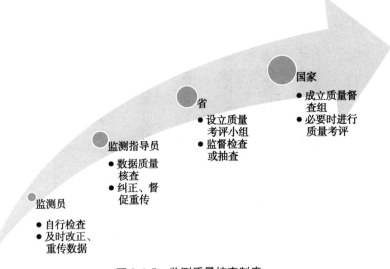

图 6-1-5　监测质量核查制度

第二节　国家药品使用监测信息系统

建立国家药品使用监测信息系统旨在建立国家公立医疗卫生机构药品使用监测体系,制订监测制度,建设监测信息系统,收集药品使用相关信息,从宏观与微观两个角度揭示药品使用情况与存在的问题,提升政府应对药品管理的反应速度和行业治理能力,为合规使用、管理药品和规范有序地保障药品持续供应提供信息支撑,有效指导药品研发、生产、流通、供应行为,优化医药行业资源配置。

一、系统功能架构

国家药品使用监测信息系统共包括 7 大功能模块,系统功能架构如图 6-2-1 所示。

(一)国家药品使用基本数据库与运维管理平台

建设国家药品基本数据库和全国统一规范的药品编码(YPID),规范医疗机构数据接口,统一在全行业推广标准规范使用。对从医院采集到的门诊药品处方、住院医嘱数据及患者基本情况等进行数据治理,主要包括对药品通用名称、制剂规格、批准文号、价格、是否为医保品种、是否为基药品规、疾病情况、医疗机构数据、生产企业数据、流通企业数据等信息进行数据标准化、校验、清洗等相关工作。

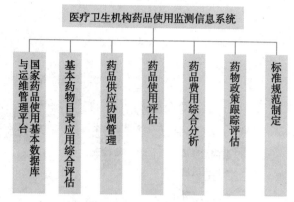

图 6-2-1　国家药品使用监测信息系统的系统功能架构

（二）基本药物目录应用综合评估

汇集《国家基本药物目录》基础信息，提供信息咨询和查询服务，对各医院实际使用的《国家基本药物目录》进行展示；汇总医疗卫生机构实际基本药物目录，形成监测地区的基本药物目录实际使用情况，揭示各城市实际使用药物目录与《国家基本药物目录》的差异。

统计基本药物实际使用情况，评价基本药物目录执行情况。既对《国家基本药物目录》内药品在各地实际使用覆盖和实际利用度进行监测，也对非基本药物的使用覆盖与程度进行排序与评价，包括各地区实际采购使用的覆盖程度指标、基本药物被实际采购使用程度指标、建议淘汰或保留基本药物品种的使用信息等，结合非基本药物监测情况，客观实际地评价、反映基本药物目录执行情况，为进一步调整基本药物目录提供信息依据。

（三）药品供应协调管理

依托全国基本药品数据库信息，对接联通每一个药品在各医疗卫生机构的订单、配送、收货、结算等情况，政府、医疗卫生机构和相关企业按权限查询药品供应保障状态，及时了解各医疗卫生机构的药品采购行为、生产企业的药品供应行为、配送企业的药品配送行为、医疗卫生机构的药品结算回款行为等，提高临床必需药品供应保障的应对时效和能力。

（四）药品使用评估

按照《国家卫生计生委医院信息服务与监管系统数据采集范围医疗业务分册（试行）》收集各医疗卫生机构的药品使用信息，门急诊患者病历、诊断记录和处方、住院患者病案首页信息和医嘱信息，监测分析药品安全合理使用与相关疾病情况，推动规范临床合理用药行为。对照临床路径和医保支付方式改革具体措施,了解医疗卫生机构各类药品使用比例、用药频度及患者药品费用负担等,研究细化具体疾病与药物关联关系,为研发注册、生产流通、使用报销等药品全链条管理所涉及的各项药物政策建议提供数据支持。

（五）药品费用综合分析

重点对照疾病谱变化,对基本药物和非基本药物使用的费用进行深入分析,包括各医疗卫生机构病种覆盖、药物临床路径管理和药品使用费用的纵横向综合比较,重点通过药物经济学评价,真实客观反映疾病诊疗、药品价格和费用水平变化趋势与地区差异,为以临床价值为导向、提出药品价格和基本药物鼓励扶持政策、推进形成合理药品价格提供技术支撑和实际依据。

（六）药物政策跟踪评估

开发基本药物鼓励扶持政策评估工具,收集并展示国家、各省份公开发布的药品研发、注册、支付、报销相关政策文件。根据疾病谱变化,挖掘国家药品基本数据库信息,梳理鼓励仿制研发的药品数据信息,对药品优先审评审批制度进行评价,建立基本药物从研发注册、生产流通到使用报销等鼓励扶持政策基础研究、信息审核与发布实施跟踪再评价等闭环管理机制。

（七）标准规范制定

制定《药品使用监测管理指南》《国家药品基本数据库》《药品使用监测数据交换接口服务规范》。

二、互联互通架构

国家药品使用监测信息系统包含全民健康保障信息化工程一期项目中的"基本药物制度监测评价信息子系统"与"药品采购供应监测信息子系统"两个子系统,相关数据传输、安全防护、风险防控及相关保障均由全民健康保障信息化工程一期项目按相关规定统一管控。

全民健康保障信息平台的信息系统互联互通架构如图 6-2-2 所示,公立医疗卫生机构将药品使用数据上传至省级或市、县级区域卫生信息平台,由省级区域卫生信息平台汇集本省数据后与国家药品使用监测信息系统对接联通并上传数据,国家卫生健康委集中存储。

委（属）管医院一方面根据《国家卫生计生委办公厅关于进一步推进委属（管）医院数据规范上报工作的通知》(国卫办规划函〔2017〕877 号)和《国家卫生计生委办公厅关于印发委属（管）医院信息服务与监管系统数据上报管理方案（试行）的通知》(国卫办规划函〔2018〕6 号)要求,通过委属（管）医院信息

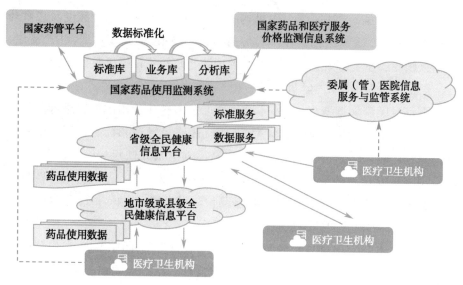

图 6-2-2 国家药品使用监测信息系统的系统架构

服务与监管系统统一上传；另一方面，根据区域卫生统一规划安排和属地化管理的要求，委属（管）医院的相关信息同时上传至省级全民健康信息平台。

国家收集、清洗、标准化相关数据，建立并维护标准库、业务信息库、分析数据库，利用全民健康保障信息化工程一期项目中的"基本药物制度监测评价子系统""药品采购供应监测信息子系统"所建立的分析模型开展相关数据分析，并为区域卫生信息平台、医疗卫生机构提供标准服务与数据服务，形成国家→省级→医疗卫生机构三级数据共享机制。同时，横向与国家药品供应保障综合管理信息平台（以下简称国家药管平台）、国家药品和医疗服务价格监测信息系统（以下简称价格监测系统）等委内各信息系统，以及工业信息化、药品监管、医疗保障等相关部委信息系统互联互通、信息共享。各省级监测指导员、监测员按照按照全民健康保障信息化平台统一用户管理规则登录系统，调用系统各项功能与服务。

按照《国家卫生计生委办公厅关于印发全民健康保障信息化工程一期项目管理办法的通知》（国卫办规划发〔2017〕23 号）、《关于印发全民健康保障信息化工程一期项目（国家卫生健康委员会建设部分）实施方案的通知》（国卫规划基装便函〔2018〕30 号）要求，项目领导小组负责统筹协调管理项目建设；相关业务司局负责相关部分的业务指导，实现业务目标、落实业务需求，推进系统应用实施与培训、数据采集等工作；各实施机构负责系统招标、建设、管理、验收及运维等；各省（区、市）卫生健康委、委预算管理医院按照接口规范完成对接，及时报送数据，确保数据质量。所有子系统均需按照规定进行第三方测试并通过信息系统三级等级保护测评。

用户集成与调用规则参见《全民健康保障信息化工程——门户、用户和健康档案调阅部分》，数据采集、交换相关技术文档参见《全民健康保障信息化工程——采集交换技术规范》。

三、药品分类编码与基本数据库简介

国家药管平台已与全国各省级药品集中采购平台互联互通，国家和各省级药品集中采购机构已经利用国家药管平台药品分类编码与基本数据库实现数据传输与资源共享，并即将成为行业标准。确立相关标准、规范并统一药品采购使用管理分类与代码，是建立有效的国家药品供应保障综合管理系统、满足国家药物政策管理和地方采购使用需求的重要前提和基础，对当前的国家药品供应保障信息系统的建设，及医药卫生信息化工作的发展都具有极其重要的意义。

该标准规定了化学药品、生物制品及中成药采购与使用管理的范围、分类与编码的基本原则和方法及相应的药品产品代码，适用于全国相关单位开展药品集中采购及医疗机构、行政主管部门和其他用户对药品采购、配送、库存、使用等信息采集、信息处理和信息交换相关工作。

国家药管平台药品分类编码以 GB/T 7027—2002《信息分类和编码的基本原则与方法》中的混合分类法为依据，以面分类法为主，线分类法为补充，反映药品的复杂性和多重属性，考虑编码位数的限制和实用性，针对药品名称中"药品大类、药理 / 功效分类、品种、品规、酸根盐基、剂型、制剂单位"等核心信息进行分类。同时设收容类目，将某些无法归类或核心信息无法明确的药品，归入"其他"子类。每一个药品产品仅有唯一一个代码，确保计算机能在全国范围内对药品产品的身份识别，其代码名称为 YPID。

药品基本数据库收集、整理、标准化全国流通并使用的全部药品，数据库中的一条数据对应了细化到单一品规不同生产企业、不同包装规格的药品产品，每一条数据对应一个 YPID。目前已完成了与《国家基本药物目录》《国家基本医疗保险、工伤保险和生育保险药品目录》的对比衔接，对国家组织药品集中采购试点品种、国家谈判药品、通过一致性评价药品、低价药、定点生产药品，以及抗癌药专项、罕见病用药专项、妇儿专科和急抢救药、国家重点监

控合理用药药品目录等各种重点监测药品进行特殊标记。目前,药品基本数据库已升级至 6.0 版,共收录细化到品规、企业、包装规格的药品基本信息约 20 万条,已推广至 31 个省级药品集中采购机构及 450 家公立医院使用。

药品分类编码与基本数据库的详细介绍见二维码 060201、二维码 060202。相关更新维护办法见二维码 060203。

国家药管平台药品分类编码介绍　　　国家药管平台药品基本数据库介绍　　　国家药管平台药品编码与基本数据库更新维护办法

第三节　药品使用监测数据分析应用

一、基于宏观视角的药品供应保障决策支持

通过药品使用监测数据揭示各类药品的总体可及性、可负担性情况,可以监测国家基本药物保障人民群众健康的基础作用,也可以监测我国各类药品的使用量情况;与合理需求相比,或与先进国家相比,可监测是否存在过度使用的药品,如抗菌药物、抗癌辅助药等。通过药品使用监测数据揭示各类药品价格、数量、金额变化趋势与政策的关系,可以进行政策评估,提出仿制药替代的经济效益、价格建议及对医保基金的影响。

利用药品使用分析的证据指导药品市场和医药工业,促进工业生产与研发,出台鼓励扶持政策,引导行业良性有序发展。通过市场总量与药品集中度分析,提出对某些药品开展集中议价采购,以量换价提高全国议价能力,减轻人民群众的用药负担。

(一)基本药物配备与使用情况

可对国家级、省级、医疗卫生机构等不同层次,按照不同省份、各级各类医疗卫生机构等各种维度,统计分析基本药物配备及使用情况,包括品种数、费用、次均费用、使用量、院均费用、院均用量、报销情况等指标。通过相关的指标分析,体现各省份及医疗卫生机构的基本药物政策执行情况与基本药物的使用情况,一定程度上反映了各省份及医疗卫生机构药品管理水平。

（二）各类重点关注药品的配备与使用情况

可对各类政策重点关注的药品，如抗菌药物、维生素、激素、大输液、中药注射液、辅助用药（尤其是营养性药物）等，及妇科用药、儿科用药、急抢救用药、抗肿瘤药、罕见病治疗用药、慢性病用药、老年病用药、国家组织药品集中采购药品等，统计分析配备使用情况，包括品种总数、金额总数、用量总数、处方总数、均张处方用药种数、均张处方用药费用、均张处方目标药品数量、目标药品品种占比、使用目标药品的处方比例、目标药品费用占比等指标，与国家规定的药品合理使用要求或与先进国家使用情况进行比较，起到决策支持作用。

（三）药品费用变化趋势

从药品类别、剂型、生产企业等各种维度，统计分析费用、费用占比、用量、用量占比、院均费用、院均用量、报销情况等指标，体现各省份及医疗卫生机构的药品管理水平和药品使用水平，揭示各类药品的总体可及性、可负担性情况。也可通过宏观经济效益分析，对昂贵专利药的仿制药替代提出分析和建议。

二、基于微观视角的药品合规使用管理

利用药品使用监测数据，进行内在规律分析，促进医生合理处方行为，促进药师的处方前置审核，尤其对基层用药，提高各级医疗卫生机构医生用药水平。

（一）与患者疾病关联的药品合理使用分析

通过对处方与患者具体情况，如性别、年龄、过敏史、耐药性、遗传史及其他有用药禁忌的疾病（高血压、冠心病、糖尿病、妊娠期、哺乳期、肾病综合征等）等进行结合，分析各类处方占比、相同药理分类药品使用数量、相同药理分类药品使用比例、不同人群的使用比例等疾病关联性指标，一方面了解与促进临床药师更好地发挥作用，另一方面了解与促进医生处方行为更加合理合规。

（二）处方点评与处方共享利用分析

对收集的处方、医嘱信息进行处方点评及分析，主要考察处方规范性、是否超常处方、是否用药不适宜三方面的内容，具体内容见表6-3-1，通过分析不合理处方数量、不合理处方的比例、占全部处方的比例、各类原因占比等相关指标，以处方点评促进医疗卫生机构用药合理化，对开展处方前置审核的机构起到目标导向作用，通过处方共享提升基层医生处方能力。

表 6-3-1　处方点评分析内容

处方规范性（信息完整程度）	使用药品通用名情况
	前记、正文、后记内容缺项、书写不规范或字迹难以辨认
	临床诊断缺失或书写不全
	剂型、规格、剂量书写不规范
	单张处方超过 5 种药品
	无特殊情况下处方超过用量（门诊 7 日、急诊 3 日），慢性病、老年病或其他特殊情况需要延长处方用量未注明
	未按抗菌药物临床应用管理规定开具抗菌药物处方
	开具毒麻精放等特殊管理药品处方未执行国家有关规定
是否超常处方	无适应证用药
是否用药不适宜	药物配伍不合理（有配伍禁忌或者不良相互作用）
	重复用药（重复给药）
	适应证不适宜
	遴选药品不适宜
	剂型或给药途径不适宜
	用法、用量不适宜
	联合用药不适宜

三、应用与实践

根据现有工作基础，展望未来对大数据的利用，按药物、疾病两条轴线分别为国家、部门、产业、民生、科研等方面提供数据支持。

药物方面，一是为国家药物政策辅助决策、完善基本药物制度提供数据依据，形成"药物政策议事厅"；二是在国家谈判、不良反应监测、基本药物制度运行监测、药品替代效果监测、仿制药疗效监测等方面为相关部委提供信息支撑；三是助力产业发展，为仿制药和短缺药产业扶持、医药产业优化配置提供基础数据；四是服务民生，发掘有效、可负担的药品，对特效药物进行推广；五是服务科研，为精准用药研究、临床用药路径优化提供帮助。

疾病方面，一是国家层面从病种维度开展用药分析，包括儿科用药、心血管疾病用药、肿瘤用药等重点专科疾病，以及慢性病、传染病、地方病等；二是服务药品使用监测和临床综合评价，对不同治疗方案的效果进行评估、为疾病诊断分组提供依据、为个体化医疗打下基础；三是助力行业发展，通过收集真实案例证据，对现有临床路径与用药指南进行再评价，通过大数据分析找出对疾病真正有效的好药，淘汰"吃不死人、治不好病"的无效药、"神仙"

药,将评价结果回馈临床诊疗,促进医学进步,让老百姓拥有适合自己的放心好药。

展望未来,在大数据时代,我们要以药品使用监测工作为核心,以数据为基石,以新兴信息技术为手段,为人民群众的健康守好门、为医药产业发展助把力。

（陆建成　张　韬　杨龙频　申　远　王　晶　高田田　蔡洪宁）

参 考 文 献

[1] 中国社会保障学会医疗保障专业委员会. 基层医疗机构合理用药的基本情况、主要问题及解决方案研究结题报告[R]. 2018.

[2] 国务院办公厅.《国务院办公厅关于加强三级公立医院绩效考核工作的意见》(国办发〔2019〕4号)[Z]. 2019.

[3] 国家卫生健康委员会办公厅.《关于进一步加强公立医疗机构基本药物配备使用管理的通知》(国卫办药政发〔2019〕1号)[Z]. 2019.

[4] 国家卫生健康委员会. 国家卫生健康统计调查制度[M]. 北京:中国协和医科大学出版社,2018.

[5] 国家卫生健康委员会统计信息中心,国家卫生健康委员会药物政策与基本药物制度司. 2018年全国药品集中采购监测分析报告——基于国家药管平台大数据分析[R]. 2018.

第七章

药品临床综合评价

药品是保障群众健康、挽救生命的关键医疗技术，其监管与应用受到世界卫生组织及包括我国在内的各国政府的高度关注。国际上超过 50 个发达国家及发展中国家建立了以卫生技术评估制度为核心的药品临床综合评价制度，为优化临床用药、发挥创新药品最大价值、有效控制药品费用不合理上涨等问题，提供了坚实的证据基础。针对临床用药不规范、处方行为差异大、药品供应保障政策不完善，严重影响治疗质量和效果乃至医药费用等现象，有必要加快推进药品综合评价工作，满足全面深化医改需要，助力健康中国建设目标实现。

本章系统介绍了我国药品临床综合评价体系及主要工作，包括其对于国家药物政策及基本药物制度的支撑作用。

第一节　药品临床综合评价概述

药品临床综合评价是药品供应保障体系和制度建设的重要内容，在综合循证医学、流行病学、临床药学和医学、经济学等知识体系基础上，利用药品常规监测工具及卫生技术评估方法和工具，汇总分析药品临床应用数据，对药品应用价值进行综合评价及判断。

一、药品临床综合评价的目的和意义

药品临床综合评价是促进药品回归临床价值的基础性工作，是巩固完善基本药物制度的重要措施，是健全药品供应保障制度的具体要求。《"健康中国 2030"规划纲要》《"十三五"卫生与健康规划》《"十三五"深化医药卫生体制改革规划》等文件对药品使用监测和临床综合评价提出了明确要求，新一轮党和国家机构改革将开展药品使用监测和临床综合评价确定为卫生健康部门的法定职责。2018 年，国家卫生健康委启动了药品临床综合评价体系建设工

作,并启动了重点领域的药品评价工作,要求以基本药物为重点,加快推进评估结果在药物遴选、国家药物政策拟定、药品分类采购、短缺药品管理及儿科和重点慢性病人群诊治服务优化方面的应用。

药品临床综合评价是药品供应保障体系及制度建设的重要内容,判断已上市药品在临床环境中的安全性、有效性、成本效果及公平可及性,使药品最大限度地满足治病救人的基本健康需求。在此背景下,国家卫生健康委 2018年制订了《国家药品临床综合评价总体工作方案(2018—2020)(征求意见稿)》,并起草了《国家药品临床综合评价管理指南》。

药品临床综合评价涉及临床医学、药学、流行病学、统计学、经济学、卫生技术评估、政策评价等多个学科知识,是多方参与、综合全面、兼容并蓄的综合性工作。药品评价的开展,不仅可确保临床用药的安全性、规范性、适宜性,促进药品合理使用,还可支持基本药物的遴选调整、供应保障、医疗服务质量改善和价值提升、医药产业创新发展等重大医药政策的制定与完善,为定价及支付等决策的科学制定提供建议,为临床医生、药师、患者及其家属提供准确的药品及药品应用信息。

二、药品临床综合评价的内容与作用

1. 药品临床综合评价 国家药品供应和保障体系是个复杂庞大的体系,包括政策、服务和贸易等核心组成部分。为了全面管理药品服务和市场,许多国家均在开展药品领域评估工作,支持药品政策制定、实施和调整。

药品临床综合评价是运用卫生技术评估方法,融合循证医学、流行病学、临床医学、临床药学、循证药学、药物经济学、卫生技术评估等知识体系,综合利用药品上市准入、大规模多中心临床试验结果、不良反应监测、医疗卫生机构药品使用监测、药品临床实践"真实世界"数据以及国内外文献等资料,围绕药品的安全性、有效性、经济性、创新性、适宜性、可及性等进行定性、定量数据整合分析。

建立临床药品综合评价体系的核心是建立临床药品综合评价机构,并通过建立评估选题机制,选择适宜的评估措施和方法,建立公开透明的评估流程,综合临床、经济和社会价值判断结果等方式,不断完善药品临床使用效果和效率,推动符合成本效益的创新药品的生产和使用,确保居民获得物美价廉的放心药。

为了满足卫生系统改革的需要,缓解医疗费用支出的压力,发达国家和部分发展中国家近年来纷纷建立卫生技术评估体系和制度，建立科学、公开、透明的评估流程，系统推动药品评估结果支持基本药物遴选、支付定价等政策制定。相比药物经济学，卫生技术评估重视技术的行业和社会适宜性的讨论，更符合公共政策制定的公平合理原则，近年来逐步成为药品临床综合评价的核心工具。

我国卫生技术评估发展历程

全球50多个国家[1]建立了卫生技术评估机构，形成了配套管理体系和部门协调机制，将评估证据用于新药研发、药品注册申请、基本药物目录制定、药品报销、药品定价、临床用药指南和诊疗规范的制定，以及公共卫生资源配置等药物政策的制定过程中。

我国自20世纪90年代引入卫生技术评估，至今已有近30年历程。

2. 药品临床综合评价核心内容 由于各个国家的国情不同，医疗卫生体制不一，卫生政策存在差异，药品临床综合评价所涉及的领域及内涵也有所不同，但核心内容集中在四个方面，见表7-1-1。

表7-1-1 药品临床评价核心内容

评价领域	具体内涵
临床安全有效性评价	**安全性**：药品临床综合评价的首要内容，是指在特定使用条件下，特定人群中患有特定疾病的个体使用某种药物后，发生不良反应或意外损害的概率及其严重程度 **有效性**：根据药品使用条件和临床结果的不同，有效性可以分为功效和效果两方面。功效（efficacy）是指在理想使用条件下，使用某药物对解决特定健康问题所带来的收益（常用健康结果来衡量）；效果（effectiveness）指在临床实际应用情况下的健康收益。欧美国家药品监管机构近年来更加强调开展真实世界研究，判断药品临床实际应用的有效性
经济性评价	药品的经济性是对药品真实成本与效果或效益的比较，反映药品投入和健康产出的对应性，从服务支付角度判断药品价值的核心内容。潜在经济影响测算可通过预算影响分析方法，判断药物引入、扩大应用或撤出的微观、中观和宏观层面经济影响。常用药物经济学评价，进行药品成本效果、成本效用、成本效益分析，研究投入成本与产出效果和效益间的关系，开展药品预算影响分析

---

[1] 主要国家包括：阿根廷、澳大利亚、巴西、比利时、波兰、德国、加拿大、丹麦、哥伦比亚、韩国、荷兰、法国、菲律宾、芬兰、日本、瑞典、瑞士、马来西亚、美国、挪威、南非、泰国、土耳其、乌拉圭、希腊、新西兰、西班牙、新加坡、匈牙利、以色列、意大利、英国和智利等。

续表

评价领域	具体内涵
社会适应性评价	社会适应性评价着重评估药品及其相关政策对社会带来的整体价值。包括该药品除改善患者临床症状外，能否提高生命质量、尊重个体权利、改善疾病转归，对社会带来的整体价值。社会适应性评价的视野还包括药品是否属于重大或紧急疫情用药、是否是特殊人群用药或孤儿药等涉及卫生伦理的问题
体系价值评价	药品等卫生技术评估过程中应引入行业、社会、伦理和公平性视角，利用卫生政策和管理学方法分析药品和技术应用对于诊疗服务或公共卫生服务的体系层面影响，以及对药品研发、生产、采购、配送、销售/处方、应用等各个环节政策问题的研究与评估

三、药品临床综合评价的应用与价值

国际经验表明，药品评价对于扩大基本药物供给、改善医药卫生服务质量、优化医药资源价值方面具有较大决策支撑作用。在我国，药品临床综合评价已初步应用在以基本药物为核心的基本药物目录遴选与调整、规范临床用药等方面，对提升药品价值、驱动创新和产业升级发挥了作用（见图7-1-1）。

目录遴选与调整
- 围绕基本药物目录的遴选和调整工作要求，优选评估主题，开展特定药品评价工作，遴选安全、有效、经济、适宜的药品，引导安全优质、规范合理、疗效显著、创新性强的产品纳入基本药物目录并推广应用。应根据国民健康需求、产业发展、药品撤市情况，定期对基本药物目录进行调整评估，调出不适宜继续使用的药品，不断优化基本药物目录
- 围绕短缺药、鼓励仿制药、鼓励研发儿童药等目录遴选及调整要求，充分应用药品临床综合评价工具，对有关药品临床、经济、行业及社会价值进行综合判断，促进药品发挥综合价值，为国家药物政策制定完善提供科学依据

临床合理用药
- 围绕临床药品供应保障不平衡、不充分、不规范的基本问题，基于临床用药信息监测数据，甄别临床用药问题并进行及时评价。主要临床用药问题包括超说明书使用、剂型剂量适宜性、服药依从性和规范性等。围绕特定合理用药问题，确定评估目的、方法、流程及产出，确保评价产出指导有关问题的解决

医疗质量改进
- 药品临床综合评价证据，可直接用于支持医疗管理者及提供方作出正确的医疗服务决策，进而改善诊疗服务的质量。欧洲（英国、法国和德国等）、美洲（美国、加拿大和拉丁美洲国家等）及亚洲国家（日本、韩国、新加坡、马来西亚、菲律宾、泰国、越南等）普遍利用药品综合评价进行医疗质量控制，利用临床效果、成本效果等证据进行临床指南（临床路径）的制定和更新，循证指导服务质量控制和流程优化

提升药品价值
- 随着新医药技术的广泛应用和人口老龄化，中国与世界其他国家普遍面临着费用增长和预算约束的双重压力。如何合理地配置公共医疗资金，提高资金利用效率，已成为我国卫生体系亟待解决的核心改革议题
- 随着新药不断进入市场，选择安全、有效、经济、适宜的药品，是优化临床用药结构、提升医药资金使用效率、增加医药服务价值的基本策略。尤其对于价格昂贵的抗肿瘤药物及人群覆盖面小的罕见病用药，利用评价结果，引导药品遴选、合理定价、优化应用，并鼓励国产药品创新研发，加速急需产品入市，是提升药品临床、经济、行业和社会价值的必由之路

创新驱动与产业升级

- 充分发挥药品临床综合评价作用，甄别并加速推动具有重大健康影响、社会效益和产业带动作用的科技成果转移转化项目立项、审批和实施，推动医药领域创新驱动发展及药品产业升级
- 结合创新驱动发展和产业升级要求，基于药品一致性评价选择安全有效、具有创新性、转移转化潜力大、产值拉动力强的产品作为重点纳入国家科技攻关、临床应用重点专项、仿制药创制等项目，鼓励优先研发、加速审批和推动转移转化

图 7-1-1　药品临床综合评价的应用与价值

四、我国药品临床综合评价的管理架构及职能

我国药品临床综合评价遵循需求导向、统筹设计、科学规范、公正透明的基本原则。现阶段药品临床综合评价在国家卫生健康委员会药政司指导下，评价的主要目的是：以药品治疗疾病的本质属性为依归，以基本药物和儿童、重大慢性病患者等特殊人群用药为重点，以药品临床实际价值为导向，以大数据为分析评价基础，建立综合性评价工作规范，科学、准确、客观地指导综合评价实施及结果转化，全面支持医药治理体系的完善、医药卫生资源的优化配置、药品供应保障能力的提高。

药品临床综合评价的组织管理架构如图 7-1-2 所示，参与药品临床综合评价的各单位分工如图 7-1-3 所示。

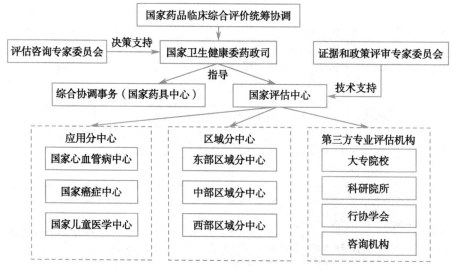

图 7-1-2　药品临床综合评价的组织管理架构

国家和省级卫生健康委药政管理机构	统筹设计药品临床综合评价体系建设规划，指导和委托相关技术机构或行业协会发布评估管理规范，推动评估结果运用、转化、实施与公布
国家卫生健康委药具管理中心	承办基本药物目录、鼓励研发仿制药品目录和临床急需药品清单遴选等具体事务，承担评价协调、主题遴选、专家咨询制度建设和政策评审的具体事务
国家评估中心和分中心	国家药物和卫生技术综合评估中心（即国家评估中心）牵头组织制订评估标准、评价管理指南、评估质量控制指标体系和相关技术规范等，国家评估中心联合国家癌症中心、国家心血管病中心、国家儿童医学中心等优先建设国家药品临床综合评价应用分中心，区域分中心主要依托区域医疗中心、国家和省级医学研究中心、临床重点专科的医疗机构等，形成评价基地网络
国家药品临床综合评价专家委员会	包含评估咨询专家委员会和证据及政策评审专家委员会：评估咨询专家委员会主要承担主题遴选和外部质控评估咨询任务；证据和政策评审专家委员会主要承担评价结果评估审核任务，并向药政管理机构提交专业评审意见
第三方专业评估机构	大学院校、科研院所、行业协会和咨询机构等专业评估机构作为评估实施主体，接受国家评估中心评估项目委托，主要承担评估活动的具体实施和证据生成，并向国家评估中心提交评估结果，以供评审

图 7-1-3　药品临床综合评价主要机构及职能

第二节　药品临床综合评价的发展历程

一、基于卫生技术评估的药品临床综合评价国际发展历程

1. 药物经济学评价　20 世纪 50 年代起，国际上逐渐出现了药物经济性评价学科。药物经济学评价是基于经典福利经济学理论发展起来的应用经济学、流行病学、决策学、生物统计学等多学科研究方法，识别、测量和比较不同药物、治疗方案及卫生服务项目的成本和社会经济效果，有效提高医药资源的配置和利用效率的评价技术。

经过近半个世纪的发展，药物经济学评价已经形成了一套比较完整的评价体系，在国际广泛应用。澳大利亚、加拿大、英国、美国、法国、荷兰等 20 多个国家先后颁布了药物经济学评价指南，我国药学会也在 2011 年颁布了《中国药物经济学评价指南》，为指导药物经济学在临床的应用和开展提供了理论和方法学支持。

目前全球多个国家引入药物经济学，用于新药研发、药品注册申请、基本药物目录制定、药品报销、药品定价、临床用药指南和诊疗规范的制定，以及公共卫生资源配置等药物政策的制定过程中。根据 WHO 报道，全球 134

个国家建立实施了基本药物目录，各国普遍面临合理选择抗肿瘤药品、孤儿药和心脑血管药品等高成本药品的巨大挑战，发达国家和部分发展中国家近年来纷纷建立包括药物经济学评价在内的卫生技术评估（health technology assessment，HTA）体系和制度，建立科学、公开、透明的评估流程，系统推动药品评估结果支持基本药物遴选、支付定价等政策制定。

2. 卫生技术评估　近年来，越来越多的国家在药品评价中运用卫生技术评估的方法，以更好地支持药品监管、应用、定价和准入决策的制定。卫生技术评估是一种国际上常用的政策分析工具，综合运用多学科方法，用以评价卫生技术（包括药品、设备、临床诊疗技术、医疗支撑体系和组织与管理体系等）应用所产生的临床、经济、伦理和社会等多方面的效果和影响，特别是对这些技术的应用可能产生的间接影响和远期社会影响进行系统研究，为优先政策领域确定提供循证证据。

卫生技术评估作为卫生政策制定和分析工具，其目的是协助决策者确定卫生技术推广的优先领域，为卫生技术的创新研发、临床应用、推广与淘汰提供决策依据，为卫生和医保决策者及医药卫生人员提供合理选择卫生技术的科学信息和循证依据，支持卫生资源合理配置，帮助提高有限卫生资源的利用质量和效率。

二、国内外卫生技术评估体系的建立

1. 国际卫生技术评估体系的建立　卫生技术评估（HTA）最早起源于 20 世纪 60 年代的美国的公共部门，之后逐渐被英国、澳大利亚、加拿大等经济合作与发展组织（Organization for Economic Cooperation and Development，OECD）的成员国家及南美洲和亚洲部分国家采用，作为医药技术管理的核心制度，支持药品评价的开展。经过近 40 年的发展，21 世纪初 HTA 已经覆盖全世界。

全球已有 50 多个国家[2]建立了卫生技术评估机构，形成了配套管理体系和部门协调机制，将卫生技术评估作为支持诊疗服务优化、药品合理定价和补偿、控制不合理医疗费用增长和提升医疗资源配置和使用效率的关键技术手段。多数国家从立法和政策高度规定了 HTA 在卫生政策制定中的作用，在

---

[2]　主要国家包括：阿根廷、澳大利亚、巴西、比利时、波兰、德国、加拿大、丹麦、哥伦比亚、韩国、荷兰、法国、菲律宾、芬兰、日本、瑞典、瑞士、马来西亚、美国、挪威、南非、泰国、土耳其、乌拉圭、希腊、新西兰、西班牙、新加坡、匈牙利、以色列、意大利、英国和智利等。

中央或联邦层面建立具有独立法人资质的 HTA 研究机构。例如，英国卫生与社会服务优化研究院（National Institute for Health and Clinical Excellence，NICE）是英国卫生部建立的具有独立法人资质的评估机构，代表政府从事卫生技术评估工作，为政府决策提供技术支撑。立法赋予 NICE 技术评估和基于评估结果制定医疗服务指南的职责，管理新技术的准入，英国国家医疗服务体系（National Health Service，NHS）在纳入新医药技术时必须经过 NICE 的推荐。由于 NICE 制定的指南和技术评估报告具有法定效力，NHS 依据 NICE 推荐的技术提供资金支持，从而提高了 NHS 资金使用效率和决策质量。瑞典、加拿大等欧美国家还依托地方 HTA 机构建立全国性 HTA 工作网络，以支持地方层面的循证政策制定。在这些国家，HTA 结果常用于开发临床指南、管理新医药技术、制定药品价格和医保报销政策等。

2. 中国卫生技术评估体系的建立 我国自 20 世纪 90 年代起引入 HTA，国家卫生部发展研究中心于 2009 年成立了卫生政策与技术评估组织，参与卫生部"十二五"规划教材《卫生技术评估》《卫生技术评估与卫生政策评价·理论与方法篇》等专著工作；同时与国际组织和帝国理工大学等高校合作，开展 HTA 能力和机制建设，为国家药品临床综合评价体系建设力量。

承担 HTA 教学和评估工作的机构还包括中国医学科学院医学信息研究所、上海复旦大学卫生技术评估重点实验室、四川大学华西医学院中国循证医学中心等。随着医院层面卫生技术评估技术的引入，北京、上海、成都等地大型综合医院药学和设备科室开始尝试用卫生技术评估方法开展药品和器械评价。

国家卫生计生委卫生发展研究中心于 2018 年承担了"国家药物和卫生技术综合评估中心"的工作（国卫科教函〔2018〕234 号），旨在建立我国卫生技术评估体系，负责组织、协调、推动药物和卫生技术评估项目实施，研究制订评估标准、评估质量控制指标体系，推动我国卫生技术评估工作规范发展。

国内外卫生技术评估发展历程见图 7-2-1。

三、国内外卫生技术评估体系发展经验

下面对国内外卫生技术评估发展历程、国际卫生技术评估组织、国际典型国家卫生技术评估体系进行概述。

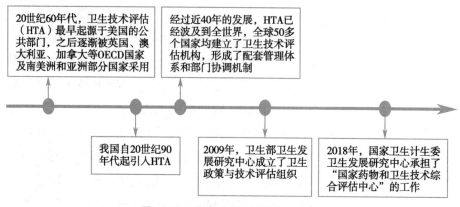

图 7-2-1　国内外卫生评估发展历程

1. 卫生技术评估发展历程　经过 40 年的发展，21 世纪初卫生技术评估逐渐被社会所接受，已经初步形成了独立的学科体系；从全世界范围来看，鼓励和支持广泛开展卫生技术评估已成为各国卫生体系优化资源配置和利用、提高体系效率的重要举措。

卫生技术评估发展历程

2. 国际卫生技术评估组织　世界卫生组织（WHO）鼓励各国建设卫生技术评估体系，2014 年第 67 届世界卫生大会上通过了《关于为实现全民健康覆盖（UHC）开展卫生干预与技术评估决议》，敦促成员国加强卫生技术评估发展与应用，优化医疗资源配置和使用，早日实现全民健康覆盖。

国际卫生技术评估组织

3. 典型国家卫生技术评估体系概述　受政治体制、文化思想、经济社会发展水平等因素的影响，不同国家的医疗卫生体制不尽相同。目前全球 50 多个国家建立了卫生技术评估工作机制、规范的流程和相关研究机构，为这些国家的卫生决策提供了重要的证据支撑。很多国家从立法和政策高度规定了 HTA 在卫生政策制定中的作用，在中央或联邦层面建立具有独立法人资质的 HTA 研究机构。

无论是以民营为主导的美国，还是以公立为主导的德国和法国，均以协商定价为调控医疗服务价格的主要手段。在市场定价基础上，以保险机构为主导，医务工作者和专业协会参与其中，共同合理定价。价格违法治理机制则以法律为核心，司法及专业部门根据法律予以相应裁决。

典型国家卫生技术评估体系概述

英国、美国、澳大利亚、加拿大、瑞典、德国、泰国、韩国、马来西亚、新加坡等主要国家卫生技术评估体系建设和工作情况详见二维码 070203。

第三节 药品临床综合评价的流程及主题遴选

一、药品临床综合评价的评价框架

药品临床综合评价是应用多种方法对多维度、多角度、多层次证据的综合过程，涉及多种方法，包括循证医学、流行病学、临床医学、临床药学、药物经济学、卫生技术评估等知识体系，将围绕安全性、有效性、经济性、创新性、可及性和适宜性等内容，进行定性及定量数据整合分析，形成综合判断依据。

在药品临床使用综合评价目的和原则指导下，在具体应用中的评价框架可包含 7 个部分（见图 7-3-1）。

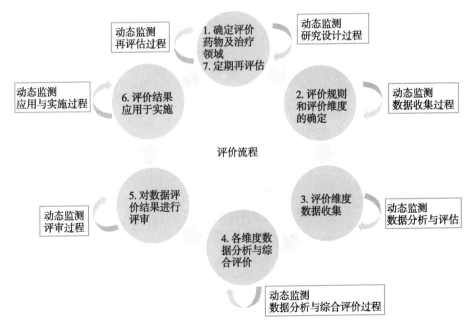

图 7-3-1　临床应用综合评价的评价框架
（根据澳大利亚医院药品应用评价行业标准修订）

二、主要评价设计流程及工作机制

主要评价设计流程及工作机制见图 7-3-2。

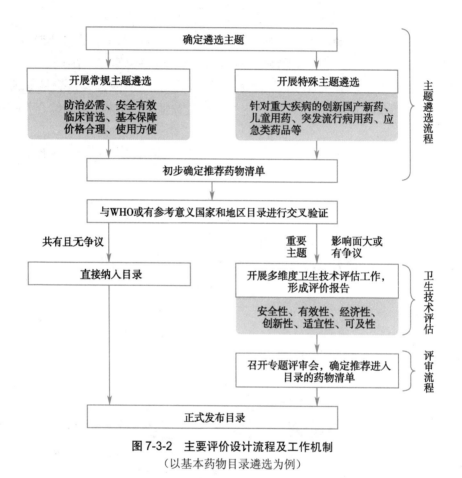

图 7-3-2 主要评价设计流程及工作机制
（以基本药物目录遴选为例）

三、评价主题遴选

评价主题以国家基本药物为重点,兼顾特殊用药等其他主题。

《国家基本药物目录》是各级医疗卫生机构优先配备使用药品的依据,其动态调整按照世界卫生组织的指导原则,坚持"突出基本、防治必需、保障供应、优先使用、保证质量、降低负担"的功能定位,借鉴典型国家的有益经验,保证我国不同级别医疗卫生机构卫生健康服务的质量水平。

根据临床用药供应管理实际工作需要,针对特殊药品(新特药、应急和短缺类药品、罕见病用药等)可启动特殊主题遴选机制(以基本药物目录遴选为例)。

1. 遴选范围 围绕《国家基本药物目录》动态调整的需求,评价主题以基本药物和特殊人群用药为重点,兼顾已上市药物和新入市或拟入市药物,围绕其临床应用和政策管理问题形成评估主题,按照轻慢缓急的原则,有计划、分批次地开展评估。

2. 遴选原则 围绕重要性、相关性和可评估性对主题综合判断进行优选。重要性指药品所涉及的疾病负担和用药需求大小、健康改善程度、对医疗费用和卫生服务体系影响程度;相关性是指与当前卫生决策需求的相关程度,与媒体舆论和社会公众关注度的符合程度。可评估性是指评估所需证据的可获得性和充分性,以及评估所需资源和时间的要求。

3. 组织实施 卫生健康行政部门牵头定期开展主题遴选工作(如每年一次),由下设主题遴选专家委员会和遴选工作组实施具体工作。

国家药品临床综合评价主题遴选由国家药具中心联合国家评估中心,汇总疾病负担、基本用药需求、药品费用、诊疗服务体系影响等综合情况,听取医学会、药学会、医师协会等行业意见,分析重点药品注册信息、临床应用文献数据等,有计划、分批次地形成拟评价病种涉及药品清单和综合评价问题概要,提交评估咨询专家委员会论证。委员会讨论通过主要选题及其相应参比对象,审核后按程序启动评估主题立项及评估工作。

遴选评估工作组可委托具有卫生技术评估能力的机构承担,根据遴选步骤,具体组织和实施遴选工作,以及沟通联系工作。

4. 遴选步骤 参考国际卫生技术评估机构[包括英国 NICE,加拿大药物和卫生技术局(Canadian Agency for Drugs and Technologies in Health,CADTH)和瑞典保健技术评估委员会(Swedish Council of Technology Assessment in Health Care,SBU)等],主题遴选可分为 6 大步骤(见图 7-3-3)。

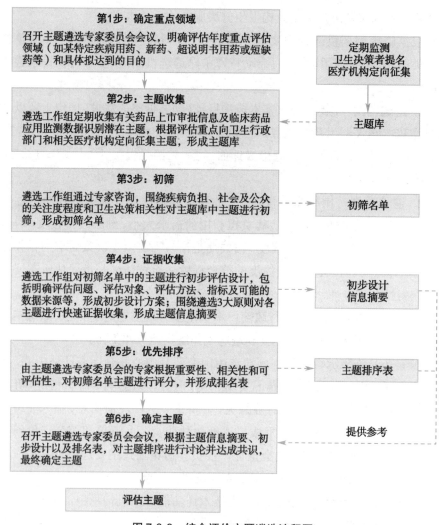

图7-3-3　综合评价主题遴选流程图

第四节　药品临床综合评价的实施与管理

　　评估实施主要分为基本药物主题（或其他主题）总体情况快速评估和重点疾病用药综合评价2种方式。具体实施以主题遴选确定评估项目，以评估项目委托方式进行。本节首先对评估的总体思路和流程进行概述，一般具体包括评估主题委托、实施过程管理、结果递交与验收3个阶段（评估质量控制贯穿整个评估过程）。

一、评估项目的委托

包括撰写评估任务书、组建评估工作组以及编制评估实施方案。

1. 撰写评估任务书 评估任务书是由国家评估中心制定的书面文件，主要规范和说明评估工作的具体要求，涉及评估设计执行、评估质量控制和核查评估执行机构任务完成情况等。每次评估编写的评估任务书是整个评估活动必须遵循的核心文件。评估任务书内容主要包括拟评估工作的背景、目的、内容和对评估团队、时间、评估报告的要求等。

2. 组建评估工作组 评估工作组由承担评估实施任务的机构组建，接受评估委托方的指导，具体负责评估工作的组织与实施。评估委托方应指派熟悉评估工作的人员对评估工作组组成人员进行评估设计、任务书解读和方法学培训等定向能力建设，并跟踪评估任务质量控制等。

3. 编制评估实施方案 按照国家药品临床综合评价总体部署和省级工作方案要求，国家评估中心指导省级药品临床综合评价技术机构，联合承担评估实施任务的评估工作组共同编制评估实施方案。实施方案主要包括技术要点、计划安排、具体流程、质控标准、信息安全、利益回避、风险控制、预期产出等。

二、评估实施过程管理

按照评估任务书设计要求和工作组分工内容，对评估全过程实施监督与管理。特别对评估实施方案、信息数据整理分析、信息沟通、特殊事件、风险问题、初步结果等，进行会商研判。根据过程管理发现的重要问题清单，经国家评估中心组织专家咨询论证同意，按程序对评估任务书和实施方案进行必要优化调整，有针对性实时纠偏。建立评估实施复核制度。

1. 评估信息来源与数据收集 评估信息的类型和内容十分丰富，信息来源渠道和途径也非常广泛。在实际评估工作中，应该通过多种途径和方法收集信息。尽量消除信息失真而造成的评估误差。评估信息收集的方法通常包括案卷研究、资料收集与数据填报、实地调研、座谈会、问卷调查等。

2. 评估信息及数据的处理 收集来的信息和数据需要经过处理或整理，将收集的信息和数据进行科学的分类和汇总，使其系统化、条理化、科学化，以反映所评价对象的特征和评估指标的要求。用于信息和数据处理的各类方法已发展完善和成熟，众多文献和专业教科书中都有讲解，在此只对处理步骤和方法进行简要说明。

　　首先,对于调查问卷回收的定量数据,需要建立数据库,将数据进行录入,同时对问卷填写数据进行审核,剔除无效和混杂数据,验证数据的质量和真实性。其次,对信息数据进行整理、序化。使其便于加工利用。最后,对信息数据进行加工,按照评估要求应用相应的统计学方法和模型进行综合分析,使其量化表达政策法规的评价效果。

　　采用科学的方法进行统计整理是顺利完成统计分析任务的前提。

三、评估结果的递交与验收

　　国家评估中心建立标准化评估报告模板,承担评估任务的工作组和机构按照模板要求完成评估报告,提交专家评审委员会进行审阅,在修订基础上形成评估建议报告,按既定时间要求递交国家评估中心,包括 3 个主要步骤:起草评估报告初稿、与评估相关方(委托方、评估工作小组、有关专家等)沟通形成送审稿、经修改完善后形成评估建议报告终稿(见图 7-4-1)。

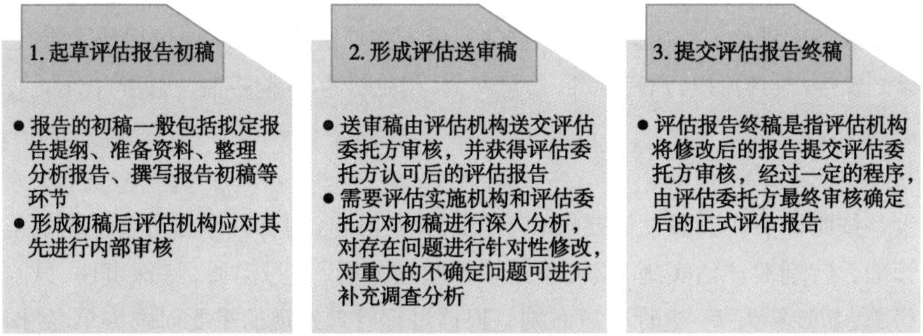

1. 起草评估报告初稿
- 报告的初稿一般包括拟定报告提纲、准备资料、整理分析报告、撰写报告初稿等环节
- 形成初稿后评估机构应对其先进行内部审核

2. 形成评估送审稿
- 送审稿由评估机构送交评估委托方审核,并获得评估委托方认可后的评估报告
- 需要评估实施机构和评估委托方对初稿进行深入分析,对存在问题进行针对性修改,对重大的不确定问题可进行补充调查分析

3. 提交评估报告终稿
- 评估报告终稿是指评估机构将修改后的报告提交评估委托方审核,经过一定的程序,由评估委托方最终审核确定后的正式评估报告

图 7-4-1　评估结果报告递交与验收

第五节　药品临床综合评价的内容与方法

　　药品临床综合评价是应用多种方法对多维度、多层次证据的综合过程。评价内容主要是基于临床价值的药品技术评估和药品政策评估 2 个方面,重点围绕安全、有效、经济、创新、适宜、可及等 6 个维度进行定性及定量数据整合分析,充分利用大数据、区块链、人工智能等技术,结合患者分子分型与用药预后相关性效益研究分析,以及重大疾病基本药物精准使用,形成药品价值判断的综合依据。

一、药品技术评估

药品技术评估包括 6 个方面内容：安全性评估、有效性评估、经济性评估、创新性评估、适宜性评估和可及性评估（见图 7-5-1）。

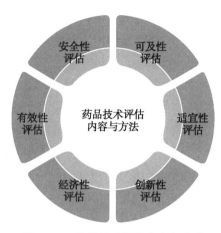

图 7-5-1　药品技术评估内容与方法

1. 安全性评估　报告药品上市前后药品安全性信息综合评价结果。纳入评估信息包括：①上市前药品安全性（药品说明书内容）及相对安全性（与同类产品比较）信息；②上市后药品安全性（不良事件及不良反应，用药差错及事故，各国药监部门发布的警告、撤市及说明书修改信息，厂家产品召回相关信息）及相对安全性（与同类产品比较）信息；③药品质量、药品疗效稳定性。

2. 有效性评估　通过定量分析，对拟评估的药物及其参比对象的临床效果进行大人群无偏估计，主要涉及是否有重要的健康收益方面，核心指标包括生存率、疾病进展以及用于计算质量调整生命年的健康相关生存质量指标，同时还评价疾病特异性的效果指标。开展临床效果分析的数据应来源于所有当前可得质量最佳的相关研究和真实世界数据，同时应考虑到不同亚组的典型病人、常规临床诊疗环境、临床相关结局指标，与相关替代措施的比较，以及在可接受的不确定性范围内对相对效果和绝对效果的测量。重点利用国家药品临床综合评价信息平台和评估分中心的数据，充分整合数据资源开展基于随机对照试验（RCT）、实效性随机对照试验（PCT）和真实世界数据的效果分析，并详细阐明证据本身的可靠性（包括部分证据可能的缺陷及其可能带来的结果不确定性）。

3. 经济性评估　结合流行病学、决策学和生物统计学等多学科，比较分析不同药物治疗方案的成本、效果、效用、效益以及预算影响等,综合判断药物临床应用的经济学价值。根据评估决策需求,主要选择运用成本 - 效果分析、成本 - 效用分析、成本 - 效益分析、最小成本分析等 4 种方法。在条件允许的情况下优先考虑成本 - 效用分析。可基于原始研究和数学模型开展经济学评价。根据需要开展基于二手经济学研究的系统评价。经济性评估实施主要参考现有药物经济学评估指南,包括中国药物经济学评估指南、中国药物综合评价参考大纲以及国际药物经济学和结果研究协会发表的系列指南。

4. 创新性评估 综合药品研发生产及临床应用价值等信息,对药品创新性进行判断,主要依据为:在治疗方案、适应证和治疗效果方面存在技术创新(如解决临床没有满足的需求、改善此领域技术短缺现状);在疾病或伤痛治疗方面有更高的安全性(不良反应等级低及不良事件少)、有效性和实用性(改善病人预后和生活质量);对重大或紧急疫情具有突出防控贡献;药品纳入到专利范畴(如全球新等);具有应用转化潜质,能够带动健康产业发展;满足技术国产化的政策精神等。

5. 适宜性评估 药品适宜性评估重点包括:适应证及分子分型亚组人群适应证、药品临床使用方式方法(剂型剂量、储存和给药条件)、现行药品管理规范和居民用药需求、与当前分级诊疗服务体系匹配性,以及药品在使用、采购、配送和报销方面存在的管理门槛和壁垒等。必要时,从整合型卫生健康服务体系的视角研判药品促进患者福利和社会价值的影响。

6. 可及性评估 参考 WHO/HAI 药物可及性标准化方法,主要涉及药品价格水平、可获得性和可负担性 3 个方面。药品价格水平可由国内药品采购价格与最近一年国际同类型药品价格比较获得。药品可获得性可由医疗机构药品配备率等指标反映。可负担性可由人均年用药治疗费用占城乡居民家庭年可支配收入比重(%)体现。根据评估需要可从不同渠道获得相关支持信息,如药品生产、供应相关信息,医疗机构药品使用数据,居民和患者代表意见等。

二、药品政策评估

国家药品政策是国家卫生医药政策的基本组成部分,是由政府制定用于指导药品研究、生产、流通、使用和价格等方面管理的重要文件。对药品政策予以评估以利于保障医药卫生体制改革顺利推进,提高政府民主、科学决策水平,化解政策风险,预防相关问题发生具有重要意义和价值。

1. 国家药品政策评估主体 国家药品政策评估主体，即由谁来评价，指的是组织和具体承担评估工作的政策制定或实施机构。评估主体的任务包括：发起评估、组织实施评估、组织完成评估报告。通常可以分为内部评估和外部评估。内部评估是指政策制定或执行部门自主完成的评估。外部评估是指由制定和执行机构之外的评估者完成的评估，如委托科研机构、社会团体、咨询公司等开展的第三方评估。根据现实工作中需要，内部评估与外部评估可结合实施。内部评估和外部评估各有优缺点（见图 7-5-2）。

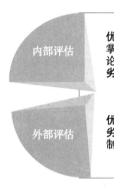

内部评估
优势：政府内部对政策出台和实施过程更熟悉，对信息的掌握更加全面，特别是不予披露的政策信息；同时评估结论更易转化为政策制定的依据
劣势：难以保持客观公正的视角

外部评估
优势：能够提高评估公信力并保证评估的规范性与效率
劣势：可能因政策信息掌握不充分，或受到人、财、物的制约造成评估结果偏倚

不论内部评估还是外部评估都应该强调独立性，要确保评估实施方与决策者不存在利益关系，评估实施方要始终保持客观中立，保证评估的科学性和公正性

图 7-5-2 内部评估和外部评估的优劣势比较

目前药品临床综合评价的政策评估由国家药具中心联合国家评估中心、分中心、评估基地和第三方专业评估机构承担，开展相关重点药品政策信息收集和综合分析，主要任务包括：组织实施药品政策评估和组织撰写药品政策评估报告。

2. 国家药品政策评估内容和方法 在政府主管部门的指导下，利用政府目前已有的药品集中采购平台数据、政策法规数据等资源，开展药品政策相关的评估工作。具体评估工作可参照 WHO 关于国家药品政策评估的相关内容，依据"结构 - 过程 - 结果"的理论框架（图 7-5-3），围绕药品政策的关键环节设计相应指标进行评估。具体包括：资源投入、组织保障、监督评价、药品遴选、生产流通招标采购、配备使用价格管理、支付报销、可获得性、可负担性和合理用药等，以及药品配备使用对行业、产业创新、医疗机构、医保、患者等利益相关者的影响。由于每一个基本药物的特点不同,在全面考虑各方面特征的基础上,每个基本药物政策评估的侧重点也应当不同。可就政策链条的关键环节综合评估,也可对其中一个或几个进行单项评估。评估内容和方法见表7-5-1。

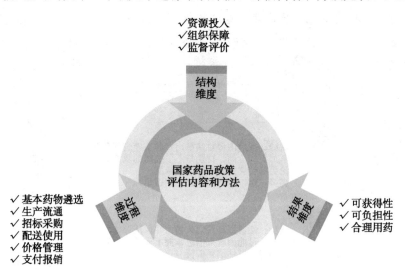

图 7-5-3　国家药品政策评估的"结构 - 过程 - 结果"的理论框架

表 7-5-1　国家药品政策评估内容和方法

评估维度	评估指标	具体内容
结构维度	资源投入	• 用于药品招标、采购等建立基本药物供应保障体系等方面的支出 • 取消药品加成后对经常性收支缺口的补助;招采平台、信息化的建设 • 人力投入等
	组织保障	• 成立基本药物制度实施领导小组及专门机构 • 出台基本药物制度相关实施和配套文件 • 各关键环节的执行管理 • 宣传和培训等
	监督评价	• 主要负责部门对基本药物的产、供、销进行监测监督,掌握区域内定点生产企业的品种情况、药品储备情况、配送情况、集中采购平台建设和采购实施情况 • 对短缺药品进行实时预警 • 对医疗机构开展基本药物使用情况考核 • 对供应的药品质量进行抽检

续表

评估维度	评估指标	具体内容
过程维度	基本药物遴选	遵循"临床必需、安全有效、价格合理、使用方便、中西药并重"的原则,运用科学量化的评价方法,全面地评价基本药物,优化基本药物遴选,从源头上控制基本药物的准入
	生产流通	<ul><li>基本药物定点生产情况</li><li>基本药物仿制药一致性评价</li><li>是否建立两票制</li><li>短缺基本药物的生产流通情况</li><li>基本药物是否建立了完善的标识体系</li></ul>
	招标采购	<ul><li>成本-效果最佳的药品及数量</li><li>药品质量</li><li>供货商可靠性</li><li>总成本控制等</li></ul>
	配送使用	<ul><li>药品配送包括配送企业数量</li><li>配送渠道及能力</li><li>配送质量及效率等维度</li></ul>
	价格管理	<ul><li>是否有监督药物价格的制度</li><li>基本药物销售价与出厂价的比率</li><li>基本药物与同类非基本药物的价格比</li><li>相关药物医保支付标准</li><li>相关药物集中采购形成价格</li><li>是否建立药物零差率政策</li></ul>
	支付报销	<ul><li>药物是否纳入医保基金等(甲类/乙类目录)</li><li>药物是否纳入商保基金等</li><li>药物是否纳入特殊疾病基金等(甲类/乙类目录)</li><li>支付方式改革情况</li></ul>
结果维度	可获得性	<ul><li>药品生产企业是否生产基本药物</li><li>药品流通企业是否经营基本药物</li><li>医院药房是否购买基本药物或拥有基本药物存货</li><li>医师是否处方基本药物(或是否有处方基本药物的技能)</li></ul>
	可负担性	<ul><li>通过非政府雇员最低工资法</li><li>灾难性药品支出评价</li><li>药品支出致贫作用评价</li></ul>
	合理用药	<ul><li>处方指标</li><li>患者关怀指标</li><li>医疗单位指标及补充指标</li><li>依据原卫生部医院处方点评管理规范</li></ul>

三、药品综合价值判断

药品综合价值判断是基于药品技术评估产生的多维度证据及从药品生产到使用各环节政策评价结果，综合、全面、系统、科学地判断药品的临床应用价值，以支持制定和完善药品政策。

由于不同利益相关者出于不同利益诉求，利益期许不同，因此在药品价值判断问题上，需要使用一套综合价值判断工具，将各方利益需求统筹考虑。

利益相关方诉求主要表现在以下几个方面（图7-5-4）。

患者和家属
希望能够得到平等、及时和有效的治疗，改善患者的健康结果

医师和药师群体
希望通过标准化诊疗和多学科团队，来改善医疗保健服务，同时使患者能参与临床决策

医院和医疗服务提供者
希望在他们的系统内提供安全、有效、最具成本–效果的治疗方法

医保支付方
希望在已有的医保基金的经费预算范围内对合理医疗服务活动提供经济支持

政府
希望有政策指向，更好地使用经费，公平惠及不同患者，确保人民能够获得良好的健康水平

图 7-5-4 利益相关方的诉求

1. 药品综合价值判断国际案例摘录 本教材（二维码 070501）摘录了国际组织如国际药物经济学与结果研究学会（The Leading Professional Society for Health Economics and Outcomes Research，SPOR）以及英国、澳大利亚、泰国等国家，从多维度、多视角对药品的综合价值进行判断的应用案例。

2. 我国药品综合价值判断维度 我国药品综合价值维度选择须与自身国情密切相关，离不开我国医药卫生体系和社会保障体系的自有特点，且需要将"以人民为中心"的宏观卫生与健康价值观与"以患者为中心"的微观价值观相结合。在借鉴国际药品综合价值维度定义的基础上，本书提出的价值维度包括 4 个部

药品综合价
值判断国际
案例摘录

分，分别是临床价值、经济价值、社会价值和体系价值。

（1）临床价值：临床价值是价值维度设定的基础。这里的临床价值既包括药物上市前严格的临床试验效果，也包括药物上市后在真实世界真实人群的实际使用效果。着重评估该药品是否具备安全性与有效性，是否能更好地满足患者现未满足的临床需求及降低疾病整体负担，是否具有临床创新性[3]。

（2）经济价值：经济价值是运用卫生经济学方法将临床价值予以量化。主要包括两个方面：①评估投入与临床疗效的价比，即成本 - 效果性价比。通过卫生经济学成本 - 效益经济模型综合评估该药品的性价比，包括成本测算的视角和范围，效果测量指标定义和应用、疾病状态转归、贴现率等。②通过基金冲击模型研究评估医保基金纳入该药品的承受或者支付能力，并参考国际卫生经济学研究结果进行结果验证，着重于从真实世界角度总体平衡人群健康花费和健康收益。

（3）社会价值：社会价值着重评估药品及其相关政策对社会带来的整体价值。包括该药品在改善患者临床症状以外能否进一步提高患者生命质量，尊重个体选择医疗卫生服务的权利，改善患者疾病转归路径，对社会带来的整体价值包括生产力的提升。其中的公平性维度包括机会和结果公平两层含义，机会公平的原则与卫生技术评估的成本 - 效果原则是兼容的，即卫生资源应该配置到健康产出较高的地方，而不应该受年龄、性别、收入、地位等因素的制约。此外，社会价值的视野还包括药品是否属于重大或紧急疫情用药、是否是特殊人群用药或孤儿药等涉及卫生伦理的问题。

（4）体系价值：体系价值主要是从卫生体系管理者的视角研判药品进入卫生体系后可预见与不可预见的管理成本和潜在问题。这一维度的主要内容与我国医药品监管体系相契合，具有"中国特色"。具体涵盖此药品是否获得入市审批并满足相关规定，是否与现行法律法规相冲突；所适宜配备的医疗机构及管理细则是什么；在使用和管理方面是否存在管理门槛和壁垒（例如应用环境、采购、配送、监管、报销等）；是否符合单独核算、合理调控、优先使

---

[3]　包括：疾病信息（包括疾病负担、流行病学数据、当前干预措施描述等）；适用人群或特定患者人群描述（包括临床健康结果指标、疾病严重程度和流行程度改善）；与参比制剂在临床效果上的数据比较；临床试验报告（包括主要适应证和疗效相关的药理作用、治愈率或有效率、达效时长、全因死亡率、严重不良反应率、非严重不良反应率等）；是否符合国际和国内临床用药指南或临床路径，是否符合无伤害原则甚者有益原则。药品是否在治疗方案、适应证和治疗效果方面存在技术创新，是否在疾病或伤病治理方面有更高的实用性、有效性和安全性，是否在主要适应证和疗效方面带来重大技术创新，是否改善此领域药品短缺的现状等。

用、以量换价的管理条件等；是否可以通过药物的保障和医疗救助制度实行健康扶贫。

第六节　证据评审与应用

一、评审机制

评审是对安全性、有效性、经济性、创新性、适宜性、可及性等 6 个维度药品价值的综合判断，并形成评审意见。

1. 评审主体　国家评估中心牵头进行证据评审、拟议综合评价结果建议后，国家药具中心组织评审专家委员会召开评审会，审阅综合评价建议结果，并形成应用实施推荐意见。专家委员会以专题会议的形式，遵循专题评审程序，对综合评价结果建议进行评审。

2. 评审流程　评审专家专题会议在综合各类证据结果基础上提出最终评审意见。具体流程包括：①国家药具中心负责进行评审会前准备活动，包括随机抽选专家、通知评审专家、拟定评审日期、准备评审所需材料等；②国家药具中心委托国家评估中心和分中心对专家委员进行评审前技术培训；③评审专家委员会召开专题评审会，必要时邀请患者代表及企业代表等列席会议并提供咨询；④评审专家委员会形成最终评审意见。

3. 评审结果与推荐意见　评审专家委员会在审核评估证据和结果基础上，根据安全性、有效性、经济性、创新性、适宜性和可及性维度进行权重赋值，按照评分规则和标准，对证据材料进行量化评估，综合考虑数据的可信性、方法的可靠性、结果的优越性等多方面的因素，对药品价值进行综合判断，形成药品临床综合价值评审结果和评审推荐意见。评审报告按照结构化表格形式呈现，包括药品价值综合判断和推荐意见两部分。国家评估中心根据以上评审维度、评分因素及标准建立方便、统一、规范、科学的数学模型，以便综合价值判断工作实现机制化、智能化和规范化。

国家药具中心会同国家评估中心审核最终评审结果和推荐意见。推荐意见包括 A、B、C、D 四类。A 类为证据充分、结果确定，建议可直接转化为基本药物目录管理和药品供应保障的政策结果；B 类为证据比较充分、结果明确，建议有条件转化为基本药物目录管理和药品供应保障的政策结果（如用于特定亚组人群、特定时间、特定剂量和给药路径等）；C 类为有证据支持、结果较好，建议在一定区域或特定机构试点转化为基本药物目录管理和药品供应保障的政策结果（为启动后续跟踪评价、完善评价结果提供更充分证据）；D 为证据不足、结果不确定，不建议转化政策结果。

二、评审结果应用与实施

1. 建立评审结果应用关联机制 以人民健康为中心，根据评审结果，依托国家基本药物工作委员会，国家药具中心联合国家评估中心制订评审结果应用转化工作方案，主要统筹协调药品研制、生产、流通、使用、评价、监管工作以临床价值实现药物政策闭环管理，真正实现药品公益性和商品性的内在统一，不断推动卫生健康服务和医药产业高质量发展。

2. 推动 5 个方面具体应用 ①国家基本药物、鼓励仿制与研发儿童药品的遴选和动态调整；②医疗卫生机构药品采购和上下级医疗机构用药衔接，提高药学服务和安全合理用药水平；③药品价格和国家基本药物生产鼓励扶持政策建议；④控制不合理药品费用支出，提升卫生健康资源配置效率，优化药品使用结构；⑤改进药品适应证和剂型规格包装，引导企业研发生产临床适宜药品。

本教材列举了我国临床案例，包括药品临床综合评价结果已支持药监部门药品撤市、新药准入、国产仿制药创制、基本医保药品目录调整等决策。

证据评审结果转化与应用案例

（赵　琨　肖　月　赵　锐　郭武栋　刘跃华　隋宾艳　邱英鹏　陈　辰）

参 考 文 献

[1] 刘芳，黄少军，石元元，等. 国外药物经济学评价在我国政策决策中的借鉴研究[J]. 中国药物评价，2014，31（3）：184-188.

[2] 门鹏，唐惠林，翟所迪. 药品卫生技术评估的步骤与方法[J]. 中国医疗保险，2015：57-59.

[3] DOHERTY P，KIRSA S，CHAO S，et al. SHPA Standards of Practice for Drug Use Evaluation in Australian Hospitals：SHPA Committee of Specialty Practice in Drug Use Evaluation[J]. Journal of Pharmacy Practice and Research，2004，34（3）：220-223.

[4] 刘岳，张亮. 卫生系统绩效评价理论框架的研究进展[J]. 医学与社会，2008，21（8）：29-31.

[5] 邵蓉，彭小宸，陈永法. 国家药物政策相关立法研究[J]. 中国合理用药探索，2013，10（5）：88-94.

[6] 张新平, 王洪涛, 唐玉清, 等. 国家基本药物制度政策回顾研究[J]. 医学与社会, 2012, 25(9): 28-31.

[7] 胡善联. 我国基本药物制度改革的进展与挑战[J]. 中国卫生政策研究, 2012, 5(7): 1-5.

[8] 甄伟玲, 张新平, 陈昊, 等. 国家药物政策的关键元素和评价指标探讨[J]. 中国卫生质量管理, 2004, 11(4): 56-59.

[9] 刘宝, 武瑞雪, 叶露. 论基本药物的可获得性和可及性障碍[J]. 中国药房, 2007, 18(14): 1041-1043.

[10] World Health Organization and Health Action International.Medicine prices, availability, affordability and price components. 2nd edition. World Health Organization.2008.

[11] XU K L, EVANS D B, KAWABATA K, et al. Household catastrophic health expenditure: a multicountry analysis[J]. Lancet, 2003, 362(9378): 111-117.

[12] 胡善联. 论中国卫生与健康的价值观[J]. 卫生软科学, 2018(1): 3-6.

[13] 宣建伟, 李幼平. 真实世界研究与创新药物价值[J]. 中国循证医学杂志, 2018, 18(4): 273-276.

第八章

医疗机构药事管理

第一节　医疗机构药事管理概述

一、医疗机构药事管理定义

医疗机构药事管理是指医疗机构以病人为中心，以临床药学为基础，对临床用药全过程进行有效的组织实施与管理，促进临床科学、合理用药的药学技术服务和相关的药品管理工作。医疗机构药事管理和药学工作是医疗工作的重要组成部分，是加强医疗机构药事管理、促进药物合理应用、保障公众身体健康的重要举措。医疗机构药事管理核心职责是保证药品质量、临床药物治疗质量、药学技术服务质量。

医疗机构药事管理的原则和目标包括：①对临床用药全过程有效组织实施与管理；②面向临床，以病人为中心，服务患者；③建立适宜的医院药学和临床药师人才梯队，充分发挥药师的专业技术作用；④促进药物合理应用，提高药物治疗水平，保障患者用药安全；⑤促进药学全面发展的目的。

二、医疗机构药事管理的主要措施

1. 成立药事管理与药物治疗学委员会（组）　各级医疗机构应成立药事管理与药物治疗学委员会（组），医院药事管理与药物治疗学委员会（组）应当：①贯彻执行医疗卫生及药事管理等有关法律、法规、规章，审核制定本机构药事管理和药学工作规章制度，并监督实施；②制定本机构药品处方集和基本用药供应目录；③分析、评估用药风险和药品不良反应、药品损害事件，并提供咨询与指导；④建立药品遴选制度，审核本机构临床科室申请的新购入药品、调整药品品种或者供应企业和申报医院制剂等事宜；⑤监督、指导麻醉药品、精神药品、医疗用毒性药品及放射性药品的临床使用与规范化管理；⑥对医务人员进行有关药事管理法律法规、规章制度和合理用药知识教育培训；⑦向公众宣传安全用药知识。从药品遴选、采购、处方审核、处方调剂、临床应用和评价等各个环节进行全过程管理（图8-1-1）。

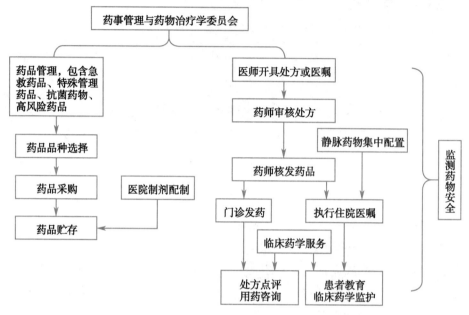

图 8-1-1　药事管理与药物治疗流程系统追踪

2. 加强药物临床应用管理　药物临床应用管理是对医疗机构临床诊断、预防和治疗疾病用药全过程实施监督管理。医疗机构应当遵循安全、有效、经济、适当的合理用药原则，尊重患者对药品使用的知情权和隐私权。根据《医疗机构药师管理规定》，医疗机构应：①制定本机构基本药物临床应用管理办法，建立并落实抗菌药物临床应用分级管理制度。②应当建立由医师、临床药师和护士组成的临床治疗团队，开展临床合理用药工作。③应当遵循有关药物临床应用指导原则、临床路径、临床诊疗指南和药品说明书等合理使用药物；对医师处方、用药医嘱的适宜性进行审核。④应当配备临床药师，临床药师应当全职参与临床药物治疗工作，对患者进行用药教育，指导患者安全用药。⑤应当建立临床用药监测、评价和超常预警制度，对药物临床使用安全性、有效性和经济性进行监测、分析、评估，实施处方和用药医嘱点评与干预。⑥应当建立药品不良反应、用药错误和药品损害事件监测报告制度。⑦应当结合临床和药物治疗，开展临床药学和药学研究工作，并提供必要的工作条件，制定相应管理制度，加强领导与管理。

近年来，随着信息技术的快速发展，国内越来越多的医院正加速实施基于信息化平台、HIS 系统的整体建设，以提高医院的服务水平与核心竞争力。信息化建设是临床合理用药监管的有力手段。从 2012 年起，每年的《全国抗菌药物临床应用专项整治活动方案》中均要求医疗机构要充分利用信息化手段加强抗菌药物临床应用管理。例如，利用电子处方（医嘱）系统实现医师抗菌药物处方权限和药师抗菌药物处方调剂资格管理，控制抗菌药物使用的品种、时机和疗程等；开发电子处方点评系统等。2017 年，国家卫生计生委办公厅、国家中医药管理局办公室联合发布的《关于加强药事管理转变药学服务模式的通知》中也要求医疗机构要大力加强信息化建设的力度，从多角度、多方面加强医院药事管理的力度，并为患者提供药品配送、用药指导服务，加强合理用药宣传，保障用药更加安全。近年来，国内已有不少医院开始借助信息系统加强药物临床应用管理，如开展处方点评、处方审核、静脉用药管理、慢性病患者药物治疗管理等工作。

（1）处方前置审核与处方点评系统：充分利用信息化是在医疗机构施行处方前置审核的重要前提。2018 年新出台的《医疗机构处方审核规范》中明确提出了"医疗机构应当积极推进处方审核信息化，通过信息系统为处方审核提供必要的信息，如电子处方，以及医学相关检查、检验学资料、现病史、既往史、用药史、过敏史等电子病历信息"。现国内已有不少医院或购买或自行研发了处方前置审核与处方点评等软件系统，开展前置处方审核，取得良好成效。

典型案例：北京朝阳医院处方前置审核与处方点评系统

2017 年，北京朝阳医院引进了合理用药软件，并于 2018 年 1 月起在医院住院部启用。该软件包括药品临床使用规则建立、处方审核（包括医生开方时提示或拦截、药师审方）、处方点评、数据统计等多项功能。

2018 年共梳理 4～8 级药品规则共 88 671 条，其中 8 级为开医嘱时直接拦截；其余级别为警示功能。自运行以来，共拦截不合理住院医嘱 4 233 次；提示不合理医嘱 106 096 次（4～7 级）。2018 年 4 月，在全院实现了住院医嘱的前置审核，突破性实现综合性三甲医院 3 000 张床位的住院医嘱前置审核，将药学服务前移，从事后走向实时，使医院合理用药管理工作迈上新台阶。

（2）静脉用药调配中心全医嘱审方和药学服务模式：静脉用药调配应进行全医嘱审方，建立一体化用药决策系统，包括事前实时干预、事中互动审方和事后点评分析3个方面的内容，是对住院医嘱和门诊处方执行前后的3个步骤。事前实时干预主要是从医嘱或处方的开具源头控制其合理性，对系统的实时性要求较高；事中互动审方要求药师在规定的时间内判定该医嘱或处方是否拒配，对数据结构化要求较高；事后点评分析规定药师在医嘱或处方执行完成后定期评价反馈。三者既存在差异，又具有协调性，是一个有机整体，尤其是事中互动审方过程需要与其他两个过程配合。

药师根据药品说明书、注射剂配伍信息表和国内外临床指南，详细梳理临床上常用药品的用法用量、配伍禁忌、相互作用、溶媒选择、稀释后的药物浓度、孕产妇用药、儿童用药、老年人用药、过敏等需要提示的内容，结合本院静脉用药调配中心（pharmacy intravenous admixture service，PIVAS）历年干预的不合理医嘱实例，对常用药物的审核设定自定义规则。

（3）慢性病患者药学服务平台：随着信息技术的发展，国内已有医院药学部门尝试开发慢性病药物治疗管理系统，对患者实施个体化随访和药学监护，以期提高患者用药依从性，改善慢性病患者药物治疗效果，达到合理用药的目的。目前国内外的药学服务也正在与互联网技术相互融合，从之前仅仅是对内的药品管理系统、药学信息系统，向着面对患者的互联网化药学服务演进。

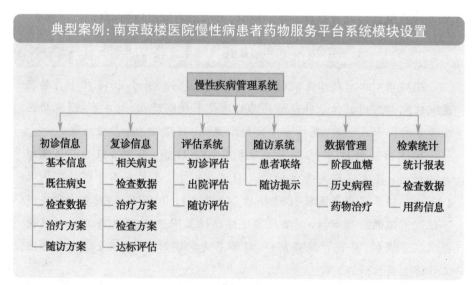

典型案例：南京鼓楼医院慢性病患者药物服务平台系统模块设置

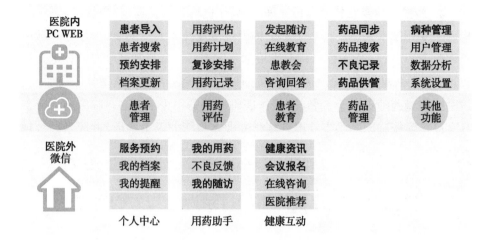

3. 加强医疗机构药剂管理 医疗机构药剂管理主要涉及药品采购、药品保管、储存管理、调剂发药及静脉用药调配方面。详见表8-1-1。

表8-1-1 药剂管理要点

主要环节	管理要点
药品采购	医疗机构应当制订本机构药品采购工作流程；建立健全药品成本核算和账务管理制度；严格执行药品购入检查、验收制度；不得购入和使用不符合规定的药品。医疗机构临床使用的药品应当由药学部门统一采购供应
药品保管	医疗机构应当制订和执行药品保管制度，定期对库存药品进行养护与质量检查。药品库的仓储条件和管理应当符合药品采购供应质量管理规范的有关规定
储存管理	化学药品、生物制品、中成药和中药饮片应当分别储存，分类定位存放。易燃、易爆、强腐蚀性等危险性药品应当另设仓库单独储存，并设置必要的安全设施，制订相关的工作制度和应急预案。麻醉药品、精神药品、医疗用毒性药品、放射性药品等特殊管理的药品，应当按照有关法律、法规、规章的相关规定进行管理和监督使用
调剂发药	药学专业技术人员应当认真审核处方或者用药医嘱，经适宜性审核后调剂配发药品。发出药品时应当告知患者用法用量和注意事项，指导患者合理用药。为保障患者用药安全，除药品质量原因外，药品一经发出，不得退换。医疗机构门急诊药品调剂室应当实行大窗口或者柜台式发药。住院（病房）药品调剂室对注射剂按日剂量配发，对口服制剂药品实行单剂量调剂配发。肠外营养液、危害药品静脉用药应当实行集中调配供应
静脉用药调配	医疗机构根据临床需要建立静脉用药调配中心（室），实行集中调配供应

4. 加强药学专业技术人员管理 《医疗机构药师管理规定》规定,医疗机构药学专业技术人员不得少于本机构卫生专业技术人员的 8%。建立静脉用药调配中心(室)的,医疗机构应当根据实际需要另行增加药学专业技术人员数量;医疗机构应当根据本机构性质、任务、规模配备适当数量临床药师,三级医院临床药师不少于 5 名,二级医院临床药师不少于 3 名。临床药师应当具有高等学校临床药学专业或者药学专业本科毕业以上学历,并应当经过规范化培训。

第二节 医疗机构用药目录遴选与采购管理

一、医疗机构用药目录遴选

《处方管理办法》医疗机构应根据本机构性质、功能、任务,制定药品处方集目录。同一通用名称药品的品种,注射剂型和口服剂型各不得超过 2 种,处方组成类同的复方制剂 1～2 种。因特殊诊疗需要使用其他剂型和剂量规格药品的情况除外。《三级综合医院评审标准(2011 年版)》对医疗机构用药目录品种数量确定原则:500～800 床的医院,西药品规数≤1 000 个,中成药品规数≤200 个;800 床以上的医院,西药品规数≤1 200 个,中成药品规数≤300 个(医院自制制剂除外)。抗菌药物目录遴选原则,详见本章第五节。

《处方管理办法》(2007年版)

《医疗机构药事管理规定》要求二级以上医院应当设立药事管理与药物治疗学委员会。药事管理与药物治疗学委员会(组)的职责中规定"制定本机构药品处方集和基本用药供应目录,建立药品遴选制度,审核本机构临床科室申请的新购入药品、调整药品品种或者供应企业和申报医院制剂等事宜"。

《三级综合医院评审标准》(2011年版)

2018 年《国务院办公厅关于完善国家基本药物制度的意见》提出全面配备优先使用国家基本药物,坚持基本药物主导地位,强化医疗机构基本药物使用管理,以省为单位明确公立医疗机构基本药物使用比例,不断提高医疗机构基本药物使用量。《关于做好辅助用药临床应用管理有关工作的通知》中要求加强医疗机构辅助用药临床应用管理,规范辅助用药临床应用行为。《关于加快落实仿制药供应保障

《医疗机构药事管理规定》

及使用政策工作方案》进一步提出促进仿制药替代使用。用药目录现行的遴选政策详见图8-2-1。

国务院办公厅关于完善国家基本药物制度的意见

关于做好辅助用药临床应用管理有关工作的通知

关于印发加快落实仿制药供应保障及使用政策工作方案的通知

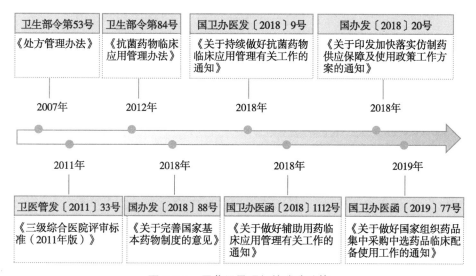

图 8-2-1　用药目录现行的遴选政策

二、我国医疗机构药品采购管理

1. 药品采购管理部门　《医疗机构药事管理规定》明确医疗机构临床使用的药品由药学部门统一采购供应。经药事管理与药物治疗学委员会（组）审核同意，核医学科可以购用、调剂本专业所需的放射性药品。其他科室或者部门不得从事药品的采购、调剂活动，不得在临床使用非药学部门采购供应的药品。

2. 药品采购具体要求　按照《医疗机构药品集中采购工作规范》要求，医疗机构应当在规定时间内，根据本单位的药品使用目录，编制采购计划，签订采购合同，明确采购品种和数量。原则上不得购买药品集中采购入围药品目录外的药品。有特殊需要的，须经省级药品集中采购工作管理机构审批同意。

医疗机构应当按照不低于上年度药品实际使用量的 80%，向省级药品集中采购工作管理部门申报当年采购数量。

医疗机构应当严格按照《合同法》的规定签订药品购销合同，明确品种、规格、数量、价格、回款时间、履约方式、违约责任等内容，合同周期一般至少一年。医疗机构应当严格按照合同约定的时间回款，回款时间从货到之日起最长不超过 60 天。北京朝阳医院药品采购流程图详见图 8-2-2。

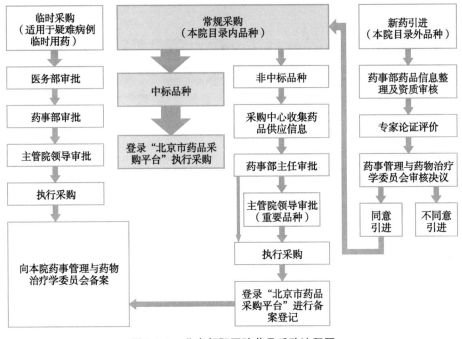

图 8-2-2　北京朝阳医院药品采购流程图

3. 临时采购药品管理　《抗菌药物临床应用管理办法》规定"因特殊治疗需要，医疗机构需使用本机构抗菌药物供应目录以外抗菌药物的，可以启动临时采购程序。临时采购应当由临床科室提出申请，说明申请购入抗菌药物名称、剂型、规格、数量、使用对象和使用理由，经本机构抗菌药物管理工作组审核同意后，由药学部门临时一次性购入使用"。同一通用名抗菌药物品种启动临时采购程序原则上每年不得超过 5 例次。如果超过 5 例次，应当讨论是否列入本机构抗菌药物供应目录。调整后的抗菌药物供应目录总品种数不得增加。之后，许多医疗机构也将这一规定延用到其他药品的临时采购管理中。

第三节　静脉用药调配管理

一、我国静脉用药调配管理政策

世界上第一个静脉用药调配中心（PIVAS）于 1969 年在美国俄亥俄州立大学医院建立。

中国第一个 PIVAS 于 1999 年在上海市静安区中心医院建立。随后，北京、上海及其他省（区、市）的大型三甲医院相继建立自己的 PIVAS。截至 2016 年中期，我国已有约 1 200 家医疗机构建立 PIVAS，服务床位约 180 万张，每天调配输液超过 810 万袋 / 瓶。PIVAS 的建立改变了我国传统输液用药模式，防止以往的职业暴露，提升了输液成品的质量（详见图 8-3-1）。

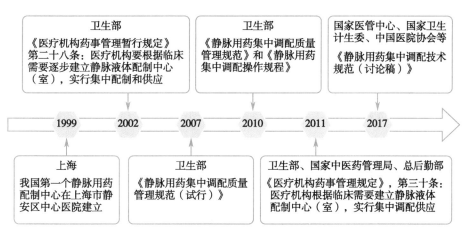

图 8-3-1　我国静脉用药集中调配管理政策发展进程图

2002 年《医疗机构药事管理暂行规定》提出"医疗机构要根据临床需要逐步建立全肠道外营养和肿瘤化疗药物等静脉液体配制中心（室），实行集中配制和供应"。2007 年《静脉用药集中调配质量管理规范（试行）》，由中国医院协会药事管理专业委员会发给医院参照执行。2010 年《静脉用药集中调配质量管理规范》《静脉用药集中调配操作规程》正式发布，对我国 PIVAS 的人员设置，房屋、设施和布局，仪器和设备，药品、耗材和物料，各项工作流程、规章制度等方面做了基本要求，使 PIVAS 工作得到了具体制

关于印发医疗机构药事管理暂行规定的通知

度支持。

2011 年,《医疗机构药事管理规定》提出医疗机构要根据临床需要建立符合质量规范的静脉用药调配中心(室),应根据实际需要另行增加药学专业技术人员数量。

080302

静脉用药集
中调配质量
管理规范

二、静脉用药集中调配模式介绍

1. 建造模式　我国 PIVAS 的建立之初由于缺乏统一的质量标准,各地的 PIVAS 的建设情况不同,大致有医院自建、企业援建、政府出资 3 种方式,各种模式的优缺点见表 8-3-1。

表 8-3-1　PIVAS 建造模式的优缺点比较

建造模式	优点	缺点
医院自建	可以避免幕后交易,避免输液生产厂家的不当竞争,保证医院在输液品牌选择上的自主权	建造费用高昂,医院资金不足,建造技术不成熟;药剂人员对无菌操作不熟悉,缺乏系统培训
企业援建	企业有专业的设计、建造队伍来进行建造,有系统培训,有专人进行后期维护	可能会造成"捆绑"厂家大输液销售,为幕后交易、商业贿赂等提供可能
政府出资	政府资金雄厚,可以建造的规模较大,避免输液生产厂家的不当竞争	绝大部分医院不能享受到政府的资助;在运行过程中,药剂人员对无菌操作不熟悉,缺乏系统培训

2. 管理模式

(1)药师负责型:采取的是由药师完成 PIVAS 各项工作流程的形式。通过药剂科(药学部)统筹安排人力资源分配,组织性强,管理统一,学科发展有前瞻性规划。

(2)以药师为主、护理协助型:药剂科(药学部)负责日常工作,护理人员负责加药调配,药剂科与护理部沟通协调,这种方式需要较长时间的磨合过程,并且占用了护理的人力资源。

3. 调配模式

(1)24 小时集中调配模式:顾名思义就是对全院门急诊、住院患者输液用药进行 24 小时调配,实现 24 小时不间断配制长期医嘱、临时医嘱的调配中心。

(2)非 24 小时集中调配模式:由于我国各家医院已有的静脉用药调配中心的建设和运行模式各有不同,各家医院实际情况各有其特殊性,是否建立 24 小时 PIVAS 集中调配取决于医院人力物力的配备及实际调配输液量。

4. 静脉用药集中调配运行基本条件　详见表 8-3-2。

表 8-3-2　静脉用药集中调配运行基本条件

基本条件	主要内容
制度	应建立健全各项管理制度、人员岗位职责和标准操作规程

《全国静脉用药集中调配工作模式与验收管理培训教材》

基本条件	主要内容
硬件	应满足对房屋、设施和布局、仪器和设备的基本要求
软件	应建立用药医嘱电子信息系统

用药医嘱电子信息系统

基本条件	主要内容
人员	从事静脉用药调配工作的药学专业技术人员，应当接受专业技术、操作岗位、药学知识的学习培训且考核合格，方可上岗，并定期接受继续教育

人员要求

基本条件	主要内容
质量控制	加强各环节的治疗控制，优化工作流程，及时发现调配安全隐患

质量控制

三、静脉用药集中调配运行管理

1. 操作流程　PIVAS 操作流程是指临床医师的医嘱信息进入 PIVAS 至输液成品按时、准确发出的全过程，包含医嘱接收、审核、调配、核对、输送交接、退药等诸多环节，关系到医院药物调配工作及时、准确、安全、高效、有序进行。根据《静脉用药集中调配质量管理规范》(2010 年版)相关内容，结合多年的实践和研究论证，总结制定 PIVAS 操作流程(详见图 8-3-2)。

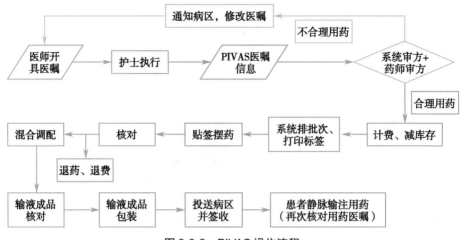

图 8-3-2 PIVAS 操作流程

2. 各环节管理体系 PIVAS 操作流程围绕"静脉用药物领入到混合调输液成品送出"这条主线展开，硬件建设与软件建立也是围绕这条线展开，这条线由信息、人员、药品耗材三大流程组成。各环节管理规范应符合《静脉用药集中调配质量管理规范》（2010 年版）有关规定。

四、静脉用药集中调配创新发展

1. 全医嘱审方和药学服务模式 医疗机构应利用信息化手段建设一体化用药决策系统，为临床安全、有效、经济和合理用药提供参考，结合本院 PIVAS 历年干预的不合理医嘱实例，对常用药物的审核设定自定义规则（详见本章第二节）。

2. SPD 全流程可追溯的药品闭环管理 通过全流程药品条码化管理，优化流程，提高药品调配效率和准确性。从检品上架、拣药业务、摆药核对、半成品核对、进仓冲配、成品核对和病区签收共七步扫描环节，使 PIVAS 在库管理、调配质量及物流运输的全程化、精细化管理得到极大的提升（表 8-3-3）。

表 8-3-3 静脉用药集中调配创新发展

发展方面	具体内容
全医嘱审方和药学服务模式	①建设一体化用药决策系统，为临床安全、有效、经济和合理用药提供参考 ②自定义审方规则的建立
SPD 全流程可追溯的药品闭环管理	全流程具体操作过程详见二维码 080307

续表

发展方面	具体内容
自动化配液设备的应用	开发 PIVAS 自动化管理系统如自动审方系统、智能摆药系统、智能配液系统、自动分拣系统、自动运送系统以及对上述环节进行差错管理的智能差错管理系统等,各环节详细操作过程详见二维码 080308

全流程具体操作过程

自动化配液设备的应用

第四节　医疗机构制剂管理

一、医疗机构制剂概述

根据《药品管理法实施条例》第八十三条规定:"医疗机构制剂是指医疗机构根据本单位临床需要经过批准而配制、自用的固定处方制剂。"此处的固定处方制剂系指处方固定不变,配制工艺成熟,并可在临床上长期适用于某一病症的制剂。

二、医疗机构制剂存在的原因

1. 医疗机构制剂是医药市场的重要补充　一是由于患者病情的复杂多变性,各医院可根据当地的用药习惯等实际情况生产不同的制剂品种以满足临床上的特殊要求。二是对于稳定性差、效期短的制剂和销量少、利润低,制药企业不愿生产的品种,各医院可结合临床科研的实际情况,利用其灵活性和实用性强的特点酌情生产,既满足临床又避免浪费现象。

2. 降低医疗费用和成本　医疗机构制剂流通周期短,中间环节少,直接面向患者,可降低医疗成本和医疗费用,方便和服务患者,构建和谐的医患关系。

3. 研制开发新制剂有优势　医疗机构制剂是一批使用多年、来自临床、经临床验证并具有确切疗效、不良反应低的制剂,为新药开发筛选提供了物质基础,可缩短开发周期,有针对性地研发新药。

三、医疗机构制剂的管理

1. 制剂的品种范围 按照《药品管理法》规定："医疗机构配制的制剂,应当是本单位临床需要而市场上没有供应的品种。"这里所指的"市场上无供应的品种"应当包括依照《药品管理法》及相关法规的规定,国内尚未批准上市及虽批准上市但某些性质不稳定或效期短的制剂,市场上不能满足的不同规格、容量的制剂,此外还包括临床常用而疗效确切的协定处方制剂、其他临床需要的以及科研用的制剂等。

2. 医疗机构制剂的销售和使用 经审批后,配制的制剂必须按照规定进行质量检验,检验合格的,凭医师处方在本医疗机构使用。由此看出,医疗机构自配制剂为处方药,只能凭处方在本机构使用于门诊和住院患者,不得在市场上销售或变相销售,未经批准,医疗机构擅自使用其他医疗机构配制的制剂应按《药品管理法》第八十条的规定给予处罚。此外,不得发布医疗机构制剂的广告,配制制剂所用的原料、辅料、包装材料必须符合药用标准。

一般情况下,医疗机构配制的制剂是医疗机构在长期医疗实践中总结出来的经验方或协定处方,它没有按照《药品注册管理办法》进行系统、规范的药理、药效、毒理、生物药剂等实验。虽然国家食品药品监督管理局在2005年制定了《医疗机构制剂注册管理办法》,引入了《药品注册管理办法》的核心精神,但具体要求则宽松许多,因而其安全性和有效性还需进一步验证。其次,医疗机构配制的制剂与生产企业生产的药品还有一定的差距。企业必须按《药品生产质量管理规范》生产,而医疗机构的制剂室必须按《医疗机构制剂配制质量管理规范》配制,相对而言,《医疗机构制剂配制质量管理规范》更多考虑到医疗机构的实际情况,在许多方面仅作了原则性的规定。因此,国家规定将医疗机构制剂限定在本医疗机构使用。

3. 医疗机构制剂的调剂 《药品管理法》规定特殊情况下,经国务院或者省、自治区、直辖市人民政府的药品监督管理部门批准,医疗机构配制的制剂可以在指定的医疗机构之间调剂使用。《药品管理法实施条例》中规定的特殊情况为发生灾情、疫情、突发事件或者临床急需而市场没有供应。在省内进行调剂是由省、自治区、直辖市人民政府的药品监督管理部门批准,在各省之间进行调剂或者国务院药品监督管理部门规定的特殊制剂的调剂由国务院药品监督管理部门批准。医疗机构制剂的调剂使用,不得超出规定的期限、数量和范围。

第五节 抗菌药物使用管理

一、我国抗菌药物使用管理政策

近年来，为促进临床抗菌药物的合理使用、降低不良反应发生率以及减少细菌耐药性的发生，国家相继出台了一系列抗菌药物管理政策、法律法规等（详见图 8-5-1）。

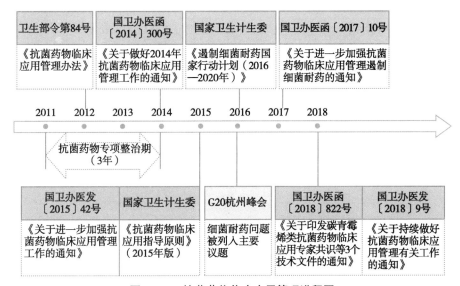

图 8-5-1 抗菌药物临床应用管理进程图

2006 年 5 月，"抗菌药物临床应用和细菌耐药监测网"成立，为指导实施恰当的感染控制和合理用药措施，及政策制定提供了支撑。

在抗菌药物使用管理方面，我国开展了抗菌药物的专项整治活动，出台了遏制细菌耐药的国家行动计划等，细化了抗菌药物的管理策略，积极遏制了细菌耐药性的蔓延。

2011 年开始，我国开展了旨在促进抗菌药物的合理使用、有效控制细菌耐药、为期 3 年的抗菌药物临床应用专项整治活动，明确了医疗机构负责人是抗菌药物临床应用管理第一责任人，将抗菌药物临床应用管理作为医疗质量和医院管理的重要内容纳

2013 年全国抗菌药物临床应用专项整治活动方案

入工作安排,并对抗菌药物的购用管理提出要求,提出了抗菌药物临床应用的各项指标要求等。

2014年,《国家卫生计生委办公厅关于做好2014年抗菌药物临床应用管理工作的通知》(国卫办医函〔2014〕300号文件)提出进一步深化抗菌药物管理(文件要点详见表8-5-1)。

2015年,《关于进一步加强抗菌药物临床应用管理工作的通知》(国卫办医发〔2015〕42号)细化了"抗菌药物临床应用管理评价指标及要求"(文件要点详见表8-5-2)。

国家卫生计生委办公厅关于做好2014年抗菌药物临床应用管理工作的通知

表8-5-1 国卫办医函〔2014〕300号文件的文件要点

文件要点	主要内容
持续巩固加强抗菌药物临床应用管理工作	①继续落实《2013年全国抗菌药物临床应用专项整治活动方案》中确定的各项指标和要求 ②加大门诊、急诊抗菌药物静脉使用管理力度,开展监测工作 ③结合专业特点、常见病种等因素,合理设定各个临床科室的抗菌药物应用管理指标
注重提高二级医院和基层医疗机构抗菌药物临床应用水平	要在巩固三级医院抗菌药物临床应用专项整治成果的基础上,着力加强二级医院、基层医疗机构和民办医疗机构抗菌药物临床应用管理工作

表8-5-2 国卫办医发〔2015〕42号文件的文件要点

文件要点	主要内容
严格落实抗菌药物临床应用管理有关法规要求	医疗机构要落实抗菌药物管理责任,健全抗菌药物管理工作机构,完善工作制度,细化工作流程 鼓励各地借鉴"负面清单"管理方式
加强抗菌药物临床应用的综合管理	做好《抗菌药物临床应用指导原则(2015年版)》的宣传、培训工作
切实做好抗菌药物处方点评工作	重点点评感染性疾病科、外科、呼吸科、重症医学科等临床科室以及I类切口手术和介入诊疗病例。对点评中发现的问题要实现持续改进
完善抗菌药物合理应用技术支撑体系	感染性疾病科应当参加院内包括细菌感染在内的各类疑难感染性疾病会诊,参与医院感染控制和抗菌药物临床应用管理 要加强药学部门建设和药师的培养,不断提高药师处方审核与干预能力,以及参与感染性疾病药物治疗和临床用药技术支持的能力

2018 年，国家卫生健康委发布《关于持续做好抗菌药物临床应用管理有关工作的通知》（国卫办医发〔2018〕9 号文件），提出多学科协作管理的日常管理模式，对"重点环节"管理进一步延伸（文件要点详见表 8-5-3）。

表 8-5-3 国卫办医发〔2018〕9 号文件的文件要点

文件要点	主要内容
建立多学科协作管理的日常管理模式	建立多学科协作管理的专业化工作团队负责抗菌药物管理，重点加强感染性疾病科、临床微生物学、临床药学和医院感染控制等学科建设
加强抗菌药物临床应用重点环节管理	①在碳青霉烯类及替加环素等特殊使用级抗菌药物专档管理的基础上，各三级综合医院要将含酶抑制剂复合制剂纳入专档管理范围 ②在继续关注Ⅰ类切口围手术期预防用药的基础上，加强Ⅱ类切口围手术期预防使用抗菌药物管理
加强儿童等重点人群抗菌药物临床应用管理	①建立儿童医院门急诊和住院抗菌药物使用监控制度 ②门急诊重点监控呼吸道、肠道疾病的抗菌药物使用，住院重点监控特殊使用级抗菌药物使用

随着全球细菌耐药问题日益突出，遏制细菌耐药势在必行，为积极应对细菌耐药带来的挑战，2016 年 8 月国家卫生计生委等 14 部门联合制定了《遏制细菌耐药国家行动计划（2016—2020 年）》（以下简称《行动计划》），该《行动计划》从国家层面实施综合治理策略，强调多部门多领域协同谋划、共同应对。

遏制细菌耐药国家行动计划（2016—2020 年）

与此同时，2016 年 9 月召开的 G20 杭州峰会上，细菌耐药问题被列入主要议题。自此，抗菌药物临床应用管理不仅仅是以维护人民群众健康为目的，而是上升到了影响政治、经济、建设小康社会的高度上。

按照《遏制细菌耐药国家行动计划（2016—2020 年）》和《"健康中国 2030"规划纲要》有关要求，国家卫生计生委于 2017 年印发了《国家卫生计生委办公厅关于进一步加强抗菌药物临床应用管理遏制细菌耐药的通知》，进一步对抗菌药物临床应用管理的薄弱环节提出要求（文件要点详见表 8-5-4）。

国家卫生计生委办公厅关于进一步加强抗菌药物临床应用管理遏制细菌耐药的通知

在抗菌药物国家管理的同时，我国也先后出台了抗菌药物临床应用相关的法律法规、指导原则、技术文件等，以促进及指导抗菌药物的合理使用。

表 8-5-4　国卫办医发〔2017〕10 号文件的文件要点

文件要点	主要内容
加强抗菌药物临床应用管理技术支撑体系建设	①要加强感染科、临床微生物室和临床药学等学科建设 ②要加大医师、药师、微生物检验人员和管理人员培训,提高合理使用抗菌药物的技术能力和管理能力
加强抗菌药物临床应用重点环节管理	①要加强预防使用、联合使用和静脉输注抗菌药物管理 ②对碳青霉烯类抗菌药物及替加环素等特殊使用级抗菌药物先行实施专档管理 ③对医疗机构中,抗菌药物临床使用量大、使用级别高、容易产生问题的重症监护病房(ICU)、新生儿室、血液科病房、呼吸科病房、神经科病房、烧伤病房等科室,要重点加强抗菌药物管理

2012 年,《抗菌药物临床应用管理办法》发布,文件首次提出:医师需经抗菌药物临床应用考核合格后,方可获得相应的处方权,药师经培训并考核合格后,方可获得抗菌药物调剂资格;医疗机构取消医师抗菌药物处方权和药师抗菌药物调剂资格的情形等。

抗菌药物临床应用管理办法

我国 2004 年首次颁布了《抗菌药物临床应用指导原则》,十余年后,为进一步规范抗菌药物临床应用,在融入了《抗菌药物临床应用管理办法》的核心理念与近年来抗菌药物临床应用管理取得的经验和成效的基础上,国家发布了《抗菌药物临床应用指导原则(2015 年版)》(国卫办医发〔2015〕43 号附件),其是对 2004 年版的继承与发展,除了学术方面的更新更加与时俱进外,在抗菌药物临床应用管理方面,新增部分内容(文件要点详见表 8-5-5)。

抗菌药物临床应用指导原则(2015 年版)

表 8-5-5　《抗菌药物临床应用指导原则(2015 年版)》文件要点

主要内容	2015 年版较 2014 年版更新的重点内容
第一部分 抗菌药物临床应用的基本原则	围手术期预防用药的概念、手术切口分类、首次给药时间、预防用药疗程,联合用药指征等有变动及新增内容;尤其给出了"附表 3 特殊诊疗操作抗菌药物预防应用的建议",可供临床实践参考
第二部分 抗菌药物临床应用管理	新增内容较多,如详细阐述了"医疗机构建立抗菌药物临床应用管理体系",加入了自 2011 年抗菌药物专项整治以来制定的各项抗菌药物临床应用监测指标;强调信息化管理;病原微生物检测部分新增了细菌耐药监测的内容;新增了注重采取综合措施,预防医院感染;强调通过"监测 - 反馈 - 干预 - 追踪模式",促进抗菌药物临床应用的持续改进

续表

主要内容	2015年版较2014年版更新的重点内容
第三部分 各类抗菌药物的适应证和注意事项	对各类抗菌药物的临床使用适应证、使用方法、注意事项等内容进行了修改。如对碳青霉烯类的注意事项新增了"不推荐与丙戊酸钠联合使用"
第四部分 各类细菌性感染的经验性抗菌治疗原则	对某些感染性疾病的经验性治疗药物、治疗原则等进行了修改。例如对于不动杆菌属引起的感染不再推荐喹诺酮类,新增推荐多黏菌素、替加环素

2018年,国家卫生健康委员会发布了《关于印发碳青霉烯类抗菌药物临床应用专家共识等3个技术文件的通知》(国卫办医函〔2018〕822号),指出碳青霉烯类抗菌药物临床使用量逐年上升,耐碳青霉烯类肠杆菌科细菌亦呈明显增长趋势,应采取综合措施加强院感防控,控制多重耐药菌增长。3个技术文件分别为《碳青霉烯类抗菌药物临床应用专家共识》《碳青霉烯类抗菌药物临床应用评价细则》和《替加环素临床应用评价细则》,这些技术文件的出台使碳青霉烯类及替加环素的规范使用"明朗化",旨在持续提高"专档管理"的两类药物的临床应用水平。

关于印发碳青霉烯类抗菌药物临床应用专家共识等3个技术文件的通知

此外,国家卫生健康委员会组织编写了《中国抗菌药物管理和细菌耐药现状报告》,相当于抗菌药物临床应用的"百科全书",至今已出版了2016年版、2017年版与2018年版,2019年版正在编写中。此报告详述了我国抗菌药物使用的各个环节,如抗菌药物临床应用及细菌耐药监测现状、国家相关行动计划、支撑措施、现存问题、应对策略等,数据来源于中国各省(自治区、直辖市),也包括香港、澳门和台湾。该报告既可纵览全国概况,又可把握政策脉搏,同时以现存问题指引未来努力的方向,已得到广泛关注。

中国抗菌药物管理和细菌耐药现状报告(2018)

二、抗菌药物临床使用管理架构与策略

1. 医疗机构抗菌药物管理的组织机构和职责 医疗机构负责人是抗菌药物临床应用管理的第一负责人,二级以上的医院、妇幼保健院及专科疾病防治机构应当在药事管理与药物治疗学委员会下设立抗菌药物管理工作组,组成及主要职责详见图8-5-2。其他医疗机构设立抗菌药物管理工作小组或者指定专(兼)职人员,负责具体管理工作。

抗菌药物管理工作组

↓

组成：
抗菌药物管理工作组由医务、药学、感染性疾病、临床微生物、护理、医院感染管理等部门负责人和具有相关专业高级技术职务任职资格的人员组成，医务、药学等部门共同负责日常管理工作。
主要职责：
（1）贯彻执行抗菌药物管理相关的法律、法规、规章，制定本机构抗菌药物管理制度并组织实施。
（2）审议本机构抗菌药物供应目录，制定抗菌药物临床应用相关技术性文件，并组织实施。
（3）对本机构抗菌药物临床应用与细菌耐药情况进行监测，定期分析、评估、上报监测数据并发布相关信息，提出干预和改进措施。
（4）对医务人员进行抗菌药物管理相关法律、法规、规章制度和技术规范培训，组织对患者合理使用抗菌药物的宣传教育。

图 8-5-2　抗菌药物组织机构和职责

2. 抗菌药物临床使用的考核管理　为进一步加强抗菌药物临床应用、监督和管理，自 2011 年开始，我国要求开展抗菌药物临床应用基本情况调查统计和考核，具体指标、计算公式和要求详见《关于进一步加强抗菌药物临床应用管理工作的通知》，主要考核指标包括抗菌药物品种、品规数量；特殊使用级抗菌药物使用量占比；抗菌药物使用率；住院患者抗菌药物使用强度；Ⅰ类切口手术预防用抗菌药物比例等。

3. 抗菌药物遴选和评估　医疗机构应建立抗菌药物遴选和定期评估制度（详见图 8-5-3）。清退或者更换的抗菌药物品种或者品规原则上 12 个月内不得重新进入本机构抗菌药物供应目录。

4. 抗菌药物应用评估管理

（1）抗菌药物临床应用与细菌耐药情况的监测：临床机构应对抗菌药物应用与细菌耐药情况进行监测，定期分析、评估、上报监测数据并发布相关信息，提出干预和改进措施。医疗机构抗菌药物管理机构应当定期组织相关专业技术人员对抗菌药物处方、医嘱实施点评，并将点评结果作为医师定期考核、临床科室和医务人员绩效考核依据。

（2）特殊使用级抗菌药物的多学科协作管理：国家卫生健康委要求各医疗机构建立多学科协作管理的日常管理模式，加强抗菌药物临床应用重点环节管理，加强儿童等重点人群抗菌药物临床应用管理，加大耐药菌医院感染防控力度。

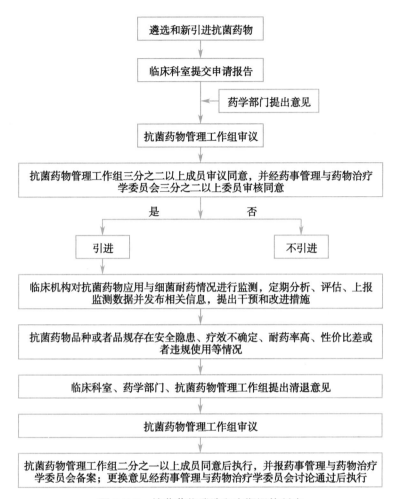

图 8-5-3 抗菌药物遴选和定期评估制度

北京朝阳医院率先启动"控制细菌耐药行动"，工作重心定为加强特殊使用级抗菌药物的临床使用管理，制定了该院《特殊使用级抗菌药物临床应用管理办法》。

该医院药事部门制定了《特殊使用级抗菌药物点评细则》，由抗感染专业的临床药师承担每2个月一次的病区特殊级抗菌药物点评，其结果公布在全院"合理用药及抗菌药物临床应用监测通报"上，发至临床各个科室，由临床药师与相关科室的主任沟通，共同解决临床实际问题。此外，该院每1~2个月由感染管理办公室组织"抗菌药物合理使用核心专家组会议",对碳青霉烯类及糖肽类抗菌药物的临床使用进行专家集体点评,专家组对不合理使用者依据医院质量管理考核指标形成奖惩意见,并反馈至临床科室。

(3)医疗机构抗菌药物合理应用的信息化建设:医疗机构应当充分利用信息化手段促进抗菌药物合理应用,包括抗菌药物目录、限定日剂量(defined daily dose, DDD)值口径和门急诊、住院使用率计算口径等抗菌药物相关数据信息标准化工作。

典型案例:北京朝阳医院合理用药软件模块及处方前置审核流程

模块	功能	医生	药师	管理员
合理用药审核	处方/医嘱警示	√	√	
	前置审核	√	√	
处方/病历点评	处方/病历点评		√	
	处方/病历查阅	√	√	
	不合理处方统计	√	√	
药物使用分析	药费、药占比统计	√	√	
	单品种分析		√	
	多品种分析		√	
抗菌药物管理	监测指标统计	√	√	
	抗菌药物处方/病历点评	√	√	
	抗菌药物分级目录设置			√
工具	药品说明书	√	√	√
	药品不良反应/事件	√	√	
	药物咨询	√	√	
	药物使用指南	√	√	√
	电子药历		√	
	专题分析		√	
通知	药物警讯、药品供应等	√	√	
系统设置	合理用药审核规则			√
	医生处方权规则			√
	药品属性			√

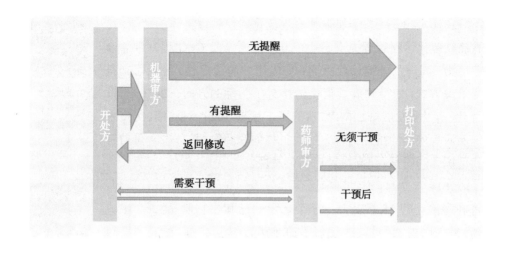

第六节 抗肿瘤药物使用管理

一、我国抗肿瘤药物管理政策

随着恶性肿瘤发病率的不断攀升，国家对恶性肿瘤的诊治日益关注，制定了一系列与抗肿瘤药物密切相关的管理政策（详见图 8-6-1），不仅为恶性肿瘤的规范治疗及相关管理指明了方向，同时对于降低恶性肿瘤发病率、提高患者生活质量、延长患者生存期等起到了积极的促进作用。

国卫疾控发〔2015〕78号	国卫办医发〔2016〕7号	国发〔2016〕78号	国办发〔2017〕12号	人社部发〔2017〕54号
《中国癌症防治三年行动计划（2015—2017年）》	《关于加强肿瘤规范化诊疗管理工作的通知》	《国务院关于印发"十三五"深化医药卫生体制改革规划的通知》	《国务院办公厅关于印发中国防治慢性病中长期规划（2017—2025年）的通知》	《人力资源社会保障部关于将36种药品纳入国家基本医疗保险、工伤保险和生育保险药品目录乙类范围的通知》

2015　　2016　　2017　　2018

	国卫办医函〔2018〕713号	国卫办医函〔2018〕821号	国卫办医函〔2018〕1108号	国卫办医函〔2018〕1125号
	《关于开展肿瘤多学科诊疗试点工作的通知》	《关于印发新型抗肿瘤药物临床应用指导原则（2018年版）的通知》	《关于开展全国抗肿瘤药物临床应用监测工作的通知》	《关于印发原发性肺癌等18个肿瘤诊疗规范（2018年版）的通知》

图 8-6-1 我国抗肿瘤药物管理政策发展进程

2016 年 3 月《关于加强肿瘤规范化诊疗管理工作的通知》对肿瘤规范化诊疗管理提出了 4 个方面的工作要求：①提高肿瘤诊疗能力；②规范肿瘤诊疗行为；③优化肿瘤诊疗模式；④建立科学管理方式，使得肿瘤规范化治疗有了明确的方向。2016 年 11 月《医药工业发展规划指南》首次提出重点开发针对肿瘤、免疫系统疾病等疾病的抗体药物。加快抗体偶联药物、抗体融合蛋白等新型抗体的研发，提高患者用药可及性。

关于加强肿瘤规范化诊疗管理工作的通知

2017 年 7 月，通过国家医保准入谈判对部分药品进行谈判，将肿瘤治疗药 18 种药品（15 个化学药品和生物制品、3 个中成药）纳入医保乙类目录，涵盖了白血病、肺癌、胃癌、结直肠癌等常见恶性肿瘤，提高了肿瘤患者用药的可及性。

关于印发《医药工业发展规划指南》的通知

2018 年 9 月的《新型抗肿瘤药物临床应用指导原则（2018 年版）》（下面简称《原则》）明确了抗肿瘤药物临床应用的基本原则（如病理组织学确诊后方可使用，基因检测后方可使用，严格遵循适应证用药，体现患者治疗价值，特殊情况下的药物合理使用，重视药物相关性不良反应）及抗肿瘤药物临床应用管理，并对各系统肿瘤的药物临床应用指导原则进行了规范。《原则》中对于抗肿瘤药物的临床应用管理提出了具体要求（详细解读见表 8-6-1）。

表 8-6-1　抗肿瘤药物临床应用管理的具体要求

要点	内容
医疗机构建立抗肿瘤药物临床应用管理体系	①设立抗肿瘤药物管理工作组 ②组建抗肿瘤药物临床应用管理专业技术团队 ③制定抗肿瘤药物供应目录和处方集 ④抗肿瘤药物临床应用监测 ⑤信息化管理
抗肿瘤药物临床应用实行分级管理	抗肿瘤药物分级原则为①普通使用级：有明确的临床使用适应证；已列入《国家基本药物目录》《国家基本医疗保险、工商保险和生育保险药品目录》和国家谈判药品的抗肿瘤药物品种。②限制使用级：有明确的临床使用适应证；未列入《国家基本药物目录》或《国家基本医疗保险、工商保险和生育保险药品目录》或国家谈判药品的抗肿瘤药物品种 处方权限与临床应用：临床应用限制使用级抗肿瘤药物应当严格掌握用药指征，由具有相应处方权医师开具处方。同时，由具有抗肿瘤药物临床应用经验、具备高级专业技术职称任职资格的抗肿瘤药物临床合理应用专家组审核后使用

续表

要点	内容
细胞或组织病理学诊断	在没有获得细胞或组织病理学诊断之前，医师不能开具抗肿瘤药物进行治疗，应当根据细胞或组织病理学结果合理选用抗肿瘤药物
培训、评估和督查	①加强各级人员抗肿瘤药物临床应用和管理培训 ②评估抗肿瘤药物使用合理性 ③反馈与干预 ④加强督导检查

2018 年 12 月《关于开展全国抗肿瘤药物临床应用监测工作的通知》启动"抗肿瘤药物监测网"，将全国登记肿瘤科的三级综合医院和肿瘤专科医院纳入监测医院范围，监测恶性肿瘤患者的门诊、住院、诊断、治疗、检验检查、随访，以及抗肿瘤药物采购和使用数据等内容。

关于开展全国抗肿瘤药物临床应用监测工作的通知

二、抗肿瘤药物管理架构与策略

1. 医疗机构抗肿瘤药物临床应用管理的组织机构和职责 医疗机构应在药事管理与药物治疗学委员会下建立抗肿瘤药物管理工作组（成员包括医务、药学、临床科室、病理、信息管理、护理等负责人），共同管理本机构的抗肿瘤药物临床应用，并承担相应的职责，抗肿瘤药物管理工作组职责详见图 8-6-2。

组建抗肿瘤药物临床应用管理专业技术团队

- 为抗肿瘤药物临床应用管理提供专业技术支持
- 对临床科室抗肿瘤药物临床应用进行技术指导和咨询
- 为医务人员和下级医疗机构提供抗肿瘤药物临床应用相关专业培训

制定抗肿瘤药物供应目录和处方集

- 医疗机构应当按照法规要求，确定抗肿瘤药物供应目录的品种、品规数量
- 抗肿瘤药物购用品种遴选应当以确保临床合理需要为目标，优先选择《国家基本药物目录》、国家谈判品种、高级别循证医学证据多以及权威指南推荐的品种
- 应当对抗肿瘤药物供应目录定期评估，及时清退存在安全隐患、性价比差和违规使用情况频发的品种或品规
- 临时采购抗肿瘤药物供应目录之外品种应有充分理由，并按相关制度和程序备案

抗肿瘤药物临床应用监测

- 医疗机构应当定期对抗肿瘤药物临床应用基本情况进行监测，并定期进行评价

图 8-6-2　抗肿瘤药物管理工作组职责

2. 医疗机构抗肿瘤药物临床应用管理制度

（1）抗肿瘤药物遴选制度：抗肿瘤药物品种遴选应当以确保临床合理需要为目标，优先选择《国家基本药物目录》、国家谈判品种、高级别循证医学证据多以及权威指南推荐的品种。临时采购抗肿瘤药物供应目录之外品种应有充分理由，并按相关制度和程序备案（具体流程详见图8-6-3）。

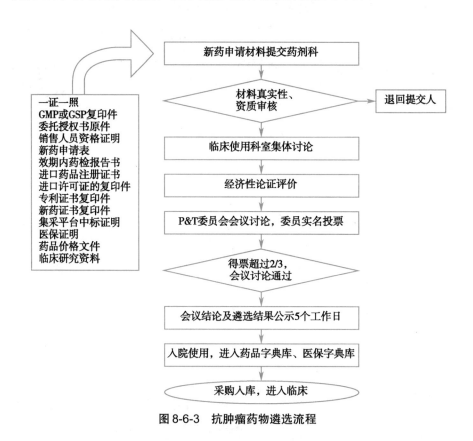

图8-6-3　抗肿瘤药物遴选流程

（2）抗肿瘤药物采购管理制度：由于肿瘤患者治疗的特殊性，患者可能会多线治疗，需要医生根据病情调整治疗方案，故抗肿瘤药物的采购管理制度也应体现特殊性，如采购的药品应满足临床实际需要，经专业论证等。

典型案例：中国医学科学院肿瘤医院抗肿瘤药物的临时采购

因抗肿瘤治疗的特殊性，当确需使用目录外的抗肿瘤药物时，在采购管理方面除了符合常规药品采购制度之外，也会启动临时采购。有些医院采取了临床药师会诊后方可采购的管理策略，对于抗肿瘤药物的合理使用起到了积极的作用。具体流程如下：

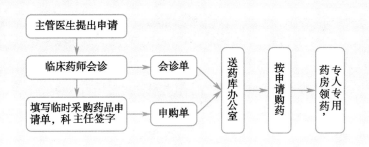

（3）抗肿瘤药物临床应用分级管理制度：抗肿瘤药物的临床分级管理制度可有效地减少抗肿瘤药物过度使用或使用不足，是抗肿瘤药物管理的核心策略。医疗机构应当建立健全抗肿瘤药物临床应用分级管理制度，按照"普通使用级"和"限制使用级"的分级原则，明确各级抗肿瘤药物临床应用的指征，落实各级医师应用抗肿瘤药物的处方权限。

临床应用限制使用级抗肿瘤药物应当严格掌握用药指征，由具有相应处方权医师开具处方。同时，由具有抗肿瘤药物临床应用经验、具备高级专业技术职称任职资格的抗肿瘤药物临床合理应用专家组审核后使用。抗肿瘤药物临床合理应用专家组可由肿瘤专科医师、抗肿瘤专业临床药师、病理医师等组成。如特殊情况下越级使用了限制使用级抗肿瘤药物，需在 24 小时内进行补办手续，并由具备高级专业技术职称任职资格的医师审核。

（4）抗肿瘤药物临床应用的考核制度：医疗机构应当定期对抗肿瘤药物临床应用基本情况进行监测。院、科两级定期进行监测的项目包括：①住院患者抗肿瘤药物使用率和限制使用级抗肿瘤药物使用率；②抗肿瘤药物不良反应报告率；③抗肿瘤药物品种、剂型、规格、使用量、使用金额，抗肿瘤药物占药品总费用的比例；④分级管理制度的执行情况；⑤临床医师抗肿瘤药物使用合理性评价。

（5）抗肿瘤药物处方审核及点评制度：抗肿瘤药物管理工作组应组织肿瘤专业、病理学专业和临床药学等相关专业技术人员组成点评小组，结合医院实际情况设定点评目标，重点关注限制使用级抗肿瘤药物的用药、各科室抗肿瘤药物应用情况以及严重

专项处方点评指南七——抗肿瘤药物处方点评指南

和新的不良反应报告情况。抗肿瘤药物的点评可依据 2012 年发布的《北京市医疗机构处方专项点评指南（试行）》的通知中的《抗肿瘤药物专项点评指南》进行点评，并可根据自己医院的情况进行适当修改。

典型案例：中国医学科学院肿瘤医院抗肿瘤药物处方点评的关键点

【适应证】

- 是否根据患者肿瘤分级及分期采用合适的治疗方案
- 是否根据指南制定合理的治疗方案

【禁忌证】

- 高龄；妊娠期；哺乳期；一般状况差，体力状态评分低；重要器官心、肺、肝、肾和肾上腺等脏器功能异常

【预处理】

- 需进行预处理的方案是否进行了合适的预处理

【溶媒及配制浓度】

- 是否使用正确的溶媒并配制成合适的浓度
- 抗肿瘤药物不良反应处置的时机及选用药物是否合理
- 集落刺激因子的使用时机是否合适

---

3. 医疗机构抗肿瘤药物的应用评估及管理策略

（1）医疗机构新型抗肿瘤药物临床应用及基因检测情况的监测：近年来，肿瘤在分子靶向治疗方面取得了前所未有的进展，但由于靶向药物具有高度特异性、体内靶向性分布、选择性杀伤特定细胞，因此对于有明确靶点的药物，须遵循基因检测后方可使用的原则。检测所用的仪器设备、诊断试剂和检测方法应当经过国家药品监督管理部门批准，特别是经过伴随诊断验证的方法。不应该在未做相关检查的情况下盲目用药。因此各医疗机构对靶向药物的临床使用和基因检测情况应进行监测。基因检测后方可使用的药物详见二维码 080605。

常用的小分子靶向药物和大分子单克隆抗体类药物

（2）医疗机构新型抗肿瘤药物的多学科协作管理：由于肿瘤的复杂性，其诊断和治疗需要不同学科医务工作者之间的协调与合作。为进一步提高国内肿瘤规范化诊疗水平，保障患者医疗安全，按照《进一步改善医疗服务行动计划（2018—2020 年）》（国卫医发〔2017〕73 号）有关工作安排，国家卫生健康委

决定于 2018—2020 年在全国范围内开展肿瘤多学科诊疗试点工作。该文件首次提出了肿瘤多学科诊疗试点工作方案,具体包括试点内容和要求,并对肿瘤多学科诊疗质量控制指标、多学科诊疗组织实施规范进行了明确规定,为以后肿瘤治疗的多学科诊疗提供了科学的框架。

关于开展肿瘤多学科诊疗试点工作的通知

（3）医疗机构抗肿瘤药物临床应用的信息化建设:医疗机构应当充分利用信息化管理手段,通过信息技术对抗肿瘤药物临床应用进行科学化管理。具体体现在以下几个方面:①抗肿瘤药物管理制度、临床诊疗指南、监测数据等相关信息的发布;②抗肿瘤药物合理应用与管理的网络培训与考核;③实行医师抗肿瘤药物处方权限和药师抗肿瘤药物处方调剂资格管理;④对处方医师提供科学的实时更新的药品信息;⑤通过实施电子处方系统,整合患者病史、病理组织学和分子病理学结果报告、实验室辅助检查结果、药物处方信息和临床诊治指南等形成电子化抗肿瘤药物处方系统,按照《处方管理办法》和《医疗机构处方审核规范》加强对处方、医嘱的审核,促进临床合理用药;⑥加强医嘱管理,实现抗肿瘤药物临床应用全过程控制和监测,实行抗肿瘤药物处方开具和执行的动态监测;⑦实现院、科两级抗肿瘤药物使用率、使用情况、不良反应报告率等指标信息化手段,实时统计、分析、评估和预警。

第七节　重点监控合理用药药品使用管理

一、我国重点监控合理用药药品管理政策

2015 年 2 月,国务院办公厅发布的《国务院办公厅关于落实完善公立医院药物集中采购工作指导意见》提出"重点跟踪监控辅助用药",通过建立合理的监管制度,采取适宜的管理措施,监管医师的临床用药行为,抓住临床用药中需重点管理的品种,解决临床不合理用药突出的问题。要求重点监控抗菌药物、辅助性药品、营养性药品的使用,对不合理用药的处方医生进行公示,并建立约谈制度。

国务院办公厅关于完善公立医院药品集中采购工作的指导意见

2015 年 11 月,《关于控制公立医院医疗费用不合理增长的若干意见》明确提出,医疗机构应明确需要重点监控的药品品规数,

建立健全以基本药物为重点的临床用药综合评价体系。

2019年，《关于印发第一批国家重点监控合理用药药品目录（化药及生物制品）的通知》公布了20种国家重点监控合理用药药品目录，要求各省级卫生健康行政部门要会同中医药主管部门在《第一批国家重点监控合理用药药品目录（化药及生物制品）》基础上，形成省级重点监控合理用药药品目录并公布。

关于印发控制公立医院医疗费用不合理增长的若干意见的通知

各级各类医疗机构在省级目录基础上，形成本机构重点监控合理用药药品目录。通知要求各医疗单位应重点监控目录内药品的临床应用，建立重点监控合理用药药品管理制度，加强目录内药品临床应用的全程管理。进一步规范医师处方行为，对纳入目录中的药品制定用药指南或技术规范，对纳入目录中的全部药品开展处方审核和处方点评，加强处方点评结果的公示、反馈及利用。对用药不合理问题突出的品种，采取排名通报、限期整改、清除出本机构药品供应目录等措施，保证合理用药。

关于印发第一批国家重点监控合理用药药品目录（化药及生物制品）的通知

二、2018年前各省份重点监控合理用药药品实施情况

截至2018年4月，我国共有21个省份公布相关政策，9个省份发布监控目录（详见图8-7-1）。

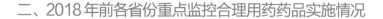

| 安徽 | 云南 | 福建 | 河北 |
| 2015年7月 | 2015年8月 | 2015年11月 | 2015年12月 |

| 四川、江西 | 湖北 | 山西、辽宁 | 内蒙古、青海 | 甘肃 |
| 2016年2月 | 2016年5月 | 2016年6月 | 2016年7月 | 2016年12月 |

| 天津 | 浙江 | 吉林 | 宁夏、新疆、北京、上海 | 广东、河南 |
| 2017年7月 | 2017年8月 | 2017年10月 | 2017年11月 | 2017年12月 |

图 8-7-1　各省份重点监控药品实施情况

对于重点监控品种的遴选的标准目前国家并未有统一标准，各地根据自己省市的医疗及经济特点有侧重，但整体而言，营养类和辅助类用药、采购额高、价格高是通用的遴选标准。比如：采购金额、使用量排名前20位或50位的药品；部分疗效不确切、药理作用机制不明，且并非对因或对症治疗的药物，如一些辅助品种；一些易发生不良反应的药物，如注射剂。各省份重点监

控药品遴选标准及特征详见表 8-7-1，各省份重点监控药品分类详见表 8-7-2。

表 8-7-1　各省份重点监控药品遴选标准及特征

省份	重点监控药品遴选标准及特征
安徽	省药品采购平台集中采购数据 + 全省新农合药品费用补偿金额占比情况 + 价格高、用量大、非治疗辅助性药品
云南	临床各专业用药情况 + 各医疗机构药品采购相关数据 + 采购金额 + 参考价格 + 常态采购数量 + 临床使用 + 使用量居于前列
福建	将特定限价谈判入围的药品列入省重点监控使用药品
河北	本地、本单位使用量居于前列 + 存在较多问题 + 心血管系统、神经系统、消化系统用药和抗肿瘤药、辅助用药
四川	省药招平台药品采购量排序情况 + 国家药品不良反应监测中心药品不良反应相关报告 + 全省工作实际
江西	根据各自疾病谱的情况指定目录
山西	全市县级以上公立医疗机构的用药统计 + 每月进入本机构药品使用金额和数量排名前 20 位（排名时不列入大输液）
湖北	抗肿瘤药物、辅助用药
辽宁	药品采购金额排序 + 参考价格 + 用量及金额异常变动情况
内蒙古	自治区药采平台辅助用药集中采购相关数据 + 采购金额 + 价格 + 常态采购数量 + 临床使用
甘肃	未明确描述重点监控药品特征及遴选标准
青海	未明确描述重点监控药品特征及遴选标准
天津	按通用名计算每季度网采金额排名前 100 位的药品，通过专家两次票选一次评价认定的办法，产生最终建议名单
浙江	本地区、本单位购量排序 + 规范使用情况 + 辅助性、营养性、临床易滥用 + 价格高、用量大
吉林	各自疾病谱的情况 + 疾病诊疗数据 + 临床诊疗路径 + 药品的安全、有效、经济、适当原则 + 采购金额排序靠前
宁夏	自治区药品采购平台药品采购情况 + 本地区、本单位购量排序和规范使用情况
新疆	药品不良反应相关报告 + 医疗机构合理用药监测情况 + 自治区采购量统计排序 + 全区工作实际
	行政部门要求进行重点监控或限制的药品品种/药费金额高、临床使用频率/强度高、超常用药或不适宜用药概况高
北京	非治疗必需、临床疗效证据不充分、未获指南推荐、不具备药物经济学优势，且用量大或采购金额高
上海	药品安全、有效、经济、适当原则 + 临床各专业用药情况 + 价格高、用量大
广东	既往诊治的疾病构成 + 临床路径 + 本机构药品采购金额、使用量 + 本医疗机构前 6 个月使用金额排名前 30 位，或前 6 个月使用金额排名前 100 位且使用量与上 6 个月相比增幅在 20% 以上的药品
河南	本地区医疗工作需求 + 临床诊疗路径 + 安全、有效、经济、适当原则

表 8-7-2　各省份重点监控药品分类

省份	重点监控药品分类
安徽	政策文件无相关分类
云南	中药注射剂、维生素类注射剂、其他辅助用药 3 类
福建	全部为注射剂型的辅助用药
河北	心血管系统、神经系统、消化系统用药和抗肿瘤药、辅助用药
四川	质子泵抑制剂、中药注射剂、辅助用药 3 大类 25 个品种
江西	政策文件无相关分类
山西	质子泵抑制剂、中药注射剂、营养支持类药物、神经营养类药物和免疫制剂等辅助类用药
湖北	抗肿瘤药物、辅助用药
辽宁	辅助用药
内蒙古	临床限制使用和重点监控 2 类：活血类、场内外营养类、电解质类、免疫调节剂、神经营养类、维生素类、新型糖类输液类、增强组织代谢类、其他类
甘肃	中药注射剂 20 种、神经营养类 5 种、肿瘤辅助用药 5 种、肠内肠外营养类 1 种、维生素 1 种，其他 5 种
青海	辅助性用药、激素类药物、抗菌药物、抗肿瘤药物、消化系统用药、心脑血管用药、中药注射剂等 7 类 392 个品种
天津	包括辅助性、营养性、高价格药品等
浙江	抗菌药物、补益类中成药、中药注射剂、非治疗辅助性、营养性药品、临床不良反应发生率高、无特殊原因使用量快速增长的药品和医院或卫生计生行政部门认为有必要列入重点监控的其他药品
吉林	政策文件无相关分类
宁夏	抗菌药物、补益类中成药、中药注射剂、非治疗辅助性、营养性药品、临床不良反应发生率高、无特殊原因使用量快速增长的药品和认为有必要列入重点监控的其他药品
新疆	首批 39 种，包括辅助用药、神经营养药、维生素、中药注射剂等
北京	政策文件无相关分类
上海	抗菌药物、中药注射剂、抗肿瘤药物、辅助性药品、营养性药品以及其他价格高、用量大的药品等
广东	能量及营养成分补充药物、免疫增强剂、脑循环与促智药、活血化瘀类药物、中药注射剂、抗肿瘤辅助药等

三、医疗机构重点监控合理用药药品管理策略

医疗机构重点监控合理用药药品临床应用管理的组织机构和职责可以参考医院抗菌药物合理应用专项整治工作成功经验，由医院药事管理与药物治疗学委员会专家组和抗菌药物临床应用管理小组成员承担"重点监控合理用

药药品"的管理和日常工作,其承担的职责包括:①负责制定重点监控合理用药药品管理办法及工作流程;②确立重点监控合理用药药品目录;③对重点监控合理用药药品临床应用情况进行监测,定期分析、评估;④上报监测数据并发布相关信息,提出干预和改进措施;⑤对医务人员进行重点监控合理用药药品管理相关法规、规章制度培训。

典型案例:中国医学科学院肿瘤医院重点监控药品遴选、审核及点评制度

北京市在 2017 年 11 月发布的《北京市卫生和计划生育委员会关于加强医疗机构重点监控药品管理的通知》中定义了重点监控药品主要特征及目录要求:某种疾病非治疗必需、临床疗效证据不充分、未获得权威疾病诊疗指南推荐或不具备药物经济学优势,且用量大或采购金额高。各医疗机构根据重点监控药品主要特征,按照本机构使用金额排名前 100 位药品(通用名),结合本机构各科室性质特点,根据有效、安全、经济、适当的合理用药原则,制定本机构重点监控药品目录,目录品种数不少于 15 种(含化学药品、中成药和生物药品)。目录实施动态监测与调整,每年根据药品使用情况按上述原则调整更新并进行公示。该院处方及医嘱点评流程如下:

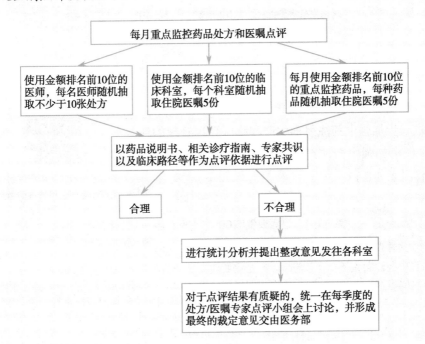

第八节 中药使用管理

一、我国中药使用管理政策

中国人民共和国成立以后,于1953年颁布了第一版《中国药典》,到2015年版《中国药典》,共10版。《中国药典》对中药的功能主治、用法用量、注意事项等进行了规范描述,对于临床合理使用中成药发挥了不可替代的重要作用,是判断合理用药与否的主要依据。近年来,国家卫生行政主管部门和药品监督管理部门先后出台了加强中药使用管理的政策(详见图8-8-1)。

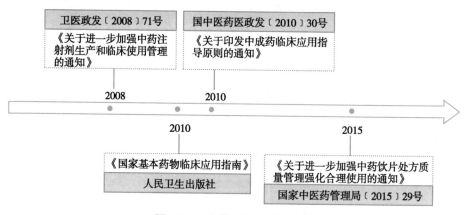

图 8-8-1　中药使用管理的政策

1. 加强中药注射剂临床使用管理　2008年《关于进一步加强中药注射剂生产和临床使用管理的通知》提出加强中药注射剂生产与使用管理(文件要点详见表8-8-1)。

关于进一步加强中药注射剂
生产和临床使用管理的通知

表 8-8-1　卫医政发〔2008〕71号文件——文件要点

文件内容	要点
加强中药注射剂不良反应相关工作	<ul><li>药品生产企业要建立健全药品不良反应报告、调查、分析、评价和处理的规章制度。指定专门机构或人员负责中药注射剂不良反应报告和监测工作;对收集的信息及时进行分析、组织调查,发现安全隐患的,主动召回</li><li>药品生产企业应制定药品退货和召回程序</li></ul>

文件内容	要点
提高对过敏性休克等紧急情况的救治能力	● 要求医疗机构应当制定对过敏性休克等紧急情况进行抢救的规程 ● 因为严重不良反应死亡的不良事件主要是因为没有抢救措施或抢救不规范造成的

2. 中成药临床应用指导原则 为适应中成药临床应用管理，2010年7月《中成药临床应用指导原则》要求临床医师应遵循中医基础理论，根据患者实际情况，选用适宜的药物，辨证辨病施治。

3. 中药饮片合理使用 中药饮片是中医临床辨证施治的重要物质基础。国家鼓励使用中药饮片，明确规定：取消药品加成不包括中药饮片、计算药占比不包括中药饮片，并根据中药饮片的特点规定中药饮片不纳入药品集中招标采购范围。为进一步强化中药饮片合理使用，不断提升中药饮片处方质量，促进合理用药，防止中药材资源浪费和中药饮片费用不合理增长，切实保障患者权益和用药安全，《国家中医药管理局关于进一步加强中药饮片处方质量管理强化合理使用的通知》指出要"建立健全系统化、标准化和持续改进的中药饮片处方专项点评制度，定期和不定期对中药饮片处方书写的规范性、药物使用的适宜性（辨证论治、药物名称、配伍禁忌、用量用法等）、每剂味数和费用进行评价，发现存在或潜在的问题，制定并实施干预和改进措施，促进中药饮片合理应用"。

国家中医药管理局关于印发中成药临床应用指导原则的通知

二、中药使用管理策略

1. 加强环节质控，提高中药使用安全

（1）辨证辨病结合用药：辨证用药是依据中医理论，辨认、分析疾病的证候，针对证候确定具体治法，依据治法，选定适宜的中成药。辨病用药是针对中医的疾病或西医诊断明确的疾病，根据疾病特点选用相应的中成药。临床使用中成药时，可将中医辨证与中医辨病相结合、西医辨病与中医辨证相结合，选用相应的中成药，但不能仅根据西医诊断选用中成药。

《中成药临床应用指导原则》在每一类中成药中都注明该类中成药可以治疗的西医疾病；《国家基本药物临床应用指南》把中医辨证与西医辨病有机地

结合起来，在每一种中成药的临床应用中列出了西医的"病"，同时对其"病"又列出了中医的"症"，"病""症"有机结合，无论是中医还是西医，都能按照《国家基本药物临床应用指南》合理使用中成药。中成药临床应用基本原则见图 8-8-2。

中成药临床应用基本原则

1. 辨证用药　依据中医理论，辨认、分析疾病的证候，针对证候确定具体治法，依据治法，选定适宜的中成药。
2. 辨病辨证结合用药　辨病用药是针对中医的疾病或西医诊断明确的疾病，根据疾病特点选用相应的中成药。临床使用中成药时，可将中医辨证与中医辨病相结合、西医辨病与中医辨证相结合，选用相应的中成药，但不能仅根据西医诊断选用中成药。
3. 剂型的选择　应根据患者的体质强弱、病情轻重缓急及各种剂型的特点，选择适宜的剂型。
4. 使用剂量的确定　对于有明确使用剂量的，慎重超剂量使用。有使用剂量范围的中成药，老年人使用剂量应取偏小值。
5. 合理选择给药途径　能口服给药的，不采用注射给药；能肌内注射给药的，不选用静脉注射或滴注给药。
6. 使用中药注射剂的注意事项
（1）用药前应仔细询问过敏史，对过敏体质者应慎用。
（2）严格按照药品说明书规定的功能主治使用，辨证施药，禁止超功能主治用药。
（3）中药注射剂应按照药品说明书推荐的剂量、调配要求、给药速度和疗程使用药品，不超剂量、过快滴注和长期连续用药。
（4）中药注射剂应单独使用，严禁混合配伍，谨慎联合用药。对长期使用的，在每疗程间要有一定的时间间隔。
（5）加强用药监护。用药过程中应密切观察用药反应，发现异常，立即停药，必要时采取积极救治措施；尤其对老人、儿童、肝肾功能异常等特殊人群和初次使用中药注射剂的患者应慎重使用，加强监测。

图 8-8-2　中成药临床应用基本原则

（2）严格掌握适应证、用法、用量及疗程：严格按照药品说明书规定的功能主治、用法、用量及疗程使用。其次可参照的参考依据依次为《中国药典》《中国药典临床用药须知》《中成药临床应用指导原则》《国家基本药物临床应用指南》。

（3）谨慎联合用药：中成药的联合使用应遵循药效互补原则及增效减毒原则，注意中成药的各药味、各成分间的配伍禁忌。

中成药与西药联合使用时考虑中西药物的主辅地位来确定给药剂量、给药时间、给药途径；给药途径相同的，应分开使用；避免有不良相互作用的中西药联合使用；两种注射剂严禁混合配伍。

（4）加强用药监护：用药过程中应密切观察用药反应，发现异常，立即停药，必要时采取积极救治措施；尤其对老人、儿童、肝肾功能异常等特殊人群，初次使用中药注射剂的患者,特别注意加强监测尤其是开始使用的前30分钟,发现异常,立即停药,采用积极救治措施,救治患者。

(5)提高对过敏性休克等紧急情况的抢救能力:对于使用中药注射剂的医疗机构应当制定对过敏性休克等紧急情况进行抢救的规程,有相应的抢救硬件条件,对相关人员要进行专门培训,发生过敏性休克等紧急情况时,患者能得到及时、规范、高效的救治,以降低中药注射剂严重不良反应事件的发生。

对于不具备过敏性休克等紧急情况进行抢救条件的医疗机构,不能使用中药注射剂。

2. 加强中药不良反应监测管理 中药注射剂与其他药品混用、滴注速度过快、不辨证用药、超剂量用药、超疗程用药、禁忌用药、合并用药是产生不良反应的重要原因。通过这些环节的控制明显降低中成药不良反应发生率。

加强中药尤其是中药注射剂不良反应的监测工作,建立完善的中成药不良反应监测体系,减少漏报误报。充分利用信息技术手段,把不良反应报告嵌入HIS或病历系统,实现药品不良反应自动报告功能。

建立中药严重不良反应快速反应、紧急处理预案,并建立严重病例报告追踪调查制度。对中药严重不良反应关联性进行分析评价时,必要时应追踪原始病案、药品生产厂家、批号及原料药的产地、采集、加工、炮制与制剂的工艺方法等。

重点关注中药注射剂、含毒性中药材中成药的不良反应监测,临床用药前应详细询问过敏史,重视个体差异,辨证施治。有条件的单位可以开展中药注射剂不良反应医院集中监测工作,研究中药注射剂不良反应发生规律和机制,对于提高中药注射剂临床使用的安全性提供科学保障。

对上市5年以内的药品和列为国家重点监测的药品,要报告该药品引起的所有可疑不良反应;对上市5年以上的药品主要报告该药品引起严重、罕见或新的不良反应。

典型案例:山东中医药大学附属医院中药注射剂医院集中监测及点评

在医院实施集中监测过程中,以实施监测的主体划分为临床医师、临床药师、临床护士3种模式。在国外药品在医院进行安全性监测不由医生,而是依靠药师来完成。该院参加的中药注射剂医院安全性集中监测采取的是临床药师模式。其优点有3个方面：①第一时间掌握全院用药情况，通过HIS住院药房系统接收到观察药物的用药信息；②由相关科室的临床药师全程观察记录用药情况，客观真实；③第三方观察排除主观因素，更加科学、真实。

中成药处方点评内容包括辨证用药、用药剂量、用药方法、给药途径、溶媒、联合用药及配伍合理性、治疗过程中更换药品或停药的合理性等，定期进行中成药处方点评有利于提高临床用药的水平。临床药师可参与临床药物治疗，监测患者用药全过程，对药物治疗作出综合评价，发现和报告药物不良反应，最大限度地降低药物不良反应及有害的药物相互作用的发生，从而更好地保证中成药的临床合理应用，减少和避免药源性伤害。

经验交流：北京地区基层医疗机构中成药处方点评共识报告（2018版）

第九节　特殊药品使用管理

一、我国特殊药品使用管理政策

1. 特殊药品分类及定义　《中华人民共和国药品管理法》第三十五条对特殊管理药品有明确规定，国家对麻醉药品、精神药品、医疗用毒性药品、放射性药品实行特殊管理。除了这4类药品，还有一些药品在临床上也具有独特疗效，但是使用不当，会产生危害或导致滥用，给社会和国家带来不良后果。这些药品包括药品类易制毒化学品、含特殊药品的复方制剂、兴奋剂等。

《麻醉药品品种目录（2013年版）》

（1）麻醉药品和精神药品：麻醉药品和精神药品，是指列入麻醉药品目录、精神药品目录的药品和其他物质。精神药品分为第一类精神药品和第二类精神药品。它们共同的特点是都具有一定程度的成瘾性，都会产生药物滥用的风险。目录由国家药品监督管理部门会同公安部门、卫生行政部门制定、调整并公布。

2013年，国家食品药品监督管理局、公安部、国家卫生计生委联合公布了《麻醉药品品种目录（2013年版）》和《精神药品品

《精神药品品种目录（2013年版）》

种目录(2013年版)》(食药监药化监〔2013〕230号),自2014年1月1日起施行。

(2)医疗用毒性药品:医疗用毒性药品系指毒性剧烈、治疗剂量与中毒剂量相近,使用不当会致人中毒或死亡的药品。医疗用毒性药品的管理品种,由国家卫生行政部门会同国家药品监督管理部门规定,分为中药和西药2大类。其中毒性中药品种28种,毒性西药品种共11种。

《医疗用毒性药品管理办法》

(3)放射性药品:放射性药品是指用于临床诊断或者治疗的放射性核素制剂或者其标记药物。我国放射性药品主要是诊断用放射性药品。随着国内外放射性诊疗技术突飞猛进的发展,不断有新技术、新药物和新剂型涌现。例如,用于肿瘤治疗的永久植入放射性制品、放射性支架等,这些新的放射诊疗制品在管理办法中并无规定。

(4)其他特殊管理的药品

1)易制毒化学品:①易制毒化学品,是指国家规定管制的可用于制造麻醉药品和精神药品的前体、原料和化学配剂等物质,若流入非法渠道可用于制造毒品;②药品类易制毒化学品,是指《易制毒化学品管理条例》中所确定的麦角酸、麻黄素等物质;③小包装麻黄素,是指国家药品监督管理部门指定生产的供教学、科研和医疗机构配制制剂使用的特定包装的麻黄素原料药。

《易制毒化学品管理条例》

2)含特殊药品的复方制剂:含特殊药品复方制剂的品种范围包括口服固体制剂(每剂量单位含可待因≤15mg的复方制剂;含双氢可待因≤8mg的复方制剂;含羟考酮≤5mg的复方制剂;含右丙氧酚≤50mg的复方制剂)、含磷酸可待因口服液体制剂、含地芬诺酯复方制剂、复方甘草片、含麻黄碱类复方制剂。

3)兴奋剂:是指兴奋剂目录所列的禁用物质。国家体育总局、商务部、卫生计生委、海关总署、食品药品监督管理总局于2018年1月26日联合公布《2018年兴奋剂目录》,兴奋剂品种分为7大类,共323个品种。

2. 特殊药品的相关法律法规 为促进特殊药品的合法、合理的使用,特殊药品的管理在实践中不断变化和更新,主要法律法规,详见表8-9-1。

表 8-9-1 中国医疗机构管制特殊管理药品的主要法规

时间	名称	内容
1984 年 9 月	《中华人民共和国药品管理法》	确定对麻醉药品、精神药品、医疗用毒性药品、放射性药品,实行特殊管理
1988 年 12 月	《医疗用毒性药品管理办法》	规定生产、经营、使用医疗用毒性药品的要求
1989 年 1 月;2017 年 3 月第二次修订	《放射性药品管理办法》	1989 年版本首次规定生产、经营、使用放射性药品的要求 2017 年修订版要求: • 医疗单位设置核医学科、室(同位素室),必须配备与其医疗任务相适应的并经核医学技术培训的技术人员。非核医学专业技术人员未经培训,不得从事放射性药品使用工作 • 医疗单位使用放射性药品,必须符合国家有关放射性同位素安全和防护的规定。所在地的省、自治区、直辖市药品监督管理部门,应当根据医疗单位核医疗技术人员的水平、设备条件,核发相应等级的《放射性药品使用许可证》,无许可证的医疗单位不得临床使用放射性药品 • 医疗单位配制、使用放射性制剂,应当符合《药品管理法》及其实施条例的相关规定 持有《放射性药品使用许可证》的医疗单位,必须负责对使用的放射性药品进行临床质量检验,收集药品不良反应等工作,并定期向所在地药品监督管理、卫生行政部门报告。由省、自治区、直辖市药品监督管理、卫生行政部门汇总后分别报国务院药品监督管理、卫生行政部门
2005 年 8 月;2016 年 2 月第二次修订	《麻醉药品和精神药品管理条例》	• 增加"储存""审批程序和监督管理"两个章节 • 对麻醉药品和精神药品生产、运输、经营、使用作了明确规定 • 加大对违法的处罚、打击力度
2001 年 2 月;2015 年 4 月(修订)	《中华人民共和国药品管理法》	• 国家对麻醉药品、精神药品、医疗用毒性药品、放射性药品,实行特殊管理。管理办法由国务院制定 • 麻醉药品、精神药品、医疗用毒性药品、放射性药品、外用药品和非处方药的标签,必须印有规定的标志

《放射性药品管理办法》

《麻醉药品和精神药品管理条例》

二、特殊药品使用管理构架与策略

1. 麻醉药品和精神药品的管理

（1）管理机构：麻醉药品和精神药品是多部门协同管理，具体职责详见表 8-9-2。医疗机构应当建立麻醉药品和精神药品管理机构，由医疗管理、药学、护理、保卫等部门组成，在医疗机构药事管理委员会的指导和配合下，按职责范围负责管理工作。麻醉药品和精神药品的日常管理工作由药学部门承担。

表 8-9-2　麻醉药品和精神药品的管理机构

部门	职责
药品监督管理部门	负责麻醉药品和精神药品的监督管理工作、对麻醉药品药用原植物实施监督管理
农业主管部门	对麻醉药品药用原植物实施监督管理
公安部门	对造成麻醉药品药用原植物、麻醉药品和精神药品流入非法渠道的行为进行查处
卫生行政部门	负责医疗机构特殊管理药品的合理使用管理

（2）麻醉药品和精神药品的使用管理

1）药师调剂资格和医师处方资格：医疗机构按照规定，对本单位药师和执业医师进行有关麻醉药品和精神药品知识的培训、考核，考核合格后分别授予麻醉药品和第一类精神药品的调剂资格和处方资格。执业医师取得麻醉药品和第一类精神药品处方资格后，方可在本医疗机构开具麻醉药品和第一类精神药品处方，但不得为自己开具该类药物处方。

2）《麻醉药品和第一类精神药品购用印鉴卡》管理：医疗机构需要使用麻醉药品和第一类精神药品，须经所在地设区的市级卫生行政部门批准后，取得《麻醉药品和第一类精神药品购用印鉴卡》（以下简称《印鉴卡》）。医疗机构凭《印鉴卡》向本省行政区的定点批发企业购买麻醉药品和第一类精神药品。设区的市级卫生行政部门发给医疗机构《印鉴卡》的同时，将取得《印鉴卡》的医疗机构情况抄送所在地市级药品监督管理部门,报省卫生行政部门备案;并将取得《印鉴卡》的医疗机构名单向本行政区域的定点批发企业通报。

《麻醉药品、第一类精神药品购用印鉴卡》管理规定

3）处方的规范化管理:开具麻醉药品和精神药品必须使用专用处方。具有处方权的医师在为患者首次开具麻醉药品、第一类精神药品处方时,应当亲自诊查患者,为其建立相应的病历,留存患者身份证明复印件,要求签署《知情同意书》。病历由医疗机构保管。

《麻醉药品、精神药品处方管理规定》对处方格式及单张最大限量有明确规定:医疗机构应该对麻醉药品、第一类精神药品处方进行专册登记。处方统一编号,计数管理,建立处方保管、领取、使用、退回、销毁管理制度。麻醉药品处方至少保存3年,精神药品处方至少保存2年。

《麻醉药品、第一类精神药品使用知情同意书》

4）调配和使用的管理:医疗机构购买的麻醉药品和第一类精神药品只限于本机构内使用。可根据特殊管理的需要,设置院级专库(专柜)和在门诊、急诊、住院及相关病区手术室周转库(周转柜),须做到每日结算。

调配麻醉药品和第一类精神药品时,调剂药师、核对药师应做到"四查十对",并核对处方医师是否为备案的具有麻醉药品和第一类精神药品处方权的医师。调剂药师、核对药师签名并登记,对不符合规定的处方应拒绝调剂。

卫生部关于印发《麻醉药品、精神药品处方管理规定》的通知

医疗机构确因抢救患者急需麻醉药品和第一类精神药品,而本医疗机构无法提供时,可以从其他医疗机构或者定点批发企业紧急借用,抢救工作结束后,应当及时将借用情况报所在地区的市级药品监督管理部门和卫生主管部门备案。

患者使用麻醉药品、第一类精神药品注射剂或者贴剂的,再次调配时,应当要求患者将原批号的空安瓿或者用过的贴剂交回,并记录收回的数量。本机构内各病区、手术室等调配使用麻醉药品、第一类精神药品注射剂或者贴剂时,应回收空安瓿或者用过的贴剂,核对批号和数量,并做记录。剩余的麻醉药品和第一类精神药品应办理退库手续,说明情况,并记录。

通过以上几方面的管理,对麻醉药品和精神药品形成了完善的管理体系,促使医疗机构对麻醉药和精神药品管理和使用规范化。

麻醉药品、第一类精神药品在医院使用最多的部门是麻醉科、手术室，其管理的规范性至关重要，近几年随着智能化设备的引进，使得精细化管理又上一个台阶。

080910

典型案例：
郑州大学第一附属医院智能麻醉药品管理系统

2. 医疗用毒性药品的管理

（1）医疗用毒性药品的管理主管部门：原卫生部主管医疗用毒性药品监督管理工作。

（2）毒性药品的管理：医疗机构供应和调配毒性药品，应凭医师签名的处方，每次处方剂量不得超过 2 日极量。调配处方的管理方式类同于麻醉药品。医疗机构对购进的 A 型肉毒毒素制剂登记造册、专人管理，按规定储存，做到账物相符。

3. 放射性药品的管理

（1）放射性药品的管理主管部门：国家卫生行政部门主管全国放射性药品监督管理工作。能源部主管放射性药品生产、经营管理工作。医疗机构设置核医学科、室（同位素室），从事放射性药品使用管理工作。

（2）放射性药品的管理：医疗机构设置核医学科、室（内位素室），必须配备与其医疗任务相适应的，并经核医学技术培训的技术人员。所在地的省、自治区、直辖市的公安、环保和卫生行政部门，根据医疗机构核医疗技术人员的水平、设备条件，核发相应等级的《放射性药品使用许可证》，无许可证的医疗单位不得在临床使用放射性药品。

放射性药品应由专人负责保管，建立放射性药品使用、登记、保管制度。放射性药品使用后的废物（包括患者排出物），必须按国家有关规定妥善处置。

4. 其他特殊管理的药品

（1）易制毒化学品的管理：加强易制毒化学品管理旨在规范易制毒化学品的生产、经营、购买、运输和进口、出口行为，防止易制毒化学品被用于制造毒品，维护经济和社会秩序。

1）药品类易制毒化学品的主管单位：国家药品监督管理部门主管全国药品类易制毒化学品的生产、经营、购买等的监督管理。县级以上地方药品监督管理部门负责本行政区域内的药品类易制毒化学品的生产、经营、购买等的监督管理。

2）药品类易制毒化学品的管理：国家对药品类易制毒化学品实行购买许可制度。购买药品类易制毒化学品应当办理《药品类易制毒化学品购用证明》，医疗机构凭《麻醉药品、第一类精神药品购用印鉴卡》购买药品类易制毒化学品单方制剂和小包装麻黄素的，可以豁免办理《药品类易制毒化学品购用证明》。

药品类易制毒化学品安全管理要求与麻醉药品和第一类精神药品经营管理要求基本相同。医疗机构需设置专库（专柜）存放药品类易制毒化学品，建立专用账册，双人双锁管理，入库应当双人验收，出库应当双人复核，做到账物相符。

（2）含特殊药品复方制剂的管理：含特殊药品复方制剂不是特殊管理药品，在药品生产、经营许可证上没有特别的规定，部分含特殊药品复方制剂（包括含麻黄碱类复方制剂、含可待因复方口服液、复方地芬诺酯片和复方甘草片等），因所含成分的特性使之具有不同于一般药品的管理风险，管理不当则会被滥用或用于提取制毒。

含特殊药品复方制剂在零售药店可以购买到，根据国家药品监督管理部门的相关规定，含特殊药品复方制剂零售有一定的管理限制，在医疗机构内使用无特殊限制。但是 2019 年 8 月，国家药监局、公安部、国家卫生健康委发布公告，自 2019 年 9 月 1 日起，含羟考酮复方制剂等品种将列入精神药品管理。

国家药监局公安部 国家卫生健康委关于将含羟考酮复方制剂等品种列入精神药品管理的公告

（3）兴奋剂的管理：加强含兴奋剂药品的管理，主要是针对运动员的职业特点，防止滥用兴奋剂对人体健康造成危害。国务院于 2004 年 1 月 13 日发布《反兴奋剂条例》（第 398 号国务院令）。

1）反兴奋剂的主管部门：国务院体育主管部门负责并组织全国的反兴奋剂工作。县级以上药品监督管理、卫生、教育等有关部门，在各自职责范围内依照本条例和有关法律、行政法规的规定负责反兴奋剂工作。

2）兴奋剂的管理分为 3 个层次

①实施特殊管理：兴奋剂目录中属于麻醉药品、精神药品、医疗用毒性药品和药品类易制毒化学品的品种，依照有关法律法规实行特殊管理。

②实行严格管理：兴奋剂目录中的蛋白同化制剂，肽类激素的品种，依照《药品管理法》《反兴奋剂条例》的规定，参照我国有关特殊药品的管理措施和国际通行法，对各环节实施严格管理。

③实施处方药管理：除上述实施特殊管理和严格管理的品种外，兴奋剂目录所列的其他禁用物质实施处方药管理。

第十节　门诊处方质量管理

一、我国门诊处方质量管理政策

处方是指由注册的执业医师和执业助理医师（以下简称医师）在诊疗活动中为患者开具的、由取得药学专业技术职务任职资格的药学专业技术人员（以下简称药师）审核、调配、核对，并作为患者用药凭证的医疗文书。处方是医生对患者用药的书面文件，是药剂人员调配药品的依据，具有法律、技术、经济责任。每一次处方管理政策的革新都是针对当前我国医疗系统的现状，尤其是医疗质量和医疗安全管理面临的一系列问题而制定的，是时代发展的必然要求。处方管理进程见图 8-10-1。

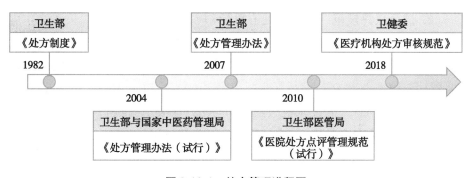

图 8-10-1　处方管理进程图

1. 处方管理办法　1982 年的《处方制度》是我国最早的一部关于规范医疗机构处方管理的制度。2004 年 8 月，卫生部和国家中医药管理局颁布了《处方管理办法（试行）》并于 2007 年 5 月 1 日颁布了《处方管理办法》，为处方管理的科学化、法制化提供了强有力的保障，明确了处方标准的法律效力，以及医生和药师调剂之间的权利界定，使得处方权和调剂权有了更清晰的界限，并保证了临床药学的合理发展。新、旧《处方管理办法》对比见表 8-10-1。

《处方管理办法(试行)》

《处方管理办法》

表 8-10-1　新、旧《处方管理办法》对比表

新、旧《处方管理办法》对比内容	《处方管理办法（试行）》（2004 年）	《处方管理办法》（2007 年）
章节	没有划分章节，共 28 条	8 章 63 条
立法依据	《执业医师法》《药品管理法》《医疗机构管理条例》	《执业医师法》《药品管理法》《医疗机构管理条例》《麻醉药品和精神药品管理条例》
精麻药品处方管理	无	新增麻醉药品、精神药品处方管理的相关内容：详见第三章第十一条规定
监管	无	新增"监督管理"和"法律责任"两个章节
处方形式	无	统一处方开具标准、处方名称、处方药品数量
处方点评	无	建立处方点评制度：详见第六章第四十四条规定

2. 试行点评规范　为提高处方质量，规范医院处方点评工作，促进合理用药，保障医疗安全，2010 年 2 月 10 日由卫生部组织制定了《医院处方点评管理规范（试行）》（卫医管发〔2010〕28 号）。

《医院处方点评管理规范（试行）》

医院处方点评工作要求在医院药物与治疗学委员会（组）和医疗质量管理委员会领导下，由医院医疗管理部门和药学部门共同组织实施。处方点评是根据相关法规、技术规范，对处方书写的规范性及药物临床使用的适宜性（用药适应证、药物选择、给药途径、用法用量、药物相互作用、配伍禁忌等）进行评价，发现存在或潜在的问题，制定并实施干预和改进措施，促进临床药物合理应用的过程。但处方点评由于是事后点评，常存在一些常见问题：①点评多流于形式，点评结果在推动质量持续改进方面普遍后劲不足。②由于人员的同质性，点评水平和深度高低不一，统计数据产生偏移。③抽样量小，不能反馈处方质量和改进效率低的问题。因此，从处方点评到审方前置的跨域实现迫在眉睫。

3. 药师是处方审核工作第一责任人　2018 年《医疗机构处方审核规范》要求规范处方审核行为，一方面提高处方审核的质量和效率，促进临床合理用药；另一方面体现药师专业技术价值，转变药学服务模式，为患者提供更加优质、人性化的药学技术服务。所有处方均应当经审核通过后方可进入划价收费和调配环节，未经审核通过的处方不得收费和调配。因此，药师是处方

《医疗机构处方审核规范》

审核工作的第一责任人。药师应当对处方各项内容进行逐一审核。考虑到目前大型公立医院的工作量,医疗机构可以通过相关信息系统辅助药师开展处方审核。对信息系统筛选出的不合理处方及信息系统不能审核的部分,再由药师进行人工审核。

二、门诊处方质量管理策略

1. 处方标准 处方标准由原卫生部统一规定,处方格式由省、自治区、直辖市卫生行政部门统一制定,处方由医疗机构按照规定的标准和格式印制。目前大多数医院实行电子处方,医生处方电子处方时应当同时打印出纸质处方,其格式与手写处方一致,打印的纸质处方经签名或者加盖签章后有效。

2. 处方领取、保管、销毁 空白处方由医疗机构按照规定的标准和格式印制后,由各科领取。麻醉药品、第一类精神药品处方需要统一编号,计数管理,建立处方保管、领取、使用、退回、销毁制度,保管、领取、使用、退回、销毁均需要登记,并与实际处方编号一致。处方由药学部妥善保存。保存期限见《处方管理办法》。处方保存期满后,经报医院主管院长批准、登记备案,方可销毁,见图8-10-2。

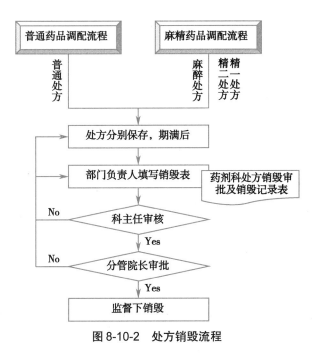

图 8-10-2 处方销毁流程

3. 处方开具　处方权的获得,处方开具注意事项详见《处方管理办法》。

典型案例:浙江省人民医院医师抗菌药物、麻精药品处方权的获得

　　抗菌药物、麻精药品处方权考试往往流于形式。为进一步加强抗菌药物、麻醉药品和精神药品的规范化使用,促进合理用药,保证抗菌药物、麻精药品管理与应用的安全,浙江省人民医院临床医务人员抗菌药物和精麻处方权需实施"一年一考一授权"的动态管理。考试一般分2场举行,要求全体需要处方权的临床医生必须参加(包括院领导)。考试采用微信扫描二维码并提交答卷,一人一卷,切屏超过3次自动取消考试。医务部、教学部、药学部和纪检监察室派人员考场巡视,及时制止交头接耳等违规行为。未通过考试的医生或药师可以有一次补考机会。考核合格的医生与药师获得相应的处方权、调配权。

典型案例:
电子处方代签问题

典型案例:
麻醉处方诊断与用药相符性问题

4. 处方审核　药师应当认真逐项检查处方前记、正文和后记书写是否清晰、完整,确认处方的合法性,并审核处方中用药的安全性、合理性、有效性、适当性。处方审核内容详见《处方管理办法》。目前一般为2种处方审核模式①人工审核处方:审方药师对处方进行逐一审核;②人工+电脑审核:审方药师对电脑筛选的警示进行确认,并对未审核的部分辅以人工审核。门诊或急诊处方在药师调剂前进行审核,处方必须经过审方药师审核并通过后方可进行相应调剂,电子处方和纸质处方审核的流程详见二维码081007。

处方审核规范——浙江省地方标准

典型案例:浙江省人民医院审方药师培训

　　因医嘱数量多,类别复杂,医嘱和处方的执行时限性很强,再加上审方过程中信息沟通不便捷,审方药师资质不一,药师全凭经验和手工审核处方医嘱很难满足客观临床需求。浙江省医院药事管理质控中心于2017—2018年开展了省医疗机构两期审方药师集中培训,收到了良好反响。2019年拟采用审方药师线上能力培训和线下实操训练相结合的学习

培训模式。理论授课包括药师专业素养（临床思维、药学思维、沟通能力等）、药师专业知识。实践培训包括处方审核现场观摩、处方审核案例模拟、处方审核现场实践3个环节。线上能力培训采用视频学习的形式，学员可在线查看相关学习内容PPT（PDF格式），完成网上培训并通过现场考核的人员进入各培训基地进行线下实践培训。

5. 处方评价／点评　2007年，《处方管理办法》推出了处方点评制度，同时出台了处方评价表。2010年2月，卫生部组织制定《医院处方点评管理规范（试行）》为医疗机构和各级卫生行政管理部门如何建立和有效落实处方点评制度提供了参考和保障。此后，国家先后出台的一系列与临床药物应用、药学服务相关的法规、规章和规范性文件或通知，对医疗机构有效落实处方点评工作提出了具体要求。医疗机构应当建立处方点评制度，填写处方评价表，对处方实施动态监测及超常预警，登记并通报不合理处方，对不合理用药及时予以干预。

（1）处方点评的定义：《医院处方点评管理规范（试行）》中强调了处方点评的目的，并明确了处方点评的性质。处方点评实际属于"药物应用评价（drug utilization evaluation，DUE）"的范畴。处方点评属于事后评价处方适宜性，是对处方书写规范性和药物临床使用适宜性进行持续性评价、干预、改进的过程。

（2）处方点评制度的目的：处方点评是医院持续医疗质量改进和药品临床应用管理的重要组成部分，是提高临床药物治疗水平的重要手段。其目的包括：①保证药物治疗与临床诊疗指南或临床路径相符合；②促进药物临床应用的正确、适宜；③防范药源性疾病的发生；④促进医务人员或患者采取优化治疗措施；⑤加强医务人员在药品临床使用中的责任感；⑥控制药物治疗费用，合理使用卫生资源。

（3）处方点评工作的组织构架：《医院处方点评管理规范（试行）》对处方点评工作的组织构架，作出了较明确的规定。简单来说，医院处方点评工作在医院药事管理与药物治疗学委员会（组）和医疗质量管理委员会领导下，由医院医疗管理部门和药学部门共同组织实施。同时，医院需要建立处方点评专家组，为处方点评工作提供专业技术咨询；医院药学部门须成立处方点评工作小组，负责处方点评的具体工作（图8-10-3）。

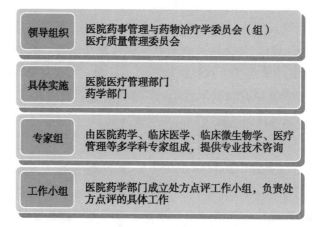

图 8-10-3　医疗机构处方点评的组织构架

（4）处方点评的实施与持续改进：处方点评的具体实施流程详见图 8-10-4，内容如下。

1）医院处方点评工作小组定期按照确定的处方抽样方法随机抽取处方，并进行点评；在处方点评工作过程中发现不合理处方，及时通知医疗管理部门和药学部门。门急诊处方的抽样率不应少于总处方量的 1‰，且每月点评处方绝对数不应少于 100 张。

处方点评工作表

并按照《处方点评工作表》对门急诊处方进行点评，处方点评结果分为合理处方和不合理处方。其中不合理处方又包括不规范处方、用药不适宜处方及超常处方。

2）医院药学部门会同医疗管理部门对处方点评小组提交的点评结果进行审核，定期公布处方点评结果，通报不合理处方并向医院药事管理与药物治疗学委员会（组）和医疗质量管理委员会报告；发现可能造成患者损害的，应当及时采取措施，防止损害发生。

3）医院药事管理与药物治疗学委员会（组）和医疗质量管理委员会根据药学部门会同医疗管理部门提交的质量改进建议，研究制定有针对性的临床合理用药管理措施，并责成相关部门和科室落实改进。

（5）专项处方点评制度的建立与健全：《医院处方点评管理规范（试行）》中规定，医院应当逐步建立健全专项处方点评制度。在规范中也指出了可开展专项处方点评的范围：可对特定的药物或特定疾病的药物（如国家基本药物、血液制品、中药注射剂、肠外营养制剂、抗菌药物、辅助治疗药物、激素等

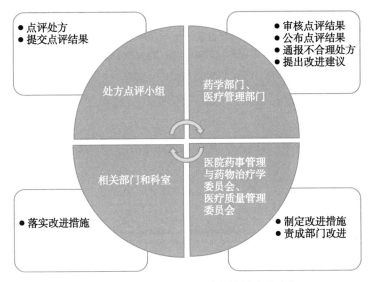

图 8-10-4　处方点评的实施与持续改进流程

临床使用及超说明书用药、肿瘤患者和围手术期用药等）使用情况进行的处方点评。

　　近年来，我国陆续出台了麻醉药品、精神药品、抗菌药物、糖皮质激素类药物、新型抗肿瘤药物、中成药、中药饮片等药物临床应用指导原则，这为医院开展专项处方点评工作提供了参考依据。

典型案例：
门急诊处方
点评模式及
反馈模式

　　　（刘丽宏　葛卫红　孙路路　李国辉　曹俊岭　杜书章
　　郭　澄　方晴霞　杨　辉　王华光　曹伟灵　周　颖）

参 考 文 献

[1] 刘庭芳，刘勇，陈虎，等. 医院评审追踪方法学的理论与实践[J]. 中国医院，2012，16（3）：2-6.

[2] 毛璐，李锦，甄健存. 优化动态监测项目及超常预警对于医院合理用药的效果分析[J]. 中国医院药学杂志，2017，37（23）：2396-2399.

[3] 刘浩. 我国公立医院药品集中招标采购制度的缺陷及激励机制设计[J]. 现代经济信息，2017，16：29-30.

[4] HAN S, ZHONG M T, LI J, et al. The application status of adjuvant drugs in our country and the management counter measures study[J]. Chin Pharm J, 2016, 51（8）：678-682.

[5] 卢智. 医院静脉用药集中调配模式的建设与管理实践研究[D]. 南方医科大学, 2013.

[6] 杨全军, 郭澄, 张剑萍, 等. 我院事前实时干预、事中互动审方和事后点评分析一体化用药决策系统的建设[J]. 中国药房, 2017, 28(35): 5016-5019.

[7] 沈国荣, 尤晓明, 李轶, 等. 我院 PIVAS 的自动化建设与实践[J]. 中国药房, 2017, 28(7): 940-943.

第九章

药学服务与人才队伍建设

第一节　药师法制管理与执业管理

　　药品是关系到人民生命健康的特殊商品。药品零售、使用领域是不同于药品研究与开发、生产、批发等领域的特殊领域。特殊性在于：药品零售、使用活动直接面对公众，在这个特殊的领域出现的药品质量事故，特别是药学服务质量事故，将直接危及公众的生命和健康，并往往直接给公众造成无法挽回的健康或生命灾难。因而，在药品零售、使用领域，只能通过控制药品和药学服务过程的质量，特别是通过控制提供药品和药学服务的人员的素质来保障药品质量和药学服务质量。药师是药学服务的提供者，药师法制化管理是国际惯例，美国、英国、法国、日本、加拿大及我国的香港、澳门、台湾地区都颁布了《药剂师法》或《药房法》，明确药剂师的法律责任和法律地位。目前国际上的法律制度既包含对人的管理，也包含对执业场所职业规范的管理（图 9-1-1）。药师管理机构包括国际性组织、政府部门及独立监管机构，如美国药师管理机构由国际性组织与政府部门组成，英国药师的管理机构为独立监管机构，而日本则由政府成立协会对药师进行监管。我国由于历史原因，尚未发布药师法，也未全面实施职业资格注册管理制度，药师法的推出和规范药师执业管理是未来的重点工作。结合国际经验，卫生行政部门、教育部、高等院校、培训机构、地区及国际组织等多部门协同合作，可有力促进药学服务行业的规划及发展。

　　我国尚无药师法，仅在部门规章的层面对药师的职责权益进行规定，如《处方管理办法》和《医疗机构药事管理规定》涉及医疗机构药师职责与权益的部分内容，而旧版《药品管理法》和《药品管理法实施条例》则从法和法规的角度规定，具有依法经过资格认定的药学技术人员是开办药品生产、经营企业及开展医疗机构药剂活动的必备条件之一。经营处方药、甲类非处方药的

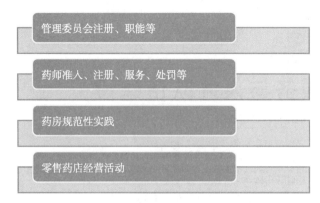

图 9-1-1 国际上药师管理法律制度主要内容

药品零售企业,应当配备执业药师或者其他依法经资格认定的药学技术人员,并未明确提及药师的法律职责与义务。故药师的管理缺乏有力的法制保障,医疗机构和零售药店、行业协会等多方呼吁药师立法。

在 2019 年新修订的《中华人民共和国药品管理法》中明确规定,医疗机构药事管理、从事药品经营活动、药品经营企业销售中药材等应当具备依法经过资格认定的药师或者其他药学技术人员。"医疗机构依法经过资格认定的药师或者其他药学技术人员负责本单位的药品管理、处方审核和调配、合理用药指导等工作。依法经过资格认定的药师或者其他药学技术人员调配处方,应当进行核对,对处方所列药品不得擅自更改或者代用。对有配伍禁忌或者超剂量的处方,应当拒绝调配;必要时,经处方医师更正或者重新签字,方可调配"。虽然这并非来源于药师法,但这是首次从法的高度提及"药师",从药师审核处方、调配、合理用药指导的角度赋予药师法律定位和职责定位,体现了药师法制化管理的进步与强化,这将进一步推动药师队伍的发展与进步。

第二节 我国药师发展规划与配套政策

一、我国药师队伍发展概况

我国药师队伍包含医疗卫生机构的药师、主管药师、副主任药师、主任药师和药品生产、经营(批发、零售)企业的执业药师等。

"十二五"初期,《医药卫生中长期人才发展规划(2011—2020 年)》和《国家药品安全"十二五"规划》以及《"十三五"国家药品安全规划》均明确要求增加药师队伍数量,提升服务能力,落实合理用药需求(图9-2-1)。

《医药卫生中长期人才发展规划(2011—2020年)》
● 到2015年,药师达到55万人;到2020年,药师达到85万人
● 在"紧缺专门人才开发工程"中指出:加强药师队伍建设,到2015年,培训16.5万人;到2020年,培训33万人

《国家药品安全"十二五"规划》
● 自2012年开始,新开办的零售药店必须配备执业药师;到"十二五"末,所有零售药店法人或主要管理者必须具备执业药师资格,所有零售药店和医院药房营业时有执业药师指导合理用药

《"十三五"国家药品安全规划》
● 执业药师服务水平显著提高。每万人口执业药师数超过4人,所有零售药店主要管理者具备执业药师资格、营业时有执业药师指导合理用药

图9-2-1　我国药师发展规划

二、我国药师队伍相关政策

近年药师队伍发展的相关政策文件,如表9-2-1所示。2005年,卫生部提出建立一批临床药师培训基地、师资队伍、管理队伍,探索适合我国国情的临床药师培训模式;2007年底,卫生部启动临床药师制试点工作,探索临床药师的准入标准、工作模式、岗位责任和管理制度。在此制度探索基础上,2011年发布了《医疗机构药事管理规定》,明确提出临床药师是指以系统药学专业知识为基础,并具有一定医学和相关专业基础知识与技能,直接参与临床用药,促进药物合理应用和保护患者用药安全的药学专业技术人员。临床药师作为我国药师服务转型的重要队伍,促进了我国药师队伍的发展。

表9-2-1　医疗机构药师管理相关政策要求

时间	文件名称	文件要点
2010.12	《关于印发二、三级综合医院药学部门基本标准(试行)的通知》(卫医政发〔2010〕99)	(1)三级综合医院药剂科基本标准:药学专业技术人员数量不得少于医院卫生专业技术人员总数的8%。药剂科药学人员中具有高等医药院校临床药学专业或药学专业全日制本科毕业以上学历的,应当不低于药学专业技术人员总数的30%。药学专业技术人员中具有副高级以上药学专业技术职务任职资格的应当不低于13%,教学医院应当不低于15%

续表

时间	文件名称	文件要点
		（2）二级综合医院药剂科基本标准：药学专业技术人员数量不得少于医院卫生专业技术人员总数的8%。药剂科药学人员中具有高等医药院校临床药学专业或药学专业全日制本科毕业以上学历的，应当不低于药学专业技术人员总数的20%。药学专业技术人员中具有副高级以上药学专业技术职务任职资格的应当不低于6%
2011.1	《医疗机构药事管理规定》（卫医政发〔2011〕11号）	（1）药学专业技术人员不得少于本机构卫生专业技术人员的8%。建立静脉用药调配中心（室）的，医疗机构应当根据实际需要另行增加药学专业技术人员数量 （2）医疗机构应当根据本机构性质、任务、规模配备适当数量临床药师，三级医院临床药师不少于5名，二级医院临床药师不少于3名
2017.1	《国务院办公厅关于进一步改革完善药品生产流通使用政策的若干意见》（国办发〔2017〕13号）	积极发挥药师作用；落实药师权利和责任，充分发挥药师在合理用药方面的作用；加快药师法立法进程；探索药师多点执业；合理规划配置药学人才资源；强化数字身份管理，加强药师队伍建设
2017.7	《关于加强药事管理转变药学服务模式的通知》（国卫办医发〔2017〕26号）	（1）药师是提供药学专业技术的重要医务人员 （2）加强药学部门建设，建立药师激励机制，加强临床药师队伍建设
2018.11	《关于加快药学服务高质量发展的意见》（国卫医发〔2018〕45号）	加强药学部门建设；加强药师队伍建设，加强药学人员配备培养，充分发挥临床药师作用，完善绩效考核管理机制，充分调动药师队伍积极性
2018.12	《加快落实仿制药供应保障及使用政策工作方案》（国卫体改发〔2018〕53号）	加强药师队伍建设，提高药师技术水平，强化药师在处方审核和药品调配中的作用
2019.1	《国务院办公厅关于加强三级公立医院绩效考核工作的意见》（国办发〔2019〕4号）	将每百张病床药师人数纳入三级公立医院绩效考核指标，加强药师队伍建设

三、新医改中的药师转型发展

在国际形势和国内医疗需求推动以及医改政策影响下,我国药师队伍建设面临了新的机遇与挑战,我国药师队伍面临转型与发展契机。近年来,全球范围内的药学实践和教育不断发展、转型,药师服务模式和理念由原来较为单一的提供药物向以患者的健康为中心的药学服务过渡。2009年,国际药学联合会(International Pharmaceutical Federation,FIP)和世界卫生组织(WHO)发表联合声明,药师的职责是健康服务提供者、决策者、沟通者、管理者、终身学习者、教育者、领导者和研究者,即"八星药师"。国际形势促使我国药师队伍加快发展步伐。此外,随着社会的发展,大众合理用药指导需求明显增加,疾病谱的改变直接影响服务模式的转变,药师的技能与水平将直接影响到社会公众健康,这是从国内医疗需求的角度对药学人才队伍建设与发展提出了更高的要求。

我国进行的医疗体制改革,深刻地影响着药师和药学服务的发展。2009年,国务院正式启动新一轮医药卫生体制改革。医改带来的医药分开综合改革、医保支付方式改革和互联网+医疗健康、自动化与信息化发展等方面对于药师服务转型与发展提出了新要求。《关于加强药事管理转变药学服务模式的通知》(国卫办医发〔2017〕26号)明确要求,药学服务从"以药品为中心"转变为"以病人为中心",从"以保障药品供应为中心"转变为"在保障药品供应的基础上,以重点加强药学专业技术服务、参与临床用药为中心"。新文件促进药学工作更加贴近临床,努力提供优质、安全、人性化的药学专业技术服务。药师在规范药物使用、保证患者安全用药、减少医患矛盾、降低用药费用方面发挥更广、更深的作用。

医改促进药师服务转型作用的政策,首先体现在取消药品加成带来的作用。取消药品加成并不是削弱药师的作用,反而成为体现药师为患者实施药学服务的技术价值的契机,使药师从患者眼中的"发药人"转变为名副其实的合理用药的守护者。在政策引导下,药学人员应努力追求有价值的药学,从研发、生产、流通、使用各个环节重视药品的安全、有效、经济和适当。

其次,医保支付方式改革〔如按疾病诊断相关分组(Diagnosis Related Groups,DRGs)收付费改革〕给药师转型带来契机和要求。药师可通过处方/医嘱点评、优化给药方案、参与临床路径的制定等,控制不必要的药品费用,减轻患者的负担。

再次,国务院办公厅印发《关于促进"互联网＋医疗健康"发展的意见》,明确要健全"互联网＋医疗健康"服务体系,优化"互联网＋"家庭医生签约服务,推进"互联网＋"人工智能应用服务等,推动互联网与医疗健康服务融合发展。这为药师开展基于互联网＋药学服务提供了契机与条件,使有限的优质药师资源可提供更大范围的药学服务,从而带动药师整体转型与发展。

然后,医改要求高度重视药事管理,重视发挥药师的作用。明确了"药学部门是医疗机构提供药学专业技术服务的重要部门,药师是提供药学专业技术服务的重要医务人员,以合理用药为核心的药事服务是诊疗活动的重要内容"。这进一步说明了医生、药师和护士是医疗团队合作的重要成员,药师可在改善临床药物治疗结局方面发挥重要的作用,进一步促进药师转型。

总之,药品零差率、医保支付方式改革、互联网＋医疗健康、医疗团队成员定位等等医改政策对药师和药学学科、特别是临床药学学科带来冲击和挑战,也迎来崭新的发展机遇。努力建设一支道德高尚、技术精良、专业扎实、行为规范、结构合理、依法执业的药师队伍,是实现深化医药卫生体制改革目标,保证人人享有基本医疗卫生服务的关键一环,我国药师应承担起历史性责任。

第三节　药师队伍现状与发展

一、药师数量及分布概况

1. 药师数量国际对比　早在 20 世纪 70 年代,已有关于卫生行业劳力短缺的报告出现。药师是世界第三大卫生专业服务人员群体,其数量仅次于护士和医生。各国药师的稀缺程度及对药学服务的影响取决于药学服务人员(药师及药学技术人员)在各国承担的社会角色。这些随着地域不同、药师在患者健康管理中的角色功能不同而有着很大区别。根据世界药学联合会(FIP)的全球药师人力资源报告显示,各国药师人员密度与经济发展情况密切相关,并且存在显著差异,经济越发达地区,药师人口密度越大。根据 2010 年世界卫生组织 153 个国家的数据,全球药师人口密度平均为 4 名／万人,其中,高收入国家平均为 10 名／万人,中等收入国家为 4 名／万人,低收入国家为 1 名／万人。不同国家药师数量对比具体见表 9-3-1。

表 9-3-1 不同国家药师数量对比（2016 年）

国家	药师总数量 / 万名	药师人口密度 /（名 / 万人）	医师：药师
美国	31.3	9.7	2.3：1
加拿大	4.3	11.8	1.9：1
澳大利亚	3.0	12.4	3.6：1
日本	28.8	22.6	1.1：1
中国	80.1	5.8	4.0：1

注：①不同国家统计截止时间不同，中国数据包含医疗机构药师和注册在零售药店的执业药师总和，为方便比较，统一截取统计时间截点为 2016 年；②中国数据未包含港澳台地区。

2. 我国药师数量配备现状与发展　我国药师数量配备现状与经济发达地区差距较大。由于医疗机构药师和社会药店药师分属两个不同行政部门管理，数据统计口径不统一。根据最新可查阅数据，截至 2017 年，我国医疗机构药师约 45 万人，截至 2018 年年底，我国执业药师总注册人数为 46.8 万人，注册于社会药房的执业药师 41.9 万人，占注册总数的 89.4%。直接面向患者的药师（含医疗机构药师和社会药店执业药师）共计约 86.9 万人，平均每万人口药师人数约为 6.3 人，平均每万人口医疗机构药师人数为 3.3 人，执业药师人数为 3.4 人。虽然总药师人口密度达到中等收入国家以上水平，但医疗机构和社会药店的药师目前标准不统一、工作内容差异较大。

3. 药师地区分布特点　药师工作场所分布与其工作内容与职责密不可分。全球药师的执业领域分布，70% 以上在社区药房和医院药房，其他在保险、教育、政府、企业等部门。全球药师的地域分布大多集中在城市，偏远地区药师匮乏。发达国家药师主要分布在社会药房，美国药师职业领域分布相对均衡，而英国与日本的药师则集中注册于药房。不同国家和地区药师数量取决于许多方面，包括处于工作年龄的劳动力数量、就业率、本科教育培训的充分性及合理性；职业满意度，职业目标，药师激励及药师对自身职业、工作、组织、药学专业的认可度等。我国从事药学服务的药师主要分布在医疗机构，与国际药师工作场所分布相反，且医疗机构药师集中在城市，基层药师数量缺乏，服务水平较低。部分发达国家药师执业分布占比见表 9-3-2。

表 9-3-2 部分发达国家药师执业分布占比

国家	社会药店	医院药房	其他卫生机构	其他
美国	44.10%	29.40%	16.70%	9.80%
英国	71.00%	20.00%	6.00%	3.00%
日本	54.60%	18.80%	16.40%	11.20%

二、药师教育背景发展概况

1. 国际药师教育背景发展概况 美国、英国、澳大利亚、日本等发达国家药学教育的共同特点为专业学位教育，以培养合格的药师为主要目标，药学教育课程设置偏重药品的使用。美国拥有世界上规模最大、人才培养要求最高的高等药学教育系统，通过美国药学教育委员会（American Council on Pharmaceutical Education，ACPE）认证的药学类院校共有 120 余所。美国药学教育是培养为患者或卫生专业人员提供药物治疗信息的临床药学人员，即医院或社会药房的药师。Pharm.D 学位一般为 6 年制。从 2000 年起，美国全面实施 Pharm.D 教育，是美国注册药师唯一的职业准入学位。英国所有的药学院都采用 4 年本硕连读。日本于 2006 年实行新 6 年制和 4 年制并行的药学教育体系，2017 年前旧 4 年制药学本科毕业生在获得硕士和博士学位及完成 6 个月的临床实习后可以通过参加全国执业药师考试获得执业药师资格。发达国家的药师教育较为统一，职业准入标准明确，使其药师服务质量和价值得到有力保障。

2. 我国药师教育背景现状 我国药师的教育背景仍以大专及以下学历者为主，医疗机构本科及以上学历背景的药师仅占 27% 左右，注册在社会药店的执业药师中本科及以上学历背景的占 31% 左右，与医师相比学历层次较低，具体见图 9-3-1。"十二五"和"十三五"期间，国家加大了临床药学人才培养力度。

三、我国药师队伍发展

随着民众对药师专业服务的不断增加和医改对药师服务转型的现实需求，我国对药师的数量配备和学历提升越来越重视。《关于印发二、三级综合医院药学部门基本标准（试行）的通知》对三级、二级综合医院药剂科人员配备基本标准作出明确要求，同时《医疗机构药事管理规定》也明确提出了临床药师的最低配备要求，具体如表 9-3-3 所示。此外，如表 9-2-1 所示，2019 年 1 月，《国务院办公厅关于加强三级公立医院绩效考核工作的意见》（国办发〔2019〕4 号），将每百张病床药师人数纳入三级公立医院绩效考核指标，加强药师队伍建设。

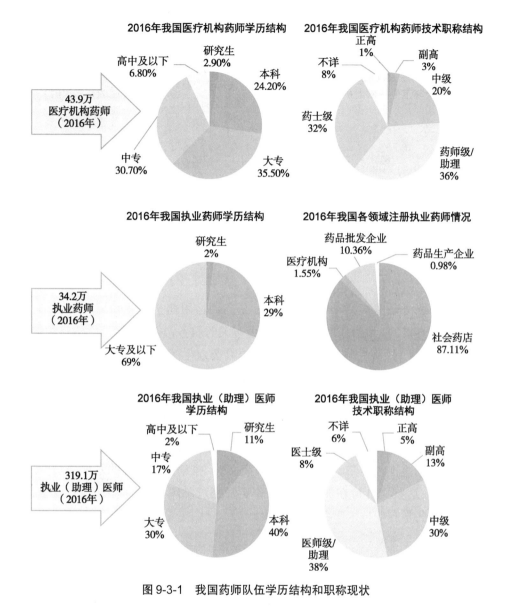

图 9-3-1 我国药师队伍学历结构和职称现状

临床药师作为药学服务转型期药师队伍的先锋队伍，融入医疗团队，参与临床药物治疗方案设计、为已经制定的临床药物治疗方案提供建议、为患者提供用药教育服务、为患者制定用药监护计划、为医务人员提供药品信息服务、开展药物使用疗效／经济学评价等。临床药师团队带动药师整体转型，逐步增加药师药学服务覆盖范围，实现药学服务全覆盖。

表 9-3-3　三级、二级综合医院药剂科人员配备基本标准

医院等级	药师数量配备要求（药学专业技术人员/全院卫生技术人员）	临床药师配备数量	学历配备要求本科毕业以上学历者（临床药学专业或药学专业全日制）比例	职称比例要求（副高级以上职务任职资格比例）
三级	≥8%	≥5 名	≥30%	普通医院≥13%教学医院≥15%
二级	≥8%	≥3 名	≥20%	≥6%

第四节　药学服务的现状

一、药学服务相关政策

药学服务是医疗活动的重要内容，是药师运用药学专业知识和技能，向公众提供直接的、负责任的、与药物使用有关的服务，以期提高药物治疗的安全性、有效性、经济性与适当性，改善与提高公众生活质量。药学服务的核心内容为处方审核、调剂、用药指导与咨询。建国初期，在国内药品匮乏的情况下，药师的主要任务是保证患者的用药需求，工作重心放在药品调剂与制剂上。至今，我国药学服务尚未形成国家体系。医疗机构临床药师培训和临床药师制度促进了药学服务的开展。近几年，随着医改政策不断推行，药学服务不断得到重视，国家出台了一系列政策文件，推动药学服务的发展，具体见表 9-4-1。这些文件旨在促进药学工作更加贴近临床，努力提供优质、安全、人性化的药学专业技术服务。

表 9-4-1　与药学服务相关的政策

时间	文件名称	文件要点
2019.12	《中华人民共和国药品管理法》（主席令第 31 号）	医疗机构依法经过资格认定的药师或者其他药学技术人员负责本单位的药品管理、处方审核和调配、合理用药指导等工作。依法经过资格认定的药师或者其他药学技术人员调配处方，应当进行核对，对处方所列药品不得擅自更改或者代用。对有配伍禁忌或者超剂量的处方，应当拒绝调配；必要时，经处方医师更正或者重新签字，方可调配

续表

时间	文件名称	文件要点
2007.2	《处方管理办法》 （卫生部令第 53 号）	药师应当按照操作规程调剂处方药品，认真逐项检查处方前记、正文和后记书写是否清晰、完整，并确认处方的合法性，对处方用药适宜性进行审核
2011.1	《医疗机构药事管理规定》 （卫医政发〔2011〕11 号）	医疗机构药事管理是指医疗机构以病人为中心，以临床药学为基础，对临床用药全过程进行有效的组织实施与管理，促进临床科学、合理用药的药学技术服务和相关的药品管理工作。医疗机构药事管理和药学工作是医疗工作的重要组成部分
2017.2	《国家卫生计生委办公厅关于进一步加强抗菌药物临床应用管理遏制细菌耐药的通知》 （国卫办医发〔2017〕10 号）	要加强感染科、临床微生物室和临床药学等学科建设
2017.7	《关于加强药事管理转变药学服务模式的通知》 （国卫办医发〔2017〕26 号）	提高对药事工作重要性的认识，规范临床用药行为。落实相关制度规范，加强处方审核调剂，加大处方点评力度，做好用药监测和报告
2018.7	《关于印发医疗机构处方审核规范的通知》 （国卫办医发〔2018〕14 号）	药师是处方审核工作的第一责任人
2018.11	《关于加快药学服务高质量发展的意见》 （国卫医发〔2018〕45 号）	进一步提高对药学服务重要性的认识，构建上下贯通的药学服务体系
2018.12	《加快落实仿制药供应保障及使用政策工作方案》 （国卫体改发〔2018〕53 号）	推动药学服务高质量发展，加大对临床用药监管力度，推动临床合理用药
2019.1	《关于进一步加强公立医疗机构基本药物配备使用管理的通知》 （国卫药政发〔2019〕1 号）	强化药师在处方审核调剂管理中的作用
2019.3	《关于印发 2019 年深入落实进一步改善医疗服务行动计划重点工作方案的通知》 （国卫办医函〔2019〕265 号）	加大药师配备力度，持续开展药学服务培训，重点提高长期用药的药学服务能力

二、药学服务开展现状

由表 9-4-1 可知，国家政策强调药师的处方审核与调剂职责，药师是处方审核工作的第一责任人，由于处方审核与调剂不当导致的用药问题，药师将承担相应的法律责任。但是，在药师队伍人员缺乏而调剂工作量不断增加的环境下，药品采购、储存及简单调剂等传统药学服务内容仍是很长时间内医院药学的重要工作内容，加上药师服务能力参差不齐，大型三甲医院由于就诊与处方量大而导致用药交代与指导等药学服务的人均服务时间过短，基层面向患者开展的以合理用药为核心的药学服务不足。此外，药学服务的开展情况在不同地区、不同级别医疗机构、社会药店差距巨大。新型药学服务在大型三甲医院不断涌现，具体详见第五节 药学服务的创新。

典型案例：处方审核不当导致患者死亡，药师承担刑事责任

2016 年 4 月 27 日 9 时许，姚某带儿子高某到某医院儿科就诊，儿科主任储某某（不起诉）检查后诊断高某有发热、咳嗽、咳痰、扁桃体肿大的症状，遂开含有克林霉素、阿米卡星、注射用维库溴铵、维生素 C、维生素 B_6、利巴韦林、地塞米松等药物的处方，让姚某前往门诊药房交费取药。门诊药房当班药师李某某未按《处方管理办法》等相关规定，对处方用药与临床诊断的相符性未予以审核即发放药品。姚某领药后，医护人员对高某进行输液，在输液进行到第三步时，高某出现严重不良反应，经医院抢救无效于事发当日死亡。

同月 30 日，经某市医学会医疗事故技术鉴定，本病例属于一级甲等医疗事故，院方负完全责任；同时认定，高某就诊医院为合法医疗机构，医护人员为合法执业人员；医生用药错误，诊断与治疗不符；药师未按《处方管理办法》相关规定发药，即未予以审核处方就发药；维库溴铵是致死的主要原因。

法院认为：被告人李某某在工作中严重不负责任，违反规定发放药品，造成就诊人死亡，其行为已构成医疗事故罪，应依法惩处。公诉机关指控的犯罪事实和罪名成立，依法予以确认。被告人李某某当庭自愿认罪并取得被害人近亲属的谅解，可酌情从轻处罚。

考虑到被告人李某某的行为只是被害人致死的原因之一，综合被告人李某某犯罪的事实、性质、情节和社会危害程度等情况，其犯罪情节尚属轻微，依法可对其免予刑事处罚，案经本院审判委员会讨论决定，依照《中华人民共和国刑法》第三百三十五条、第三十七条之规定，判决如下：被告人李某某犯医疗事故罪，免予刑事处罚。

三、推动药学服务收费项目设置

2009 年中共中央、国务院发布的《中共中央 国务院关于深化医药卫生体制改革的意见》与 2010 年《关于公立医院改革试点的指导意见》等文件明确提出，公立医院取消药品加成后，可增设药事服务费。2016 年 7 月，中国药学会医院药学专业委员会等多家药学学术团体联合发布了《中国药学服务标准与收费专家共识（2016）》，为药事服务费的推进提出若干建议。2017 年 2 月，国务院办公厅发布的《国务院办公厅关于进一步改革完善药品生产流通使用政策的若干意见》进一步提出，各地在推进医疗服务价格改革时，对药师开展的处方审核与药学服务等工作，探索合理补偿途径，做好与医保等政策的衔接，相关政策文件如表 9-4-2 所示。

表 9-4-2　药事服务费相关国家政策文件

发文时间	国家政策文件	相关内容
2009.3.17	《中共中央 国务院关于深化医药卫生体制改革的意见》（中发〔2019〕6 号）	推进医药分开，积极探索多种有效方式逐步改革以药补医机制。通过实行药品购销差别加价、设立药事服务费等多种方式逐步改革或取消药品加成政策，同时采取适当调整医疗服务价格、增加政府投入、改革支付方式等措施完善公立医院补偿机制
2009.3.18	《国务院关于印发医药卫生体制改革近期重点实施方案（2009—2011 年）的通知》（国发〔2009〕12 号）	推进医药分开，逐步取消药品加成，不得接受药品折扣。医院由此减少的收入或形成的亏损通过增设药事服务费、调整部分技术服务收费标准和增加政府投入等途径解决。药事服务费纳入基本医疗保险报销范围
2010.2.21	《关于公立医院改革试点的指导意见》（卫医管发〔2010〕20 号）	逐步取消药品加成政策，对公立医院由此而减少的合理收入，采取增设药事服务费、调整部分技术服务收费标准等措施，通过医疗保障基金支付和增加政府投入等途径予以补偿

续表

发文时间	国家政策文件	相关内容
2011.3.7	《2011 年公立医院改革试点工作安排》 （国办发〔2011〕10 号）	探索医药分开的多种具体途径，逐步取消药品加成政策，对公立医院由此减少的合理收入，采取增设药事服务费、调整部分技术服务收费标准等措施，通过医疗保障基金支付和增加政府投入等途径予以补偿。药事服务费纳入基本医疗保障支付范围
2017.7.12	《关于加强药事管理转变药学服务模式的通知》 （国卫办医发〔2017〕26 号）	在医事服务费中体现药师劳务技术价值，也可以探索设立药事服务费，建立合理补偿机制，促进合理用药
2017.2.9	《关于进一步改革完善药品生产流通使用政策的若干意见》 （国办发〔2017〕13 号）	各地在推进医疗服务价格改革时，对药师开展的处方审核与调剂、临床用药指导、规范用药等工作，要结合实际统筹考虑，探索合理补偿途径，并做好与医保等政策的衔接

近年来，多家医疗机构已经尝试开展药学服务收费。此外，药事服务收费试点也已在多个省市内施行，相关地方政策文件梳理如表 9-4-3 所示。

表 9-4-3　药事服务费相关地方政策文件

发文时间 / 省市	国家政策文件	相关内容
2010 广东省	《关于推进我省医疗服务和药品价格改革的实施意见》 （粤价〔2010〕162 号）	公立医院可根据医疗机构在药品采购、储存、管理、分发过程中的成本、医师开具处方的成本和药师提供药学服务的劳务费用，设立药事服务费
2011.3 重庆市	《关于转发市卫生计生委等部门区县级公立医院药事服务费收取办法的通知》 （渝府办发〔2013〕222 号）	增设药事服务费项目
2011.11 江西省	《关于制定我省基层医疗卫生机构一般诊疗费收费标准的通知》 （赣发改收费字〔2011〕2444 号）	将基层医疗卫生机构现有的门诊挂号费、门诊诊查费、注射费（含肌内注射、静脉注射、皮下输液、静脉输液、小儿头皮静脉输液）以及药事服务成本合并为一般诊疗费
2012.8 云南省	《关于设立基层医疗卫生机构一般诊疗费有关问题的通知》 （云发改物价〔2011〕1591 号）	基层医疗机构一般诊疗费包括药事服务费

发文时间/省市	国家政策文件	相关内容
2012 南充市	《关于印发全市公立医院取消药品加成调整医疗服务价格补偿方案的通知》 （南发改收费〔2012〕498号）	增设药事服务费（住院）项目
2017.3 北京市	《医药分开综合改革实施方案》 （京政发〔2017〕11号）	所有公立医疗机构都将取消挂号费、诊疗费，取消药品加成，设立医事服务费
2017.8 三明市	《关于进一步调整医疗服务项目价格工作的通知》 （明医保局〔2017〕8号）	增设药事服务费项目
2018.7 辽宁省	《关于改革完善仿制药供应保障及使用政策的实施意见》 （辽政办发〔2018〕24号）	合理设置药事服务收费项目，按规定可在诊查费中提取一定比例用于体现药事服务价值

典型案例：各地药学服务收费实践

目前，多地医疗机构的药学门诊已实现了收费，收费标准不一，多参照当地普通门诊进行收费。例如三明市门诊西药10元/人次、中药30元/人次、住院30元/人次；南充市三甲医院住院4元/床日、三乙医院3元/床日、二甲医院2.5元/床日、二乙医院2元/床日。国内大型医疗机构大多开展了治疗药物监测（Therapeutic Drug Monitoring, TDM）实现收费，更多医院是针对检验收费，而不是对监测结果的分析收费。广东省、山东省、云南省等明确了PIVAS收费标准。以广东省为例，普通药品、抗生素、细胞毒药物、肠外营养静脉配置收费标准分别为5元、5元、8元和35元。

第五节　药学服务的创新

一、药学服务创新相关政策

2009年，国务院正式启动新一轮医药卫生体制改革，医药分开综合改革、医保支付方式改革和药房自动化与信息化发展等对于药师服务转型与发展提出了新要求。国家大力鼓励药学服务的探索，国家卫生计生委 2017 年发布了《关于加强药事管理转变药学服务模式的通知》（国卫办医发〔2017〕26 号），2018 年国家卫生健康委发布了《关于加快药学服务高质量发展的意见》（国卫医发〔2018〕45 号），并大力推动总药师制度，这为新型药学服务的探索创造了良好的环境，具体政策文件如表 9-5-1 所示。

表 9-5-1　与药学服务创新相关的配套政策

时间	文件名称	文件要点
2017.7	《关于加强药事管理转变药学服务模式的通知》 （国卫办医发〔2017〕26 号）	提高对药事工作重要性的认识，规范临床用药行为。落实相关制度规范，加强处方审核调剂，加大处方点评力度，做好用药监测和报告
2018.11	《关于加快药学服务高质量发展的意见》 （国卫医发〔2018〕45 号）	加快药学服务转型，提供高质量药学服务。加强电子处方规范管理，探索提供互联网＋远程药学服务，加快药学服务信息互联互通，探索推进医院"智慧药房"

地方的一些学术团体积极参与到推动药学服务转型发展的过程中，通过制定相应的标准、明确权责、加强人才队伍管理与水平提升等方面规范与引导其发展。相关服务探索如图 9-5-1 所示。

总药师制度
- 北京市、陕西省宝鸡市、山东省青岛市、广东省和新疆维吾尔族自治区等陆续开展了总药师制度的试点探索工作

药学门诊：试行标准与协议处方权
- 广东省药学会于2018年发布了《药学门诊试行标准》，规范与促进药学门诊的开展
- 广东省药学会于2017年发布了《药师与医师抗栓治疗协议推荐文本》，广州医科大学附属第一医院等开展了COPD专科药师协议处方权的实践等，以解决药学门诊中药师处方权的问题

培养MTM药师
- 广东省药学会于2016年与美国药师协会开办了美国MTM药师证书培训项目。截至2018年年底，共开办了2期，为全国各地培训了115名具有开展药物治疗管理资质的药师

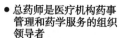
- 总药师是医疗机构药事管理和药学服务的组织领导者
- 参与医院战略规划制定
- 全面负责医院药事服务管理和药品供应保障
- 负责医院开展以合理用药为核心的临床药学工作，参与临床路径管理
- 提出年度药品采购预算
- 建立健全医院药剂科和药师岗位绩效考核体系和运用
- 指导临床药学学科建设，加强人才队伍培养

图 9-5-1　新型药学服务探索

医改以来，在现行医院运行中，担负药品供应、保障、药学服务及处方审核调剂的药师需要更加权威化、专业化的管理制度。2013 年首都医科大学附

属北京朝阳医院在国内医疗机构中首家设立总药师工作岗位。总药师制度先后被北京市医院管理局、北京市政府、国务院纳入深化医改整体工作。2018年北京朝阳医院牵头完成的《中国总药师专家共识》，成为我国医改的一项重大制度创新，为深化医改作出重要贡献。目前总药师制度已经在山东、陕西、内蒙古、湖北、广东、上海、新疆等省份试点推广。

典型案例：北京朝阳医院总药师制度

北京朝阳医院将总药师定位于管理型干部与学科带头人，明确总药师职责为全面负责医院药事管理工作，指导和考核临床科室完成医院合理用药管理目标，包括合理用药管理、药品管理、药师人才培养、学科转型与学科发展4大板块10项职责。在全链条、闭环式的药事管理制度支撑下，通过实施总药师制度，不断探索和持续优化，以6个"有效推动"为着力点，创新管理模式，助力医改取得良好成果。

1. 推动药事指标建立与考核 总药师充分发挥其基于专业基础的管理职能。在合理用药管理中，实施垂直管理，以药事牵头，搭建了行政、纪检、财务、信息、临床多方联动的管理平台，逐步形成成熟的合理用药绩效考核方法。

2. 推动药师角色转型 药事部各班组普遍反映"人手不足"。药事部积极应对，"向管理要效益"，通过对部门、岗位和人员的优化重组，降低人员浪费，确保药品调剂工作平稳有序运行的同时，科室整体工作重心向临床药学转移。

3. 推动医生用药习惯优化 通过处方点评、临床药师医嘱审核、病区专项点评以及奖惩结合的合理用药绩效考核，在医院内形成了良好的规范治疗、合理用药氛围。医生用药行为逐步规范：优先使用国家基本药物，药品用量动态排序整体结构优化，在医院药品使用排名前20位的药品中，口服药占80%，辅助用药占比由改革前的20%下降到2018年的5%。

4. 推动合理用药管理精益化 通过打造全国首款由医院药学人员主导研发的合理用药管理软件，对医嘱进行实时审核和干预，拦截不合理处方，切实实现了合理用药管理的便捷、高效、前置与精准目标。将药学服务前移，从事后走向实时，全面打造实时、高效、个体化、精细化的药学服务体系，让所有患者接受到融合药师最高智慧的审方服务，推动医院药学服务转型。

5. 推动临床药学的门诊化 开设"精准用药专家门诊",探索技术依托型的新型药学服务模式,开展基因导向的个体化用药与临床合理用药服务,建立精准用药"门诊-实验室-门诊"的诊疗规范,为患者制定个体化用药方案,建立基于中国人慢病用药的药物基因组学数据库,夯实精准用药基础。

6. 推动药师绩效分配改革 药事部从科室管理的核心环节入手,量化绩效考核与奖金分配标准,根据各部门岗位职责,从工作量、经济效率、质量与服务等 4 个维度对药事管理工作进行考评,实施多劳多得、优劳优酬的绩效方案,在不同的层面调动员工的积极性,以绩效为牵引,引导药学工作从原有单纯地关注工作强度,更多地向专业能力的发挥、优质药学服务延伸,更加体现药师的工作价值。

二、新型药学服务模式

随着健康中国战略的实施以及互联网技术的普及,有条件的医疗机构在逐步探索新的药学服务模式。

1. 药师门诊/药学门诊 药师通过门诊直接面对患者提供服务,是药师提高临床核心竞争力的重要切入点。目前国内医疗机构依据本身专科发展的特点以及需求,开设了独立的药学门诊或医学-药学联合门诊(图9-5-2)。

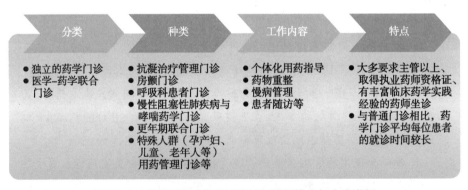

图 9-5-2 药师门诊/药学门诊创新服务模式与内容举例

2. 药物治疗管理 药物治疗管理(medical treatment management,MTM)是优化患者个体药物治疗效果的一组服务,是指具有药学专业技术优势的药师对患者提供用药教育、咨询指导等一系列专业化服务,从而提高用药依从性、预防患者用药错误，最终培训患者进行自我用药管理，以提高疗效。国内多地正在开展或计划开展药物治疗管理工作（图9-5-3）。

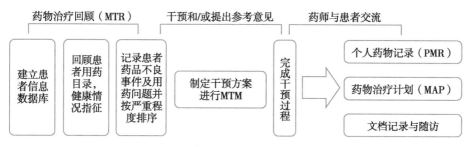

图 9-5-3 药物治疗管理药学服务举例

3. 全病区药学服务 / 驻科药师制度 随着医院临床药学的发展和临床药师队伍的壮大，部分医院尝试提供全病区药学服务或者建立驻科药师制度。与传统的临床药师工作模式不同，驻科的临床药师全职下沉到各临床科室，全天候在临床病区工作，全程参与临床诊疗活动（工作场所由药剂科或药学部门推进至临床病区）。在这种模式下，临床药师作为治疗团队中的一员，积极参与临床治疗过程，与医生、护士一起为患者服务，为患者提供有效、安全、及时的闭环式临床药学服务，包括入院了解病史、药学查房、处方审核、用药咨询、用药监护、药物浓度检测、住院用药指导、不良反应上报、药物评价、新药临床试验、出院用药指导等。此外，驻科药师也为医生提供及时的药学信息服务，为护士提供多方位的药物安全使用信息服务。具体见案例：某医院全病区药学服务制度，类似全病区药学服务与驻科药师制度的还有青岛市市立医院（集团）等其他大型三甲医院。

典型案例：某医院全病区药学服务制度

某医院在临床药师队伍全面参与临床诊疗过程中作出了新尝试，医院自2015年起开展全病区配备药师的工作。截至2017年，临床药学科共有职工150名，分为调剂药师团队与临床药师团队。其中，专职驻科临床药师39名，为53个病区提供临床药学服务，部分临床药师需要负责2个病区，平均每100床配备2.5名临床药师。从专业背景上来看，医学背景、药学背景和临床药学背景临床药师分别占23.8%、66.7%、9.5%；从学历上来看，本科、硕士和博士分别占9.7%、61.0%和29.3%；从职称上来看，初、中、高级职称分别占65.8%、17.1%和17.1%。临床药师团队构建以"患者精准服务"为中心的合理用药体系为目标,其工作内容包括患者从入院到出院的全程化药学监护,涉及用药咨询、用药建议、会诊、用药宣教、病区抢救车药品监管、药学门诊、医药联合门诊、精准药学服务、依托信息系统的全处方与全医嘱的审核等,其中保证抗菌药物的合理使用和精准药学服务为重点,包括药物浓度和药物的基因检测(医院可提供50余种药物的浓度监测和基因检测),以及检测报告的解读等。驻科临床药师实行临床科室和临床药学科双重管理、考核的模式。临床药师基础奖与岗位、职称、学历、工作年限等相关,占奖金评估的10%;另外90%由工作量、交流学习、教学等组成。绩效奖考核内容有日常工作、满意度、学习培训和团队协作等,其中各临床科室和临床药学科的考核分别占60%和40%。临床科室对在该科室开展临床药学服务的临床药师进行临床药学服务的全面考核,包括医生、护士和患者的评价。临床药学科负责对所有临床药师的服务数量与质量、教学、科研等方面进行全面考核。全病区药学服务覆盖举例见图9-5-4。

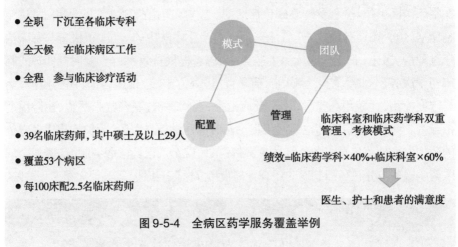

- 全职　下沉至各临床专科
- 全天候　在临床病区工作
- 全程　参与临床诊疗活动

- 39名临床药师,其中硕士及以上29人
- 覆盖53个病区
- 每100床配2.5名临床药师

临床科室和临床药学科双重管理、考核模式

绩效=临床药学科×40%+临床科室×60%

医生、护士和患者的满意度

图9-5-4　全病区药学服务覆盖举例

4. 个体化精准药物治疗模式创新　利用治疗药物监测,采用量体裁衣式的治疗方案,指导临床合理用药,是精准医疗的一种有效的实现形式(图9-5-5)。为实现个体化精准用药,医疗机构加强了个体化治疗药物监测中心建设,建设了由医师、临床药师和临床检验共同组成的精准药物治疗团队,结合治疗药物监测结果,开展初始用药方案的制定、给药方案的调整和评价等工作。

5. 互联网+药学服务　随着互联网的不断发展,药学领域也开展了远程药学服务的探索,如县域合理用药系统的开发,医联体内远程审方支持,药店远程审方，通过 APP、微信等平台实现慢病患者的用药管理等。互联网＋药学服务模式举例见图 9-5-6。

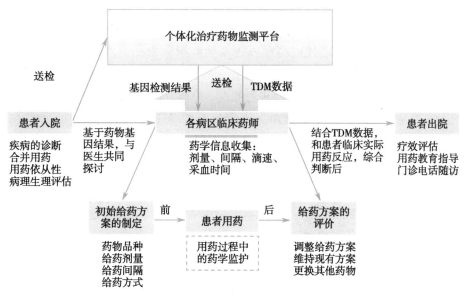

图 9-5-5 个体化精准药物治疗模式创新举例

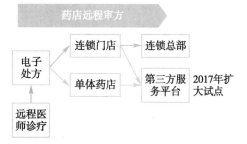

医联体内远程审方

网络药师：具有药师以上职称，参与临床工作2年以上，通过培训取得网络药师资格，运用信息化手段，通过网络的方式为居民提供药学服务的药师。（孙喜琢，2015中华医院信息网络大会）

方式：移动APP和网络终端（2016年2月启动）

人员分配：罗湖医院网络药师每人负责3~4个社康中心，共23个社康中心

2017年，系统自动审核处方46万张，人工审方1.2万张

药店远程审方

2017年10月，6 000多家药店参与试点，约400名远程药师开展远程审方、咨询等服务

县域合理用药系统

开具处方→1~7级警示→修改/不修改→打印
      →8级警示 →修改   →打印
● 合理用药专家组进行县域个体化规则设置（3 000西药，1 000中药）
● 覆盖县各级医疗卫生机构（覆盖村卫生室）
● 用药信息库、全处方点评、月度监测报告等功能

图 9-5-6 互联网＋药学服务模式举例

6. 医联体内药学服务一体化　随着国家医联体建设的推进，通过医联体拓展优质药师资源服务覆盖范围、弥补基层医疗卫生机构药师队伍数量和能力不足，已成为医联体建设中药学服务合作新形态，其开展形式包括培训基层药师、开展面向患者的普及与药学教育、药师成为家庭医师签约团队中的一员等。医联体内药师以医院药学服务为立足点，拓展居家药学服务，以居民健康管理为核心，运用信息化手段，不仅对社区医师进行用药指导、干预，也对社区居民用药进行指导、干预，实现从医院病区（门诊）到社区（居家）用药的全程化管理。医联体内药学服务全程化管理要求药学人才队伍具备法律意识、互联网服务思维和线上线下联动提供药学服务的能力。

> **典型举例：医联体和渡口支持工作上下的服务衔接机制**
>
> 　　目前，全国范围内试点医联体药事管理与药学服务衔接机制。深圳市某医院集团医联体内通过建立总药师制度、慢性病社区防治首席专家聘请制度等方式，加强医联体和渡口支持工作上下的服务衔接。浙江海盐采用云技术应用解决合理用药区域集中管理，促进县域内药事管理与合理用药服务。
>
> 　　1. 总药师制度　总药师为主管医院药事管理的总负责人，整合集团资源，推动学科建设，细化管理标准，促进集团药事规范化管理。在医联体内部合理用药与用药安全管理、药学服务标准化建设、药师人才培养、药学学科发展等方面发挥引领作用。
>
> 　　2. 首席专家聘任制　聘请专家任糖尿病、高血压、精神病社区防治首席医师和社区药学服务首席药师，专职负责医联体内相应人群的专业化健康管理。
>
> 　　3. 云技术区域集中管理　引入云技术建设"合理用药管理云"，把扁平化、协同化、同质化等管理理念引入区域药事管理，以破解区域内药学人才分布不均、用药管控城乡差异大、社会不良用药认知、缺乏有效干预手段等诸多管理问题，不断提高用药管控水平。通过建设全覆盖人口健康信息应用、搭建先进基础网络，全面提升网络与信息安全、全面实现县域医疗大数据应用等举措，提升区域药学服务覆盖度和合理用药水平。

第六节 药师队伍的发展趋势

在国际形势和国内医疗需求推动以及医改政策3方面的影响下，我国药师队伍建设面临了新的机遇与挑战，也促进了我国药师队伍的转型与发展。这3个方面的影响将持续影响我国药师队伍的发展。在现有药师队伍数量、分布、素质、服务现状以及新型药学服务探索基础上，我国药师队伍将重点在提升药师队伍服务能力、进一步强化药师法制化管理并落实配套措施、设立药师服务费、强化应用型药学人才院校培养与输入和药师激励机制等方面取得进一步的发展。

（一）增加直接面向患者服务的药师数量、重点提升药师专业素质与服务能力

无论从药师人口密度、药学技术人员占卫生技术人员比例还是医师与药师配备比例，我国药师队伍均存在不足，特别是基层药师数量和服务能力亟待提升。未来仍需加大药师、特别是直接面向患者服务的药师配备力度，弥补药师数量的不足。并且在增加药师数量配备的同时重点提升药师素质与能力，继续开展临床药师培训，全面启动药师规范化培训工作和岗位培训工作，强化基层定点支援工作，全面提高药师服务能力。

（二）完善药师管理制度、加大力度推进规划措施的落实

加快药师法出台，提高药师准入制度、明确临床药师岗位培训制度等，将药师队伍统一协调管理。在相关医师发展配套措施中增加药师队伍的要求，提高对药师队伍的重视程度和管理要求，完善配套落实措施以促进药师队伍发展。

（三）设置药师服务费，体现药师价值，促进药师的可持续发展

随着药师队伍的逐步发展，各省市部分医院逐渐强化药师服务的规范化，并大力支持药师转型为临床药师开展常规药学服务，甚至是药师门诊、全病区药师服务/驻科药师制度、互联网＋药学服务等。但是，药师服务价值未得到体现，严重制约着药师队伍发展。不少医院已经尝试将部分开展比较成熟的药学服务收费，在此基础上，为促进药师队伍的稳定和谐发展，也为了体现药师服务的价值，未来医疗机构设立药师服务费的规范化管理、将药师服务费纳入到国家管理范畴，在更大范围内推广实行将是重要发展趋势。

（四）扩大临床药学教育规模、强化应用型药学人才培养

药师队伍的转型与发展离不开合格的、满足社会需求的药学人才的引入。在现有药学教育改革的基础上，未来需推动教育部门逐渐将本科大药学教育转型为以培养应用型药学人才为目标的临床药学本科教育，从源头上和教育理念上提高药师队伍的素质。

（五）完善激励机制，推动药师队伍的健康发展

在药师转型和医改机遇与挑战冲击下，完善激励机制可推动药师队伍的健康发展。未来药师队伍发展将改革强化激励措施，提高药师待遇，改革绩效考评机制，改善工作和生活环境，把药师从繁重的药品分发等事务性工作中解脱出来，为患者提供专业化的药学服务。

综上，未来药师将更加回归促进合理用药的本分工作，直接为患者提供药学服务的药师（含中药师）是药师队伍发展中的重心。教育部门将统筹发展应用型药学人才学历教育和继续教育，加强对药师队伍的重视程度，以药师队伍的素质能力建设和基层药师配备为重点，以实施专项政策项目为抓手，以机制改革和制度创新为动力，广泛运用现代科技手段，充分调动全社会积极因素，大力推进药师队伍建设，助推医改的深入实施，进一步保障人民群众的用药安全、有效、经济、适当。

第七节 医疗机构药学人员考核管理

1. 医疗机构药学部门的绩效管理

（1）医疗机构药学部门的职责：依据《医疗机构药事管理规定》，医疗机构必须按要求设置药学部门，负责药品管理、药学专业技术服务和药事管理工作，开展以病人为中心，以合理用药为核心的临床药学工作，组织药师参与临床药物治疗，提供药学专业技术服务。

国家《关于加强药事管理转变药学服务模式的通知》的文件明确指出，药学部门要发挥管理职能，会同其他职能部门和临床科室，切实加强药品遴选、采购、处方审核、处方调剂、临床应用和评价等各个环节的全过程管理。

（2）医药分开改革对绩效的影响：在传统的医院经营模式下，药学部门作为药品供应保障的职能在经济上为医院带来了可观的利润。因此，对于药学部门的考核多数体现在药费、处方量等较为简单的规模指标层面。

在药品零加成政策之后，"以药养医"的局面被彻底改变，医疗机构、药学

人员与药品的经济关系被弱化。同时，医保总额预付制度的逐步推进，也让药学人员在成本控制方面有了新的价值体现。

2017 年，为适应改革要求，国家卫生计生委发布《关于加强药事管理转变药学服务模式的通知》。要求医疗机构进一步加强药事管理，促进药学服务模式从"以药品为中心"转变为"以病人为中心"，从"以保障药品供应为中心"转变为"在保障药品供应的基础上，以重点加强药学专业技术服务、参与临床用药为中心"。

（3）医疗机构药学人员的绩效考核

1）医疗机构收入、绩效相关的政策文件：与药学服务相关的配套政策见表 9-7-1。

表 9-7-1　与药学服务相关的配套政策

时间	文件名称	文件要点
2002.12	《关于卫生事业单位内部分配制度改革的指导意见（试行）》	医务人员应按岗定酬。并在按岗定酬的基础上，将工资分为岗位工资和绩效工资。其中，绩效工资应与综合指标挂钩，避免单纯与经济效益挂钩
2004.4	《关于加强卫生行业作风建设的意见》（卫办发〔2004〕130 号）	严格禁止医院把医生的收入和患者的治疗费、医药费挂钩。这项要求也在 2013 年 12 月卫生计生委加强作风建设"九不准"中再次提出
2009.12	《关于加强卫生人才队伍建设的意见》（卫人发〔2009〕131 号）	完善卫生事业单位收入分配机制，明确卫生事业单位工作人员实行岗位绩效工资制度。其中，基本工资执行国家统一工资政策和标准；绩效工资以综合绩效考核为依据，突出服务质量、数量，注重向优秀人才和关键岗位倾斜，合理拉开收入差距
2017.7	《关于加强药事管理转变药学服务模式的通知》（国卫办医发〔2017〕26 号）	重视药师队伍建设，通过完善培养培训、绩效考核和分配机制，保障并逐步提高药师待遇，吸引优秀药学人才，稳定药师队伍
2019.1	《关于加强公立三级医疗机构绩效考核工作的意见》（国办发〔2019〕4 号）	医院要从规模扩张型发展模式向质量效益型发展方式转变。文件列出了体现医疗质量、效率、发展和满意度 4 个维度的 55 个绩效考核指标，并强调了考核结果的多方应用。这份文件的出台，意味着从今以后，全国三级医疗机构都有了统一的评价指标和一致的发展方向

作为药学部门的最小个体，医院药学人员的绩效同时受到药学部门、所任职的班组、所从事的岗位3个因素的影响。药学部的绩效决定着全体药师薪酬的规模。班组决定着药学人员的薪酬等级，鼓励药学人员通过持续的努力，晋升至更重要的团队。岗位则是距离药学人员最近的绩效因素，可以及时对努力工作给予回应。

2）医疗机构对药学部门的绩效考核：作为一个兼具管理职能和专业性技术服务的学科，对于药学部门的考核应该是综合而全面的。必须充分体现学科在专业服务保障、经济和社会效益、学科团队成长、医疗机构发展等方面的价值贡献。

医疗机构可以参照国家《关于加强公立三级医疗机构绩效考核工作的意见》，采取平衡积分卡的模式，从质量、效率、发展和满意度4个维度对药学部门开展考核。依据考核周期不同，考核内容可以各有侧重，相互补充（示例详见表9-7-2、表9-7-3）。

表9-7-2　北京朝阳医院对药学部门年度绩效考核表（示例1）

考核维度	指标名称	权重占比	承担工作
工作量15%	处方点评比例	10%	门诊药房
	血药浓度监测数量	5%	临床药学
经济效率35%	药费目标值	20%	临床药学
	药品存货周转率/次	10%	采购中心
	药品费占医疗成本比率	5%	药事部所有部门
质量30%	（1）门诊抗菌药物使用率	4%	临床药学
	（2）住院抗菌药物使用率	4%	
	（3）抗菌药物使用强度DDD	4%	
	（4）I类切口抗菌药物使用率的达标	4%	
	（5）门诊次均药费	4%	
	（6）住院次均药费	4%	
	（7）临床药师人均用药建议采纳量	3%	
	（8）账物相符	3%	采购中心
服务20%	门诊等候时间	5%	门诊药房
	差错率	5%	门诊、病房
	患者满意度	5%	门诊药房
	病房满意度	5%	病房药房

表 9-7-3 北京朝阳医院对药学部门年度绩效考核表(示例 2)

考核维度	指标名称	考核部门
医疗质量	处方点评比例 /%	医务处
	全年总药费	财务处
	抗菌药物使用强度	医务处
	基本药物使用金额占比	财务处
效率	药品存货周转率 / 次	财务处
	大型设备使用率	物资器械中心
服务	医疗投诉发生率	社工办
	患者满意度	督导办
	教学差错	教育处
发展	教学课题	教育处
	教学论文发表	教育处
	高级人才占比	人事处
	国家级市级继续教育项目申报数量	教育处
	承担科研课题数(其中国家级≥1 项)	科研处
	SCI 论文数	科研处
	核心期刊文章数	科研处

3)药学部门对班组的绩效考核:依据具体工作职责的不同,药学部门一般分为采购、调剂、临床药学等班组,有些医疗机构由于定位和发展的不同,还设置制剂、科研、教学、质量控制等部门(示例见图 9-7-1)。

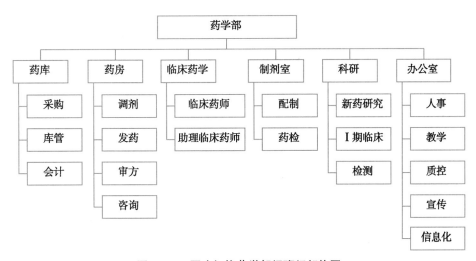

图 9-7-1 医疗机构药学部门班组架构图

由于职责各有不同,对于班组的绩效考核应具有普适性和综合性。如通过对岗位风险、工作负荷、经济贡献/战略价值、执行的质量标准、对科室整体的影响力等指标的量化评分,获得班组重要性的量化值,并为班组之间薪酬分配的重要参考数据(示例见表9-7-4)。

表9-7-4 医疗机构药学部门班组价值系数评分表(示例)

班组	风险	负荷	经济贡献/战略价值	质量标准	影响力	得分	价值系数
临床药学	A1	A2	A3	A4	A5	ΣA	ΣA/X
药房	B1	B2	B3	B4	B5	ΣB	ΣB/X
药库	C1	C2	C3	C4	C5	ΣC	ΣC/X
科研	D1	D2	D3	D4	D5	ΣD	ΣD/X
制剂	E1	E2	E3	E4	E5	ΣE	ΣE/X
办公室	F1	F2	F3	F4	F5	ΣF	ΣF/X
平均值						X	

4) 班组对药学人员的绩效考核

①药师的能力分级:当前的药师职称体系分为初级(药士、药师)、中级(主管药师)、高级(副主任药师、主任药师)3个等级。职称的评定标准主要与工作年限和学术论文的发表相关,偏重学术,并不体现真实的任职能力。要想切实体现员工的工作能力,做到公平公正,优劳优酬,可以参照我国台湾地区医疗机构的先进经验,以任职能力为依据,打破职称的体系的限定,重建药师分级体系,并将其结果应用于药师人员绩效(示例见表9-7-5)。

表9-7-5 医疗机构药学人员基于任职能力的分级体系(示例)

药师分级	名称	核心任职能力要求
一级	普通药师	熟悉掌握药品管理法律法规
二级	调剂药师	熟悉药品基本信息,独立快速地完成药品调配
三级	发药药师	熟练掌握医院药品用法用量、注意事项、禁忌证等用药信息
四级	审方药师	能够结合患者情况,及时发现处方医嘱中的安全用药问题
五级	咨询药师	能够跟进指南,独立、全面地完成药品信息的收集及分析工作
六级	助理临床药师	能够及时发现或预见药物治疗问题,实施用药监护
七级	临床药师	能够参与疑难病例讨论,并及时给出建设性的会诊意见

除了完成以上技术性工作,部分药师还身兼团队管理工作。在评价这部分人员时,还应加入管理系数予以校正。

②药学人员的绩效考核:作为一线工作人员,药师的绩效考核主要围绕岗位职责开展。以目标考核的方式,考核内容较为明确和具体。

药师的月度绩效考核结果可应用于薪酬分配。计算步骤如下。

第一步:医疗机构计算得到药学部门人均薪酬(X)。

第二步:药学部门在扣减节假日值班等专项奖励后,依据班组价值系数,得到各班组人均薪酬(Y)。

第三步:各班组在扣减绩效奖励后,依据人员岗位系数和管理系数,得到班组内部的每系数人均薪酬(Z),并最终计算出具体薪酬。

药学人员的最终薪酬 = 某班组每系数人均薪酬 Z ×(能力等级系数 + 管理等级系数)+ 绩效考核奖励 / 扣罚 + 科室节假日值班等专项奖励

从最终结果来说,优秀临床药师的最终薪酬应该是药学部门的最高水平,应该接近于临床医生的平均薪酬。

2. 绩效引领下的团队成长　绩效考核是指挥棒,它所指引的就是员工努力的方向。由于各医疗机构在发展战略、学科特色、部门设置、人员能力方面各有不同,具体的绩效指标也不尽相同。但整体表现出如下趋势:

(1)药学部门的合理用药管理职能被强化。具体表现包括对某类药物专项处方权的管理、在抗菌药物专项整治中的角色强化,以及处方 / 医嘱 / 病历点评的持续深入、合理用药指南和临床路径的推进等。

(2)药学人员的结构优化。具体表现在临床药师、审方药师、咨询药师、药物治疗管理药师等核心技术岗位的人员占比增加。

(3)药品结构的持续优化。包括基本药物品种和金额占比增加,辅助用药品种和金额占比降低,给药途径口服优先于注射,药品用量与学科特色、疾病谱、疾病疑难系数(CMI)相符等。

(4)药师综合服务能力提升。包括患者满意度提升,临床和社会认可度提升,药师能力评级整体上升,药学科研和教学成果增加,学科新技术、新业务持续推进等。

(史录文　刘丽宏　聂小燕　杨　辉　满春霞　傅孟元　马元元　章　迟)

参 考 文 献

[1] 中华人民共和国人力资源和社会保障部. 国家中长期人才发展规划纲要(2010—

2020）[EB/OL]. http://www.mohrss.gov.cn/SYrlzyhshbzb/zwgk/ghcw/ghjh/201503/
t20150313_153952.html.

[2] 国家卫生健康委员会. 2018 中国卫生健康统计年鉴[M]. 北京：中国协和医科大学出版社，2018：25.

[3] AACP. Final Report of the National Pharmacist Workforce Study 2014[EB/OL]. www.aacp.org/article/2014-national-pharmacist-workforce-study.

[4] 聂小燕，陈敬，史录文，等. 发达国家药师人才队伍发展特点分析及对我国的启发[J]. 中国药房，2012，23（36）：3451-3453.

[5] KOPP B J, MRSAN M, ERSTAD B L, et al. Cost implications of and potential adverse events prevented by interventions of a critical care pharmacist[J]. Am J Health Syst Pharm, 2007, 64（23）: 2483-2487.

[6] HONGLI L, QINGZE F, SHUNLIN X, et al. Changes in proton pump inhibitor prescribing trend over the past decade and pharmacists' effect on prescribing practice at a tertiary hospital[J]. BMC Health Services Research, 2018, 18（1）: 537-546.

[7] ZHONG H, NI X J, CUI M, et al. Evaluation of pharmacist care for patients with chronic obstructive pulmonary disease: a systematic review and meta-analysis[J]. International Journal of Clinical Pharmacy, 2014, 36（6）: 1230-1240.

[8] LIN Q, WANG G S, MA G, et al. The role of pharmaceutical care in the oncology department[J]. European Journal of Hospital Pharmacy: Science and Practice, 2015, 22（3）: 128-131.

[9] 刘杨从，张韶辉，郭珩，等. 新医改形势下药师参与住院药费控制成效分析[J]. 中国医院药学杂志，2018，38（02）：189-191.

[10] 胡劲松. 绩效管理从入门到精通[M]. 北京：清华大学出版社，2015.

[11] 陈慧，刘丽宏. 台湾地区医院药学模式介绍及对大陆地区的启示[J]. 中国药房，2014，25（9）：785-787.